MIX
Papier aus verantwortungsvollen Quellen
Paper from responsible sources
FSC® C105338

Sabine Rogowski

Therapieassoziierte kognitive Funktionsstörungen und deren psychometrische Erfassung bei Patienten mit primären Gehirntumoren

disserta Verlag

Rogowski, Sabine: Therapieassoziierte kognitive Funktionsstörungen und deren psychometrische Erfassung bei Patienten mit primären Gehirntumoren, Hamburg, disserta Verlag, 2017

Buch-ISBN: 978-3-95935-369-4
Druck/Herstellung: disserta Verlag, Hamburg, 2017

Bibliografische Information der Deutschen Nationalbibliothek:
Die Deutsche Nationalbibliothek verzeichnet diese Publikation in der Deutschen Nationalbibliografie; detaillierte bibliografische Daten sind im Internet über http://dnb.d-nb.de abrufbar.

Ruhr-Universität Bochum
Fakultät für Psychologie
Institut für Kognitive Neurowissenschaft
Neuropsychologie

Das Werk einschließlich aller seiner Teile ist urheberrechtlich geschützt. Jede Verwertung außerhalb der Grenzen des Urheberrechtsgesetzes ist ohne Zustimmung des Verlages unzulässig und strafbar. Dies gilt insbesondere für Vervielfältigungen, Übersetzungen, Mikroverfilmungen und die Einspeicherung und Bearbeitung in elektronischen Systemen.

Die Wiedergabe von Gebrauchsnamen, Handelsnamen, Warenbezeichnungen usw. in diesem Werk berechtigt auch ohne besondere Kennzeichnung nicht zu der Annahme, dass solche Namen im Sinne der Warenzeichen- und Markenschutz-Gesetzgebung als frei zu betrachten wären und daher von jedermann benutzt werden dürften.

Die Informationen in diesem Werk wurden mit Sorgfalt erarbeitet. Dennoch können Fehler nicht vollständig ausgeschlossen werden und die Diplomica Verlag GmbH, die Autoren oder Übersetzer übernehmen keine juristische Verantwortung oder irgendeine Haftung für evtl. verbliebene fehlerhafte Angaben und deren Folgen.

Alle Rechte vorbehalten

© disserta Verlag, Imprint der Diplomica Verlag GmbH
Hermannstal 119k, 22119 Hamburg
http://www.disserta-verlag.de, Hamburg 2017
Printed in Germany

**Therapieassoziierte kognitive Funktionsstörungen
und deren psychometrische Erfassung
bei Patienten mit primären Gehirntumoren**

Inaugural - Dissertation

zur

Erlangung des Grades eines Doktors der Naturwissenschaften

in der

Fakultät für Psychologie

der

RUHR-UNIVERSITÄT BOCHUM

vorgelegt von

Sabine Rogowski

2016

Dissertation

Gedruckt mit Genehmigung der Fakultät für Psychologie der

RUHR-UNIVERSITÄT BOCHUM

Referent: Prof. Dr. Boris Suchan, Ruhr-Universität Bochum

Korreferentin: Prof. Dr. Ulrike Willutzki, Universität Witten/Herdecke

Tag der mündlichen Prüfung: 29. Juni 2016

Danksagung

Heute stünde ich nicht an diesem Punkt, wenn mich nicht eine Vielzahl von Menschen auf meinem Weg begleitet und unterstützt hätte. Daher möchte ich mich an dieser Stelle bei all den Personen bedanken, die zum Gelingen dieser Arbeit wesentlich beigetragen haben.

Mein herzlicher Dank gilt Herrn Prof. Dr. Boris Suchan, der mich als Doktorandin angenommen hat und meine Arbeit in allen Phasen betreute. Durch seinen wohlwollenden Zuspruch, seine unermüdliche Geduld, sein umfassendes Fachwissen und seine hilfreichen und kritischen Anmerkungen war er stets ein bereichernder Ansprechpartner und hat wesentlich zum Gelingen der Arbeit beigetragen. Dabei gelang es ihm, meine wissenschaftliche Arbeit gleichzeitig kritisch zu betrachten und mir den gewünschten Freiraum zu gewähren.

Herzlich bedanken möchte ich mich auch bei Frau Prof. Dr. Ulrike Willutzki für das Interesse an meiner Arbeit und die Bereitschaft zur Betreuung meiner Dissertation als Korreferentin.

Mein besonderer Dank gilt Herrn Prof. Dr. Uwe Schlegel für seine Hilfsbereitschaft und Unterstützung in allen neuroonkologischen und klinischen Fragen. Durch die Tätigkeit in seiner Klinik habe ich Einblicke in die Neurologie gewinnen dürfen, die mein Wissen und meine persönliche Entwicklung sehr bereichert haben. Ich danke ihm für sein Vertrauen in meine Arbeit, sowie die zahlreichen hilfreichen Anmerkungen und die konstruktive Kritik, mit der er mir immer wieder den nötigen Anschwung gegeben hat.

Mein Dank gilt auch allen Mitarbeitern des Deutschen Gliomnetzwerkes (GGN), in Stellvertretung dem Sprecher des Verbundes, Herrn Prof. Dr. Michael Weller, sowie den Mitarbeitern des Instituts für Medizinische Informatik, Statistik und Epidemiologie, in Stellvertretung Herrn Prof. Dr. Markus Löffler und Frau Bettina Hentschel. Ohne ihre großartige Kooperation wäre ein erfolgreicher Abschluss dieser Arbeit nicht möglich gewesen.

Des Weiteren gilt mein Dank Herrn PD Dr. Dipl.-Psych. Klaus Fliessbach, der mir mit seinen Erfahrungen und Anmerkungen immer tatkräftig zur Seite stand und Herrn Dipl.-Psych. Patrick Kok für seine Unterstützung bei allen statistischen Fragen.

Meinen tiefen Dank möchte ich allen Patienten zum Ausdruck bringen, die sich bereit erklärt haben, die oft anstrengenden Untersuchungen zu absolvieren, und die sich trotz ihrer schweren Erkrankung mit einer unbeschreiblichen Motivation und Offenheit allen Herausforderungen gestellt haben. Ich danke ihnen dafür, dass sie mich gelehrt haben, jeden Tag als etwas Besonderes wertzuschätzen.

Abschließend möchte ich mich von ganzem Herzen bei Björn Schlömer, meiner Familie und meinen Freunden bedanken, die mich stets bestärkten, wenn ich an mir zweifelte, und die mich durch viele aufmunternde Worte und Gespräche unterstützt haben.

Zusammenfassung

Die Überlebenszeiten von Patienten mit Gehirntumoren nehmen aufgrund verbesserter therapeutischer Ansätze zu. Dadurch gewinnt die Lebensqualität im Anschluss an eine potentiell neurotoxische Therapie an Bedeutung. Da kognitive Funktionen wesentlich die Alltagskompetenz und damit auch die Lebensqualität determinieren, ist es von enormer Bedeutung, eine mögliche langfristige therapieassoziierte Neurotoxizität zu untersuchen. Die neuropsychometrischen Daten können dann Behandlungsprotokolle beeinflussen, um das Risiko einer kognitiven Dysfunktion zu minimieren und die Verträglichkeit von Behandlungen zu optimieren. Das Ziel besteht in einer Vermeidung langfristiger kognitiver Beeinträchtigungen.

In der vorliegenden Arbeit wird innerhalb von drei Teilprojekten eine neuropsychologische Methode validiert und in zwei neuroonkologischen Studienpopulationen angewendet, um die therapieassoziierte Neurotoxizität zu untersuchen. Zwei Arten von Gehirntumoren wurden dabei betrachtet: Gliome und Primäre ZNS-Lymphome (PZNSL). Das Ziel von Teilprojekt I bestand in der Untersuchung der Reliabilität, Validität und Praktikabilität einer computergestützten neuropsychologischen Testbatterie, „NeuroCogFX", bei Patienten mit Gehirntumoren. Die Retest-Reliabilität wurde an 49 Patienten mit Gliomen untersucht und war für die Untertests zur Erfassung von Gedächtnisleistungen und Wortflüssigkeit mittelhoch, für die Untertests zur Erfassung des verbalen Arbeitsgedächtnisses und der psychomotorischen Geschwindigkeit hingegen eher gering. Zur Überprüfung der Validität wurde NeuroCogFX parallel zu einer Batterie etablierter (zeitlich aufwändiger) neuropsychologischer Testverfahren bei 54 Patienten mit unterschiedlichen Gehirntumoren durchgeführt. Mit Ausnahme des Two back-Tests zeigten nahezu alle untersuchten NeuroCogFX-Testparameter hohe Korrelationen mit korrespondierenden etablierten neuropsychologischen Testmaßen. Damit gewährleistet NeuroCogFX die valide Erfassung von psychomotorischer Geschwindigkeit, basalen und selektiven Aufmerksamkeitsfunktionen, Reaktionsinhibition, kurz- und mittelfristigen verbal-mnestischen Leistungen, Figuralgedächtnis sowie Wortflüssigkeit. Zudem konnten Leistungsdefizite und -veränderungen im Bereich des Verbalgedächtnisses und grundlegender Aufmerksamkeitsfunktionen sensitiv und korrekt identifiziert werden. Insgesamt eignet sich NeuroCogFX für zeitökonomische, serielle neuropsychologische Untersuchungen von Gehirntumor-Patienten in großen Kohorten und innerhalb klinischer Studien.

Das Ziel von Teilprojekt II bestand darin, in einem prospektiven Studiendesign innerhalb des klinischen Verbundprojektes „Deutsches Gliomnetzwerk" potentielle kognitive Funktionsstörungen im Sinne der therapieassoziierten, insbesondere strahleninduzierten, Neurotoxizität bei Patienten mit Gliomen zu untersuchen. Hierfür wurden 92 Patienten innerhalb eines Beobachtungszeitraums von zwei Jahren nach einer postoperativen Baseline-Untersuchung sowie im Verlauf mehrfach mit der Testbatterie NeuroCogFX untersucht. Dabei wurden sie nach der Baseline-Untersuchung entweder mit einer Chemotherapie, einer fokalen Strahlentherapie oder einer kombinierten Strahlen- und Chemotherapie behandelt oder sie hatten keine adjuvante Therapie erhalten. Nach zwei Jahren wiesen alle Behandlungsgruppen in nahezu allen kognitiven Funktionsbereichen deskriptive, teilweise sogar signifikante Leistungsverbesserungen auf, die möglicherweise als Erholungseffekte oder als Ansprechen des Tumors auf die Therapie zu werten sind. Zwei Jahre nach der Diagnosestellung zeigten sich keine Unterschiede hinsichtlich der kognitiven Leistungsveränderungen zwischen den vier betrachteten Therapiegruppen. Keine der tumorspezifischen adjuvanten Therapien, auch nicht die Strahlentherapie, verursachte Leistungsverschlechterungen in den erfassten kognitiven Funktionsbereichen. Allerdings wurde ein Trend sichtbar: strahlentherapierte Gliom-Patienten zeigten im Vergleich zu nicht bestrahlten Gliom-Patienten geringere Leistungsverbesserungen in spezifischen Gedächtnisleistungen. Zudem zeigte sich, dass ein hoher WHO-Grad des Tumors, ein größeres Resektionsausmaß und eine antiepileptische Medikation postoperativ günstige Auswirkungen auf einige Aufmerksamkeits- und Gedächtnisleistungen hatten. Allerdings ist ein Beobachtungszeitraum von zwei Jahren zu kurz, um die Frage nach einer potentiellen langfristigen therapieassoziierten Neurotoxizität abschließend zu beantworten. Daher muss die langfristige Verlaufsbeobachtung fortgesetzt werden.

Ausgangspunkt von Teilprojekt III war die Beobachtung, dass PZNSL-Patienten nach einer Ganzhirnbestrahlung oder einer kombinierten Strahlen- und Chemotherapie häufig mäßige bis schwere kognitive Defizite als Therapiespätfolgen aufweisen. Daher wurde der Frage nachgegangen, ob PZNSL-Patienten, die mit einer ausschließlichen Polychemotherapie nach dem Bonner Chemotherapie-Protokoll behandelt wurden, kognitive Funktionsstörungen im Sinne einer späten chemotherapieinduzierten Neurotoxizität aufweisen. Von einer ursprünglich 65 Patienten umfassenden Phase II-Wirksamkeits-Studie, in der die Patienten zwischen 1995 und 2001 mit diesem Chemotherapie-Protokoll behandelt worden waren, waren 21 Patienten im Median 100 Monate nach der Diagnosestellung noch am Leben. Von diesen wurden 19 Patienten (darunter 17 „junge" Patienten, die bei der Diagnosestellung 60 Jahre alt oder jünger waren) mit etablierten Testverfahren und NeuroCogFX umfassend neuropsychologisch untersucht. Die kognitiven Leistungen entsprachen dabei 8 Jahre nach der Diagnosestellung in den Bereichen des Kurzzeit- und Arbeitsgedächtnisses, des Verbalgedächtnisses, der psychomotorischen Geschwindigkeit, der Wortflüssigkeit und der Visuokonstruktion dem kognitiven Leistungsniveau gesunder Probanden. Festgestellte Defizite im Bereich der Aufmerksamkeits- und Exekutivfunktionen sind am ehesten als Residuum der Tumorerkrankung zu erachten. Von 13 PZNSL-Patienten lagen bereits neuropsychologische Befunde vom Zeitpunkt vor und nach der Chemotherapie vor; sie wurden für eine langfristige Verlaufsanalyse in dieser Subgruppe herangezogen. Die meisten Patienten wiesen im Verlauf stabile oder tendenziell verbesserte kognitive Leistungen auf. Nur 4 Patienten zeigten eine Verschlechterung im Figuralgedächtnis. Zum Zeitpunkt der späten Verlaufsuntersuchung zeigte sich im Gruppenmittel dieses Patientenkollektivs ein normentsprechendes kognitives Leistungsprofil. Insgesamt führte die angewandte systemische und intraventrikuläre Polychemotherapie bei den in dieser Studie untersuchten PZNSL-Patienten nicht zu langfristigen kognitiven Beeinträchtigungen.

Abstract

Effective treatment has increased survival rates in patients with brain tumors. As a consequence, quality of life after potentially neurotoxic therapies has become more important. As cognitive function has a major influence on activities of daily living and quality of life, it is extremely important to assess possible delayed treatment-related neurotoxicity. Results of neuropsychometric testing may then influence therapeutic regimens in order to minimize the risk of cognitive dysfunction and to optimize tolerability of treatment. The eventual goal is to avoid long-term cognitive impairment.

This work evaluates a neuropsychological battery of tests and applies it to two neuro-oncological study populations in order to examine treatment-related neurotoxicity. Two types of brain tumors were focused on: gliomas and primary CNS-lymphomas (PCNSL). The goal of subproject I was to assess the reliability, validity and practicability of a computer-based neuropsychological test battery, "NeuroCogFX", in brain tumor patients after tumor-directed therapy. Retest reliability was assessed in a sample of 49 patients with gliomas. Results showed medium-sized retest reliability for the subtests assessing memory function and word fluency and relatively low retest reliability for the subtests assessing verbal working memory and psychomotor speed. To evaluate its validity, NeuroCogFX was completed in parallel to a battery of established (time consuming) neuropsychological tests in 54 patients with different types of brain tumors. With the exception of the two-back test, most NeuroCogFX test parameters showed high correlations with corresponding established neuropsychological test measures. Convergent validity was confirmed for the domains psychomotor speed, basal and selective attentional functions, reaction inhibition, verbal memory, verbal short-term memory, figural memory and word fluency. In addition, impairments and changes of verbal memory and attentional functions could be identified sensitively and correctly. In summary, NeuroCogFX allows time-efficient and serial neuropsychological assessment of brain tumor patients and is applicable to large cohorts within clinical trials.

The aim of subproject II was to examine potential cognitive impairment in patients with gliomas within the "German Glioma Network" in order to evaluate treatment-related neurotoxicity. For this purpose NeuroCogFX was completed in 92 patients with gliomas within a period of 2 years after post-surgery baseline assessment. After initial assessment the patients were treated either with chemotherapy, focal radiation therapy, combined modality treatment or did not undergo any adjuvant treatment. Two years after baseline, all treatment groups showed improvements of cognitive function in almost all cognitive domains which could potentially be recovery effects or effects of treatment response. None of the tumor-directed therapies caused cognitive impairment in any of the cognitive domains assessed by NeuroCogFX. However, one trend became obvious: patients who were treated with radiation therapy showed less improvement in specific memory domains compared to patients that were not treated with radiation therapy. In addition, it became evident that a high tumor-grade, a larger resection area and application of antiepileptic medication have a beneficial post-surgery effect on attention and memory function. However, an observation period of two years is too short to give a final answer to the question of a potential long-term treatment-associated neurotoxicity and long-term observation is ongoing.

The background of subproject III was the observation that PCNSL patients treated with whole brain radiotherapy alone or in combination with methotrexate-based chemotherapy often show cognitive dysfunction as a long-term effect of treatment. Therefore, a long-term follow-up was conducted on PCNSL patients, who had been treated with systemic and intraventricular chemotherapy without radiotherapy. Sixty-five patients had initially been enrolled in a phase II trial between 1995 and 2001. From this group 21 patients were still alive at median follow-up of 100 months after diagnosis and 19 of these 21 patients completed comprehensive testing with established neuropsychological tests and NeuroCogFX (17 patients were "young" patients, being 60 years or younger at diagnosis). About 8 years after diagnosis, the patient group's mean cognitive functions did not deviate from the healthy norm group's average in the domains of short-term and working memory, verbal memory, psychomotor speed, word fluency and visuoconstruction. Deficient performance predominantly affecting attention and executive functions had been detected already before and after completion of treatment and is most probably a residual impairment as a consequence of the tumor itself. As 13 PCNSL patients had additionally been tested before and immediately after completion of therapy, longitudinal changes of performance could be analyzed in this subgroup. The majority of patients showed stable or slightly improved cognitive performance after efficient treatment. Cognitive decline could be detected only in four patients, with the domain of nonverbal episodic memory being predominantly affected. At long-term follow-up, nearly all patients demonstrated an average profile of cognitive status. In conclusion, systemic and intraventricular polychemotherapy did not result in long-term neurocognitive dysfunction in the PCNSL patients analyzed in this study.

Inhaltsverzeichnis

Danksagung
Zusammenfassung
Abstract

1	**Einleitung**	18
1.1	Primäre Gehirntumoren	19
	1.1.1 Gliome	22
	1.1.2 Primäre ZNS-Lymphome	27
	1.1.3 Weitere primäre und sekundäre Gehirntumoren	29
1.2	Therapie	29
	1.2.1 Endpunkte von Therapiestudien	29
	1.2.2 Spezifische Therapiestrategien	31
	1.2.3 Strahlentherapie	33
	1.2.4 Chemotherapie	40
	1.2.5 Behandlung der Gliome	46
	1.2.6 Behandlung der Primären ZNS-Lymphome	49
1.3	Kognitive Funktionen und ihre psychometrische Erfassung	52
	1.3.1 Aufmerksamkeit	52
	1.3.2 Gedächtnis	54
	1.3.3 Exekutivfunktionen	56
	1.3.4 Arbeitsgedächtnis	57
1.4	Neurotoxische Wirkungen verschiedener Therapiemodalitäten auf die Kognition	59
	1.4.1 Therapieassoziierte Neurotoxizität bei Gliomen	60
	1.4.2 Therapieassoziierte Neurotoxizität bei Primären ZNS-Lymphomen	67
1.5	Spezifische Anforderungen an neuropsychometrische Testverfahren	69
1.6	Konfundierende Faktoren bei der Beurteilung kognitiver Leistungen	71

2	**Fragestellung**	74
2.1	Kritik an bisherigen Untersuchungen	74
2.2	Herleitung der eigenen Fragestellungen	76
3	**Material und Methoden**	79
3.1	Neuropsychologische Testbatterien	79
	3.1.1 Teilprojekt I: Validierung von NeuroCogFX	79
	3.1.2 Teilprojekt II: Mittelfristige Neurotoxizität bei Gliomen	93
	3.1.3 Teilprojekt III: Polychemotherapie bei PZNSL	96
3.2	Patienten	98
	3.2.1 Teilprojekt I: Validierung von NeuroCogFX	98
	3.2.2 Teilprojekt II: Mittelfristige Neurotoxizität bei Gliomen	99
	3.2.3 Teilprojekt III: Polychemotherapie bei PZNSL	102
3.3	Statistische Auswertungsmethoden und Bewertungskriterien	103
	3.3.1 Teilprojekt I: Validierung von NeuroCogFX	103
	3.3.2 Teilprojekt II: Mittelfristige Neurotoxizität bei Gliomen	107
	3.3.3 Teilprojekt III: Polychemotherapie bei PZNSL	109
4	**Ergebnisse**	112
4.1	Teilprojekt I: Validierung von NeuroCogFX	112
	4.1.1 Patienten der Reliabilitäts-Analyse	112
	4.1.2 Reliabilität und Übungseffekte	114
	4.1.3 Patienten der Validitäts-Analyse	118
	4.1.4 Validität	120
	4.1.5 Identifikation diagnostischer Schwellenwerte	128
	4.1.6 Praktikabilität	131

4.2	Teilprojekt II: Mittelfristige Neurotoxizität bei Gliomen		131
	4.2.1	Patienten	131
	4.2.2	Gruppenvergleich der demographischen und klinischen Patientendaten	141
	4.2.3	Kognitiver Leistungsstatus vor der adjuvanten Behandlung	142
	4.2.4	Kognitive Leistungsveränderung im zeitlichen Verlauf	148
	4.2.5	Kognitive Leistungsveränderung in Abhängigkeit von der Strahlentherapie	156
	4.2.6	Mittelfristiger Verlauf der kognitiven Leistungen	160
	4.2.7	Kognitive Defizite und deren zeitliche Veränderung	166
	4.2.8	Kognitive Leistungsveränderung in Abhängigkeit von konfundierenden Faktoren	171
4.3	Teilprojekt III: Polychemotherapie bei PZNSL		179
	4.3.1	Patienten	179
	4.3.2	Kognitiver Leistungsstatus zum Zeitpunkt der späten Verlaufsuntersuchung	180
	4.3.3	Langfristiger Verlauf der kognitiven Leistungen	183
5	**Diskussion**		191
5.1	Teilprojekt I: Validierung von NeuroCogFX		191
	5.1.1	Standardisierung von Material und Anwendung	191
	5.1.2	Reliabilität	191
	5.1.3	Insensitivität für Übungseffekte	194
	5.1.4	Validität der NeuroCogFX-Untertests	196
	5.1.5	Erfassung relevanter kognitiver Domänen	199
	5.1.6	Identifikation diagnostischer Schwellenwerte	201
5.2	Teilprojekt II: Mittelfristige Neurotoxizität bei Gliomen		203
	5.2.1	Kognitive Leistungsveränderung in Abhängigkeit von konfundierenden Faktoren	204
	5.2.2	Kognitiver Leistungsstatus vor der adjuvanten Behandlung	208
	5.2.3	Beurteilung der mittelfristigen therapieassoziierten Neurotoxizität	209
	5.2.4	Kritische Betrachtung methodischer Aspekte	217

5.3	Teilprojekt III: Polychemotherapie bei PZNSL	218
	5.3.1 Kognitiver Leistungsstatus zum Zeitpunkt der späten Verlaufsuntersuchung	218
	5.3.2 Langfristiger Verlauf der kognitiven Leistungen	219
	5.3.3 Beurteilung der langfristigen chemotherapieinduzierten Neurotoxizität	221
6	**Gesamtbetrachtung**	224
7	**Ausblick**	233
8	Publikationen aus dieser Dissertation	237
9	Abkürzungsverzeichnis	238
10	Literatur	241
11	Abbildungsverzeichnis	274
12	Tabellenverzeichnis	277
13	Eidesstattliche Erklärung	280
14	Anhang	281

1 Einleitung

Gehirntumoren zählen zu den schwerwiegendsten neurologischen Erkrankungen, die häufig durch nur kurze Überlebenszeiten charakterisiert sind. Durch Fortschritte in der Behandlung konnten die Überlebenszeiten von Patienten mit Gehirntumoren in den letzten Jahren erfreulicherweise verlängert werden. Gleichzeitig hat durch diesen therapeutischen Fortschritt auch die Beachtung neurotoxischer Therapieauswirkungen an Relevanz gewonnen. Unter *Neurotoxizität* versteht man dabei die schädigende Wirkung, die eine Substanz auf die Struktur und die Funktion des Nervensystems ausübt. Dabei können auch nur Teilbereiche, wie das periphere oder das zentrale Nervensystem betroffen sein. Zu den neurotoxischen Folgen zählen neben neurologischen Funktionsstörungen oder Symptomen wie Kopfschmerzen, Enzephalopathien und Polyneuropathien, zahlreiche weitere Symptome, die ein Ausdruck der Schädigung des Nervensystems sind. Störungen des Nervensystems können dabei unmittelbar nach der Einwirkung der neurotoxischen Substanz oder erst mit zeitlicher Verzögerung nach mehreren Monaten und Jahren auftreten und noch lange Zeit darüber hinaus progredient sein. Man spricht in diesen Fällen von einer späten oder langfristigen Neurotoxizität. Das Ausmaß der neurotoxischen Wirkung hängt dabei oft von der Dosis und der Dauer der Einwirkung des toxischen Wirkstoffs ab.

Auf symptomatischer Ebene kann sich eine zentrale Neurotoxizität in kognitiven Funktionsstörungen äußern, wenn die zugrundeliegenden Strukturen oder Funktionen im Gehirn beeinträchtigt werden. In der vorliegenden Arbeit bezeichnet die *therapieassoziierte* oder *therapieinduzierte Neurotoxizität* den schädigenden Einfluss, den ein therapeutischer Wirkstoff bei der Behandlung von Gehirntumoren auf die kognitiven Funktionen ausübt, und der sich in kognitiven Funktionsstörungen unterschiedlicher Art und Ausprägung manifestiert. Die in der vorliegenden Arbeit betrachteten potentiell neurotoxischen therapeutischen Wirkstoffe sind im weitesten Sinne die ionisierende Strahlung im Rahmen der Strahlentherapie und Zytostatika im Rahmen der Chemotherapie bei der Behandlung von Gehirntumoren. Als funktionaler Indikator einer zentralen therapieassoziierten Neurotoxizität wird in der vorliegenden Arbeit die Verschlechterung einer kognitiven Leistung oder die Beeinträchtigung in einem kognitiven Funktionsbereich betrachtet.

Im Allgemeinen wird vermutet, dass gehirntumorspezifische Therapien Auswirkungen auf die kognitiven Leistungen der betroffenen Patienten haben. Da die kognitive Leistungsfähigkeit wesentlich die Alltagskompetenz und damit auch die Lebensqualität determiniert, und die Lebensqualität zunehmend auch in neuroonkologischen Studien als Parameter für die Wirksamkeit und Verträglichkeit einer Therapie berücksichtigt wird, ist die Erfassung von kognitiven

Funktionsstörungen und von langfristigen Therapiefolgen im neuroonkologischen Kontext besonders relevant.

Vor diesem Hintergrund ergibt sich die zentrale Frage, welche Therapiemodalitäten mit einem hohen Risiko für die Entwicklung von kognitiven Funktionsstörungen verbunden sind. Die Variabilität hinsichtlich Art, Ausmaß und Häufigkeit von therapieassoziierten kognitiven Funktionsstörungen bei Patienten mit Gehirntumoren ist auf Basis der derzeitigen Studienlage hoch. Um folglich die Frage zu beantworten, welche langfristigen neurotoxischen Folgen mit verschiedenen gehirntumorspezifischen Therapien verbunden sind, bedarf es großer prospektiver und langfristiger Verlaufsstudien mit eingeschlossener neuropsychologischer Untersuchung.

Im Rahmen dieser großen klinischen Therapiestudien in der Neuroonkologie ergibt sich die Frage, wie die potentiellen kognitiven Funktionseinschränkungen zuverlässig und effizient erfasst werden können. Es bedarf einer neuropsychologischen Testbatterie, die in der Lage ist, kognitive Funktionen bei Patienten mit Gehirntumoren praktikabel, zeitökonomisch, sensitiv, zuverlässig und valide zu erfassen, und die sich für den Einsatz an großen Kollektiven eignet.

Im Mittelpunkt der vorliegenden Arbeit stehen zwei Tumorentitäten, die sich therapiebedingt durch lange Überlebenszeiten auszeichnen: Gliome und Primäre ZNS-Lymphome. Die vorliegende Arbeit setzt sich mit der Neurotoxizität auseinander, die mit der Therapie dieser beiden Tumorentitäten verbunden ist. Hierin besteht die Grundlage für eine weitere Therapieoptimierung.

1.1 Primäre Gehirntumoren

Ein Tumor bezeichnet allgemein eine Volumenzunahme des Gewebes im Sinne einer Neubildung und geht auf ein fehlgesteuertes Zellwachstum zurück. Innerhalb des Schädels kann grundsätzlich zwischen primären und sekundären Gehirntumoren unterschieden werden. Sekundäre Gehirntumoren sind Tochtergeschwulste (Metastasen), die aus Zellen entstehen, die von einem bösartigen Tumor in einem anderen Organ (z.B. Lunge) ausgehen und in das Gehirn gelangt sind. Sie sind nicht Gegenstand der vorliegenden Arbeit. Zu den primären Gehirntumoren gehören Tumoren, die den Nervenzellen des Gehirns direkt entstammen oder von den Hirnhäuten (Meningen) ausgehen. Zu den primären Gehirntumoren zählen auch Tumoren des Stützgewebes des Gehirns, des Gliagewebes, und werden daher Gliome genannt (Wesseling, 2013). Auch die primär im zentralen Nervensystem (ZNS) entstehenden Lymphome, die sogenannten Primären Lymphome des zentralen Nervensystems (PZNSL), gehören der Kategorie der primären Gehirntumoren an. Gemäß des Berichtes des zentralen Gehirntumorregisters der USA (CBTRUS, Central Brain Tumor

Einleitung - Primäre Gehirntumoren

Registry of the United States) hinsichtlich der in den USA zwischen 2006 und 2010 diagnostizierten primären Gehirn- und ZNS-Tumoren, repräsentieren Gliome etwa 28% und PZNSL etwa 2% aller primären Gehirntumoren (Ostrom et al, 2013). In Abbildung 1 ist die Verteilung der primären Gehirntumoren gemäß der Histologie dargestellt.

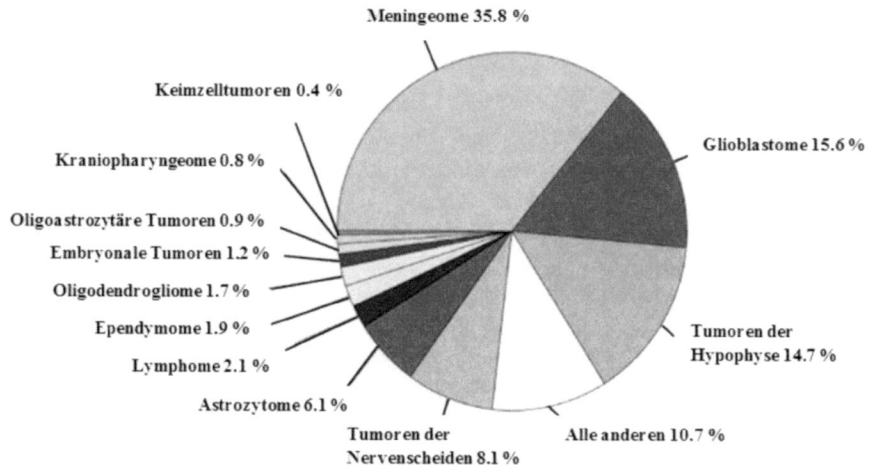

Abbildung 1: Verteilung der primären Gehirn- und ZNS-Tumoren gemäß Histologie (N = 326711), CBTRUS Statistical Report: NPCR (National Program of Cancer Registries) and SEER (Surveillance, Epidemiology and End Results), 2006-2010, adaptiert und ins Deutsche übersetzt.

Laut CBTRUS sind nicht-bösartige Meningeome mit mehr als einem Drittel der primären Gehirntumoren die häufigste histologische Entität, gefolgt vom Glioblastom, einer bösartigen Gehirntumor-Entität, die 45.2% der malignen Tumoren repräsentiert (Ostrom et al, 2013). Die Prävalenz (Häufigkeit) der primären Gehirntumoren lag in den USA im Jahr 2010 geschätzt bei 221 pro 100 000 Einwohner (Porter et al, 2010) und die Inzidenzrate (Rate der Neuerkrankungen) beträgt in den USA pro Jahr laut CBTRUS etwa 27.4 pro 100 000 Erwachsene, die älter als 20 Jahre sind (Ostrom et al, 2013).

Unter den bösartigen primären Gehirntumoren bestehen laut CBTRUS die höchsten Inzidenzraten für Glioblastome, gefolgt von anaplastischen Astrozytomen, oligodendroglialen Tumoren und Lymphomen (Ostrom et al, 2013).

Die Weltgesundheitsorganisation (World Health Organization, WHO) klassifiziert primäre Gehirntumoren entsprechend ihres biologischen Verhaltens und ihrer Histologie in WHO-Grade zwischen I und IV, wobei Tumoren der WHO-Grade I und II generell langsam wachsen und als niedriggradig bezeichnet werden. Tumoren der WHO-Grade III und IV werden als hochgradig und maligne (bösartig) eingestuft. Ihre Prognose ist entsprechend ungünstig. Sie wachsen schnell und invasiv in umliegendes Gewebe ein, und sind daher meist schlecht vom umgebenden Gewebe abgrenzbar (Dinkel et al, 2012).

In Abhängigkeit von der Lokalisation des Tumors können die Betroffenen unterschiedliche Symptome entwickeln. Motorische oder sensorische Störungen, Sprachstörungen, Gesichtsfeldausfälle oder fokale epileptische Anfälle treten auf, wenn die kortikalen Regionen, die diese Funktionen beinhalten, betroffen sind. Zu den häufigen unspezifischen Symptomen gehören Kopfschmerzen, Verwirrtheitszustände, Gedächtnisstörungen und Veränderungen der Persönlichkeit. Mit zunehmender Größe des Tumors wächst auch das Ödem, das den Tumor umgibt, und verursacht einen erhöhten Druck innerhalb des Schädelknochens, welcher sich ebenfalls in Kopfschmerzen äußert (Ahmed et al, 2014).

1.1.1 Gliome

1.1.1.1 Einführung

Gliome sind hirneigene Tumoren, die von den Stützzellen des Gehirns, den Gliazellen, ausgehen. Gliazellen bilden einerseits ein Stützgerüst für Nervenzellen, andererseits spielen sie eine wichtige Rolle für den Stoff- und Flüssigkeitstransport, sowie für die Verarbeitung und Weiterleitung von Informationen, indem sie die gegenseitige elektrische Isolation der Nervenzellen sicherstellen. Zu den Gliazellen im ZNS gehören Mikroglia und Neuroglia, denen wiederum Astroglia (Astrozyten), Oligodendroglia (Oligodendrozyten) und Ependymzellen zugeordnet werden. Die Astrozyten machen den größten Teil der Gliazellen aus. Die sternförmigen Fortsätze der Astrozyten bilden Grenzmembranen zur Oberfläche des Gehirns. Ihre Hauptaufgabe besteht einerseits in der Flüssigkeitsregulation innerhalb des Gehirns und andererseits in der Regulation des Kalium-Haushaltes. Darüber hinaus bilden sie das Stützgerüst, in dem die Neurone verankert sind. Oligodendrozyten bilden Myelin, welches der elektrischen Isolation der Nervenzellfortsätze im ZNS dient. Ependymzellen sind Neurogliazellen, welche die Ventrikel mit einer Zellschicht, dem Ependym, auskleiden und so den Liquor vom Hirngewebe trennen. Die Mikroglia vermitteln die inflammatorische Immunantwort und haben die Funktion von Fresszellen im Rahmen der aktiven Immunabwehr innerhalb des ZNS (Kettenmann & Ransom, 2012). In diesem Kontext geben sie spezifische Zytokine in den Extrazellularraum ab.

Gemäß der WHO (Louis et al, 2007) erfolgt eine Klassifikation und Gradierung der Gliome auf der Grundlage ihres zytogenetischen Ursprungs und ihres histologischen Erscheinungsbildes und damit auf der Basis von Ähnlichkeiten zwischen Tumorzellen und reifen normalen Gliazellen. Die WHO-Klassifikation unterscheidet somit histologisch zwischen astrozytären und oligodendroglialen Tumoren, sowie oligodendroglialen/astrozytären Mischtumoren. Dabei sind diffuse und anaplastische Astrozytome und Glioblastome (Glioblastoma multiforme, GBM) Tumoren, die durch pathologische Vermehrung von veränderten Astrogliazellen entstehen, während die Oligodendrogliome aus den Oligodendrogliazellen entstehen (Wesseling, 2013) und die Ependymome aus den Ependymzellen hervorgehen. Entsprechend der WHO-Klassifikation können bei Gliomen vier Malignitätsgrade unterschieden werden, wobei sich Gliome vom Grad I biologisch am wenigsten bösartig und Gliome vom Grad IV am bösartigsten verhalten, was mit mikroskopischen Merkmalen eines schnellen Tumorwachstums zusammenhängt.

Zu den langsam wachsenden niedriggradigen Gliomen zählen diffuse Astrozytome, gemischte Oligoastrozytome und Oligodendrogliome des WHO-Grades II. Zu den schnell wachsenden hochgradigen Gliomen mit entsprechend ungünstiger Prognose gehören anaplastische Astrozytome, anaplastische Oligoastrozytome und anaplastische Oligodendrogliome des WHO-Grades III, sowie das Glioblastom WHO-Grad IV, welches die maligneste Form eines glialen Gehirntumors darstellt. Darüber hinaus werden WHO-Grad I-Gliome, wie z.B. das pilozytische Astrozytom, und ependymale Tumoren, wie das Ependymom, unterschieden.

Die Aggressivität der Gliome wird wesentlich durch die Migrationsfähigkeit der Gliomzellen determiniert. Gliome infiltrieren sehr früh das umliegende gesunde Gehirngewebe und schädigen dessen Zellen. Gliome wachsen meist diffus infiltrierend entlang der Nervenfasern innerhalb der weißen Substanz, bevorzugt in den Großhirnhemisphären. Sie neigen dazu, sich über weite Gehirnareale und auch über den Balken in die kontralaterale Hemisphäre auszubreiten (Masuhr et al, 2013).

1.1.1.2 Auftretenshäufigkeit

Gliome sind die häufigsten neuroepithelialen, d.h. vom Hirnparenchym ausgehenden Gehirntumoren im Erwachsenenalter und machen in dieser Gruppe 80% der malignen primären Gehirntumoren aus. Gemäß CBTRUS liegt die jährliche Rate der Gliom-Neuerkrankungen in den USA bei 6.0 pro 100 000 Einwohner, dabei 7.1 pro 100 000 bei Männern und 5.1 pro 100 000 bei Frauen (Ostrom et al, 2013). Tendenziell besteht eine höhere Inzidenz für Gliome in Industrienationen sowie bei kaukasischen Bevölkerungsgruppen im Vergleich zu afrikanischen oder asiatischen Bevölkerungsgruppen (Ohgaki, 2009).

Die bösartigsten Varianten, die Glioblastome WHO-Grad IV, stellen gemäß CBTRUS den Großteil der Gliome dar und machen zusammen mit den Astrozytomen etwa drei Viertel aller Gliome aus (Ostrom et al, 2013). Bei der Diagnosestellung eines Glioms beträgt das mediane Alter etwa 53 Jahre (Bondy et al, 2008). Eine Verteilung der unterschiedlichen histologischen Entitäten der primären Gliome des Gehirns und des ZNS ist im folgenden Diagramm dargestellt (Abbildung 2).

Einleitung - Primäre Gehirntumoren

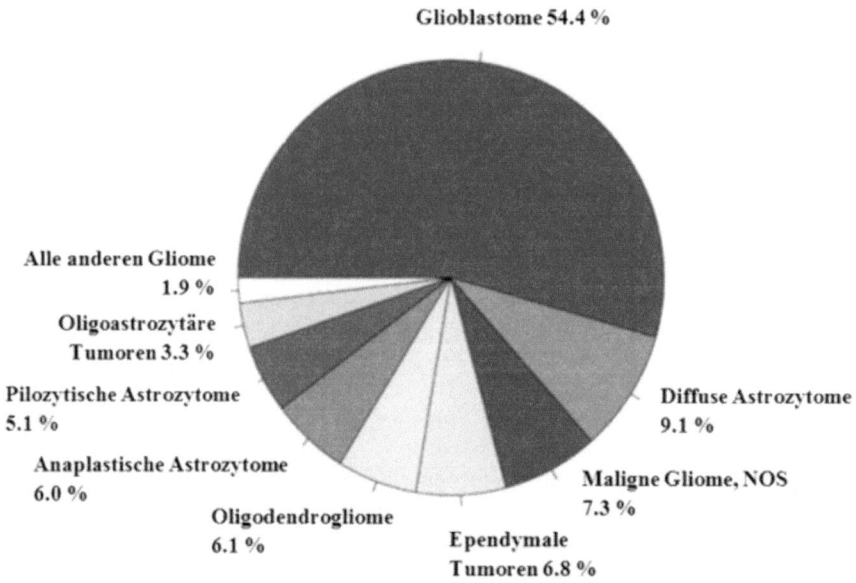

Abbildung 2: Verteilung der histologischen Entitäten der primären Gliome des Gehirns und des ZNS (N = 92 504). Aus: CBTRUS Statistical Report: NPCR (National Program of Cancer Registries) and SEER (Surveillance, Epidemiology and End Results), 2006-2010, adaptiert und ins Deutsche übersetzt.

1.1.1.3 Ätiopathogenese

Die Ursachen für die Erkrankung an einem Gliom sind weitestgehend unbekannt. Als ein Risikofaktor wird ionisierende Strahlung diskutiert. Elektromagnetische Felder, wie sie von Mobiltelefonen ausgehen, wurden als eine weitere mögliche Ursache bei außergewöhnlich intensivem Gebrauch in Betracht gezogen. Doch der Zusammenhang zwischen Radiofrequenz-Wellen und Gehirntumoren bleibt bislang unklar (Interphone Study Group, 2010). Es wird hingegen angenommen, dass komplexe genetische Anomalien in Kombination mit Umwelteinflüssen die Entstehung von Gliomen begünstigen (Ricard et al, 2012). Zudem besteht ein erhöhtes Erkrankungsrisiko nach einer therapeutischen Bestrahlung (Ohgaki, 2009).

1.1.1.4 Symptomatik und Diagnostik

Patienten mit einem Gliom werden klinisch häufig durch einen epileptischen Anfall oder fokale neurologische Ausfallserscheinungen auffällig und weisen in der Magnet-Resonanz-Tomographie (MRT) des Kopfes morphologisch eine intracerebrale, unscharf begrenzte Läsion auf (Ricard et al, 2012). Da die Bildgebung zwar typische Befunde zeigt, in der Regel aber keine sichere diagnostische Zuordnung erlaubt, ist die histopathologische Untersuchung des Tumors für die Diagnosestellung essentiell (Waldmann et al, 2009).

Zum Zeitpunkt der Diagnosestellung sind die kognitiven Leistungen bei einem Großteil der Gehirntumor-Patienten eingeschränkt, wobei die Lokalisation, der Masseneffekt des Tumors (Druck des Tumors und des Ödems auf das umgebende Hirngewebe), sowie der Malignitätsgrad die Art und das Ausmaß der kognitiven Beeinträchtigungen bestimmen (Talacchi et al, 2011). Bei schnell wachsenden Tumoren, wie dem Glioblastom, sind kognitive Dysfunktionen bei der Diagnosestellung häufiger als bei langsam wachsenden Tumoren, wie den niedriggradigen Gliomen (Hahn et al, 2003).

1.1.1.5 WHO-Klassifikation der Gliome

Im folgenden Abschnitt werden die verschiedenen Gliom-Entitäten hinsichtlich ihrer charakteristischen Merkmale beschrieben.

<u>Diffuses Astrozytom WHO-Grad II</u>

Das Astrozytom WHO-Grad II gehört zu den niedriggradigen Gliomen und ist daher durch ein langsames Wachstum charakterisiert. Es ist überwiegend in den Großhirnhemisphären lokalisiert und infiltriert diese oft diffus, selten „circumscript", wobei es aber auch bis tief in die Stammganglien hineinreichen kann. In 50% der Fälle manifestiert sich der Tumor mit einer fokalen Epilepsie im frühen bis mittleren Erwachsenenalter zwischen dem 20. und dem 40. Lebensjahr. Das häufigste Initialsymptom sind epileptische Anfälle. Aufgrund der häufigen frontalen oder fronto-temporalen Lokalisation treten initial auch oft psychische Veränderungen auf. Der Tumor erscheint in den bildgebenden Verfahren der Computer-Tomographie (CT) und der Magnet-Resonanz-Tomographie (MRT) scharf begrenzt (Masuhr et al, 2013). Insgesamt ist die 5-Jahres-Überlebensrate bei etwa 47% und die 10-Jahres-Überlebensrate bei etwa 36% einzustufen (Ostrom et al, 2013).

Einleitung - Primäre Gehirntumoren

Oligodendrogliom und Oligoastrozytom WHO-Grad II

Oligodendrogliome WHO-Grad II sind differenzierte Tumoren. Wenn sie histologisch eine astrozytäre Komponente haben, bezeichnet man sie als Oligoastrozytome. Beide Tumortypen sind überwiegend in den Großhirnhemisphären lokalisiert, haben meist eine frontale Lokalisation und infiltrieren den Kortex pilzförmig (Masuhr et al, 2013). Im MRT sind die Tumoren unscharf begrenzt. Oligodendrogliale Tumoren wachsen langsam und haben eine geringe raumfordernde Wirkung. Das Erkrankungsalter liegt meist zwischen dem 25. und dem 45. Lebensjahr (Masuhr et al, 2013). Insgesamt ist die 5-Jahres-Überlebensrate bei etwa 79% und die 10-Jahres-Überlebensrate bei etwa 62% einzustufen (Ostrom et al, 2013).

Anaplastisches Astrozytom WHO-Grad III

Diese Tumoren sind gefäßreich und wachsen rasch infiltrierend. In der Regel manifestieren sie sich zwischen dem 40. und dem 50. Lebensjahr mit Kopfschmerzen, neurologischen fokalen Symptomen oder einem epileptischen Anfall. Der solide Tumor ist meist von einem Ödem umgeben und stellt sich im MRT unregelmäßig begrenzt dar. Auch bei Einsatz aller therapeutischer Möglichkeiten ist die 2-Jahres-Überlebensrate bei nur etwa 45% und die 5-Jahres-Überlebensrate bei etwa 30% einzustufen (Stöver & Feyer, 2010).

Anaplastisches Oligodendrogliom und Oligoastrozytom WHO-Grad III

Anaplastische Gliome (anaplastisches Astrozytom, anaplastisches Oligodendrogliom und anaplastisches Oligoastrozytom) machen etwa 25% der Gliome bei Erwachsenen aus und treten meist im 4. Lebensjahrzehnt auf (Ricard et al, 2012). Insgesamt ist die 5-Jahres-Überlebensrate bei etwa 51% und die 10-Jahres-Überlebensrate bei etwa 37% einzustufen (Ostrom et al, 2013) und ist, bei Einsatz einer kombinierten Strahlen- und Chemotherapie nach der *Resektion* des Tumors, deutlich höher (van den Bent et al, 2013, Cairncross et al, 2013).

Glioblastoma multiforme WHO-Grad IV

Das Glioblastoma multiforme (GBM) ist das häufigste und bösartigste Gliom. GBM machen etwa 50% der diffusen Gliome aus und treten bei Männern im Verhältnis 3:2 häufiger auf als bei Frauen. In den bildgebenden Verfahren (CT und MRT) erscheinen diese Tumoren als inhomogen Kontrastmittel aufnehmende raumfordernde Prozesse und sind von einem ausgedehnten Ödem umgeben. Die Tumoren wachsen in der weißen Substanz der Großhirnhemisphären und sind durch degenerative Prozesse innerhalb des Tumors (z.B. Gefäßthrombosen, Blutungen und Nekrosen) charakterisiert (Masuhr et al, 2013). Oft treten Kopfschmerzen, psychopathologische Symptome und epileptische Anfälle einige Wochen vor den eigentlichen Herdsymptomen, wie einer zunehmenden Hemiparese, Aphasie oder Hemianopsie, auf. Das Haupterkrankungsalter liegt zwischen dem 55. und dem 65. Lebensjahr (Masuhr et al, 2013). Die 5-Jahres-Überlebensrate beträgt dabei weniger als 5% und die 10-Jahres-Überlebensrate weniger als 3% (Ostrom et al, 2013).

Ependymom

Ependymome sind im Erwachsenenalter hauptsächlich im Spinalkanal lokalisiert. Sie entstehen aus Zellen des Ependyms, einer Zellschicht, die auch den Rückenmarkskanal auskleidet und die Hirnflüssigkeit vom Hirnnervengewebe trennt. Histologisch können Ependymome dem WHO-Grad I bis III zugeordnet werden (Wesseling, 2013).

Pilozytisches Astrozytom

Das pilozytische Astrozytom ist ein langsam wachsender und daher gutartiger astrozytärer Gehirntumor des WHO-Grades I. Bei Erwachsenen ist dieser Gehirntumor am häufigsten im dritten Ventrikel lokalisiert.

Die zweite Tumorentität, die in der vorliegenden Arbeit neben den Gliomen bei der Erfassung von kognitiven Funktionsstörungen von Bedeutung ist, sind Primäre Lymphome des ZNS. Sie werden im folgenden Abschnitt dargestellt.

1.1.2 Primäre ZNS-Lymphome

1.1.2.1 Einführung

Primäre Lymphome des zentralen Nervensystems (PZNSL) sind maligne extranodale Non-Hodgkin-Lymphome, d.h. bösartige Tumoren lymphatischer Zellen, die außerhalb der Lymphknoten auftreten, und sich primär und ausschließlich im zentralen Nervensystem (Gehirn, Meningen und/oder Rückenmark) und intraokulär manifestieren. Dabei bestehen zum Zeitpunkt der Diagnose keine systemischen Lymphome in anderen Körperregionen. PZNSL treten als diffuse Raumforderungen meist unilokulär und in etwa 30 bis 40% multilokulär im ZNS auf. Sie wachsen rasch infiltrativ überwiegend im Marklager. Die Lokalisation ist bei mehr als 60% der PZNSL supratentoriell, gehäuft in frontalen oder periventrikulären Regionen (Schlegel et al, 2000). Molekularbiologisch konnte gezeigt werden, dass PZNSL sich von Keimzentrum-B-Lymphozyten ableiten und zahlreiche Mutationen in ihren klonal rearrangierten Immunglobulin-Genen aufweisen (Montesinos-Rongen et al, 1999, Thompsett et al, 1999). Gemäß der WHO-Klassifikation sind mehr als 95% der PZNSL hochmaligne, diffuse großzellige B-Zell-Lymphome (Kluin et al, 2008), die von B-Lymphozyten ausgehen und B-Zell-Oberflächenmarker exprimieren. Nur etwa 2% aller PZNSL sind T-Zell-Lymphome (DeAngelis, 2001, Schlegel et al, 2000). Werden die Tumoren nicht behandelt, beträgt die mediane Überlebenszeit ein bis zwei Monate (Weller, 2012). Bei optimaler Behandlung beträgt die 5- bzw. 10-Jahres-Überlebensrate 29% bzw. 21% (Ostrom et al, 2013).

1.1.2.2 Auftretenshäufigkeit

Gemäß CBTRUS machen Primäre ZNS-Lymphome etwa 2.1% aller in den USA diagnostizierten primären Tumoren des Gehirns und des ZNS aus (Ostrom et al, 2013). Gemäß CBTRUS liegt dabei die Inzidenz pro Jahr bei etwa 0.44 pro 100 000 Einwohner (Ostrom et al, 2013). Die Erkrankungsrate ist für Männer höher als für Frauen und für kaukasische Bevölkerungsgruppen höher als für afrikanische (Ostrom et al, 2013). PZNSL können in allen Altersgruppen auftreten, der Häufigkeitsgipfel liegt jedoch im 5. bis 7. Lebensjahrzehnt (Schabeth, 1999, Weller, 2012). Zwischen 2005 und 2009 machten PZNSL in den USA 2.2% der Neubildungen innerhalb des ZNS aus (Dolecek et al, 2012).

1.1.2.3 Symptomatik und Diagnostik

Die klinische Symptomatik ist aufgrund der typischerweise tiefliegenden Lokalisation der PZNSL im Vergleich zu anderen primären Gehirntumoren in den meisten Fällen durch kognitive Funktionsstörungen, eine psychomotorische Verlangsamung oder Desorientiertheit charakterisiert. Zudem werden Patienten in etwa der Hälfte der Fälle durch einen erhöhten intrakraniellen Druck und fokale neurologische Ausfallerscheinungen auffällig, die von der Lokalisation des Tumors abhängen. Demgegenüber treten epileptische Anfälle und Kopfschmerzen seltener in Erscheinung (Ricard et al, 2012, Batchelor & Loeffler, 2006, Pels & Schlegel, 2006).

In der magnetresonanztomographischen Darstellung des Gehirns mit Kontrastmittelgabe zeigen sich typischerweise stark kontrastmittelaufnehmende zelldichte unifokale (60-70%) oder multifokale homogene Läsionen, die sich häufig in der Nachbarschaft zu den Ventrikeln befinden (Küker et al, 2005). Mittels MRT können die Tumoren mit hoher Sensitivität nachgewiesen werden und stellen sich im T2-gewichteten MRT hypointens gegenüber dem hyperintensen perifokalen Ödem und nach Gadolinium-Kontrastmittelgabe in der Regel mit homogenem Enhancement dar (Reiche & Deinzer, 1998). Die histopathologische Sicherung der Diagnose erfolgt mittels stereotaktischer Biopsie, d.h. mittels einer Gewebeentnahme aus einer ZNS-Läsion (Masuhr et al, 2013).

1.1.3 Weitere primäre und sekundäre Gehirntumoren

Folgende Gehirntumor-Entitäten sind weder den Gliomen, noch den PZNSL zuzuordnen:

Medulloblastome sind rasch und infiltrativ ins umliegende Gewebe wachsende, bösartige Gehirntumoren des WHO-Grades IV, die meist in der hinteren Schädelgrube (4. Ventrikel) und vorwiegend in den Kleinhirnhälften lokalisiert sind. Medulloblastome treten meist im Kindesalter und selten im Erwachsenenalter auf. Meningeome sind Tumoren, die aus veränderten Zellen der Arachnoidea, der mittleren Hirnhaut, hervorgehen. Sie können hinsichtlich ihrer Malignität den Graden I bis IV zugeordnet werden. Das Germinom ist ein maligner ZNS-Tumor und gehört zur Gruppe der Keimzelltumoren. In über 80% der Fälle ist das Germinom in der Mittellinie im Bereich der Zirbeldrüse lokalisiert. Metastasen sind Absiedelungen von Tumorzellen von einem meist bösartigen Primärtumor. Sie entstehen durch Verschleppung von lebensfähigen Tumorzellen und bilden räumlich getrennte Tochtergeschwülste. Diese Metastasierung kann im Gehirn stattfinden. Die entstehenden zerebralen Metastasen gehören zu den sekundären Gehirntumoren (Masuhr et al, 2013).

1.2 Therapie

1.2.1 Endpunkte von Therapiestudien

Zur Beurteilung einer Therapie innerhalb klinischer neuroonkologischer Studien ist die Definierung von primären und sekundären Endpunkten erforderlich. In Therapiestudien werden in der Regel ein bis zwei Endpunkte festgelegt.

Zu den primären Endpunkten in klinischen Studien zählen oft die Gesamtüberlebenszeit als Zeit vom Studieneintritt bis zum Tod (overall survival, OS) und die progressionsfreie Überlebenszeit (progression free survival, PFS) als Zeit vom Studieneintritt bis zur Tumorprogression. Dabei ist die Tumorprogression durch bildgebende Kriterien mit Nachweis einer definierten Tumorgrößenzunahme (Macdonald et al, 1990, RANO-Kriterien), durch eine klinisch-neurologische Verschlechterung, durch eine Zunahme der zur Symptomkontrolle erforderlichen Steroidmedikation oder durch den Tod definiert. Darüber hinaus zählt zu den Endpunkten auch die ereignisfreie Überlebenszeit (event free survival, EFS), welche zusätzlich zu den „Progress" definierenden Ereignissen auch durch das Auftreten unakzeptabler Nebenwirkungen oder Erkrankungskomplikationen bestimmt wird (Junck, 2012). Zu den Endpunkten einer Studie kann auch das Ansprechen (Response) auf eine Therapie gehören, welches bei Gehirntumoren häufig nach radiologischen Kriterien beurteilt wird (Macdonald et al, 1990; RANO-Kriterien).

Kategorien zum Beschreiben des (Nicht-)Ansprechens auf eine Therapie sind:

- das vollständige Ansprechen (complete response) im radiologischen Sinne beim Verschwinden des gesamten Tumorvolumens,
- das teilweise Ansprechen (partial response),
- eine Stabilität der Erkrankung (stable disease), und
- eine Zunahme der Erkrankung (progressive disease).

Zu den sekundären Endpunkten in Therapiestudien werden die therapieassoziierte Neurotoxizität und die Lebensqualität gezählt (Weller & Westphal, 2003). Denn betrachtet man eine aggressive Tumortherapie, so bestimmt eine nachfolgende mögliche Beeinträchtigung oder Besserung der Lebensqualität maßgeblich den Erfolg dieser Therapie. Dies ist besonders dann relevant, wenn die Erkrankung (z.B. bei malignen Gliomen) nicht dauerhaft geheilt werden kann, aber auch, wenn die Therapie für mehrere Jahre überlebt wird und Langzeitfolgen dann den Wert von „Überleben" relativieren.

Aus diesem Grund wurden die sogenannten „harten" Kriterien für den Therapieerfolg wie Ansprechen auf die Therapie, progressionsfreie Überlebenszeit, Gesamtüberlebenszeit und systemische Behandlungstoxizität um die Lebensqualität und die therapieassoziierte Neurotoxizität als „weiche" Therapieeffizienzkriterien ergänzt (Weller & Westphal, 2003). Diese stellen die Grundlage dar, um den Nutzen tumorspezifischer Therapiemodalitäten gegenüber potentiellen Langzeitnebenwirkungen aus der Perspektive der Patienten zu evaluieren (Meyers et al, 2000b). Schließlich sollen hierdurch Behandlungsprotokolle beeinflusst werden, um das Risiko kognitiver Dysfunktionen zu minimieren und die Verträglichkeit von Behandlungen zu optimieren. Die Patienten wollen nicht nur länger, sondern besser leben. Allerdings nehmen die „weichen" Therapieeffizienzkriterien erst in den letzten Jahren hinsichtlich ihrer Bedeutung zu und treten erst seit Kurzem immer stärker in den Fokus der Aufmerksamkeit (Meyers & Hess, 2003).

Die gesundheitsbezogene Lebensqualität repräsentiert im Allgemeinen ein Konstrukt, das die Auswirkungen einer Krankheit und ihrer Therapie auf das körperliche, psychische und soziale Wohlbefinden beschreibt und i.d.R. durch die Patienten selbst beurteilt wird und daher als subjektives Maß häufig Verzerrungen unterliegt.

Patienten mit primären Gehirntumoren leiden neben klinisch neurologischen Ausfallerscheinungen häufig an kognitiven Funktionsstörungen, die unmittelbar auf die Tumorerkrankung zurückzuführen sind (Johnson et al, 2012). Dies hängt damit zusammen, dass die Tumoren durch ihre Lokalisation im Gehirn naturgemäß eine Auswirkung auf die zentrale Schaltstelle kognitiver Funktionen haben, wobei die Lokalisation des Tumors die Art der Defizite zu einem

Großteil determiniert (Giovagnoli et al, 2007, Giovagnoli et al, 2011, Costello et al, 2004). Die Mechanismen, die den Funktionsstörungen zugrunde liegen, umfassen das diffuse Tumorzellwachstum, die Infiltration und Schädigung des funktionsfähigen Gehirngewebes (Taphoorn & Klein, 2004), die Einschränkung der fokalen neuronalen Aktivität, die Kompression des gesunden Hirnparenchyms durch die zusätzliche Tumormasse und die Veränderung oder Trennung struktureller Verbindungen (Reijneveld et al, 2001, Taphoorn & Klein, 2004, Bosma et al, 2007, Douw et al, 2010). Dabei ist ein höherer Grad des Gehirntumors vor einer therapeutischen Maßnahme mit stärkeren kognitiven Beeinträchtigungen verbunden, unabhängig vom Läsionsvolumen oder einer antiepileptischen Medikation (Noll et al, 2015).

Zudem leiden Gehirntumor-Patienten häufig an kognitiven Funktionsstörungen, die mit der tumorspezifischen Therapie (operative Intervention, Bestrahlung, Chemotherapie) zusammenhängen. Diese Nebenwirkungen stellen einen zentralen Aspekt der therapieassoziierten Neurotoxizität dar.

Da Therapien bei der Behandlung von Gehirntumoren insgesamt wirksamer geworden sind und sich damit die Überlebenszeit vieler Betroffener verlängert hat, entwickelten sich die kognitiven Funktionsstörungen zur häufigsten Komplikation bei Langzeit-Überlebenden von Gehirntumor-Erkrankungen (Correa, 2010). Dabei reduzieren die geminderten kognitiven Leistungen die Fähigkeit der Patienten, beruflich und sozial auf prämorbidem Niveau zu agieren, obwohl die Erkrankung selbst „unter Kontrolle gebracht" ist (Harder et al, 2004, Correa et al, 2004). Auf diese Weise bestimmen kognitive Funktionsstörungen zu einem wesentlichen Anteil die Lebensqualität, so dass die Minimierung der Neurotoxizität und damit eine Vermeidung lanfristiger kognitiver Beeinträchtigungen einen wesentlichen Aspekt erfolgreicher Therapien darstellen.

1.2.2 Spezifische Therapiestrategien

Die Wahl und Planung einer konkreten Therapie hängt primär von der Diagnose des Gehirntumors auf der Grundlage einer histopathologischen Befundung ab. Im Rahmen der Diagnostik wird dafür mittels einer in Lokalanästhesie durchgeführten stereotaktischen *Biopsie* oder mittels einer offenen Operation Tumorgewebe entnommen und anschließend histologisch zur Einordnung des Tumortyps und des Malignitätsgrades untersucht. Der operative Eingriff stellt bei Patienten mit PZNSL standardmäßig nur eine diagnostische Maßnahme dar, bei Patienten mit Gliomen hingegen meist zugleich eine diagnostische und therapeutische Maßnahme.

Erfolgt bei Gliomen die offene Operation in Abhängigkeit von Alter, Tumorentität und Tumorlokalisation als therapeutischer Eingriff, umfasst sie entweder eine vollständige Resektion, d.h. eine vollständige Entfernung des Tumors (*Gross Total Resektion*), eine nicht vollständige Resektion des Tumors (*Subtotale Resektion*) oder eine partielle Resektion, d.h. eine *Teilresektion* des vom Tumor betroffenen Gewebes (Weller, 2012).

Mit der Resektion werden dabei generell zwei Ziele verfolgt. Einerseits sollen bereits bestehende neurologische Funktionseinschränkungen auf ein Minimum reduziert werden. Andererseits sollen der Tumor und das vom Tumor infiltrierte Hirngewebe so vollständig wie möglich entfernt werden, um durch eine Reduzierung des Tumorzellpools die Überlebenszeit zu verlängern (Klein et al, 2012). Allerdings sind selbst bei kernspintomographisch dokumentierter Entfernung des Tumors weiterhin Tumorzellen im Gehirn vorhanden, da die Infiltration der Tumorzellen in das umgebende gesunde Hirngewebe meist über den makroskopisch erkennbaren Tumorrand hinausgeht, so dass im Infiltrationssaum und noch viele Zentimeter davon entfernt immer mikroskopische Tumorzellanhäufungen im Gewebe zurückbleiben. Daher können maligne Gliome (WHO Grad III und IV) auch durch eine Gross Total Resektion genaugenommen nur unvollständig entfernt werden und rezidivieren in der Regel aufgrund der verbliebenen Tumorzellen.

Im Fall von WHO-Grad I Gliomen sowie in seltenen Fällen von WHO-Grad II Gliomen ist operativ nach einer Gross Total Resektion eine Heilung zu erzielen. Im Fall der WHO-Grad III und IV Tumoren sowie der Mehrzahl der WHO-Grad II Gliome gelingt dies allerdings nicht. In diesen Fällen sollen durch eine maximale und zugleich schonende Reduktion der Tumormasse, zumindest ein erhöhter Hirndruck gesenkt, eingeschränkte neurologische Funktionen wiederhergestellt, und der Tumorzellpool reduziert werden. Hierdurch soll die Ausgangssituation für unterstützende Behandlungen (z.B. Strahlentherapie) verbessert werden. Zudem sollen auf diese Weise spätere Nebenwirkungen vermindert werden, die sich aus einer erneuten Raumforderung durch nekrotisches Tumorgewebe oder durch ein rezidivierendes Tumorwachstum einstellen können (Tonn & Rainov, 2014).

Wenn vereinzelte Tumorzellen trotz der Operation im Körper verblieben sind, kommt es zu einem Rezidiv, d.h. zu einem Rückfall, dem Wiederauftreten der Erkrankung. Um die verbliebenen Tumorzellen abzutöten, werden Therapien zusätzlich zur Operation durchgeführt. Diese sich an die Resektion anschließenden ergänzenden oder unterstützenden Therapiemaßnahmen werden als *adjuvante* Therapien bezeichnet (Pschyrembel, 2014). Hierzu zählen die *Strahlentherapie*, die *Chemotherapie* oder die *kombinierte Strahlen- und Chemotherapie*. Sie können in Abhängigkeit von der Tumorentität und der Tumorlokalisation unter Umständen auch ohne vorausgehende Resektion, beispielsweise auch nach einer Biopsie durchgeführt werden.

Neben der Tumorentität und den mit ihr verbundenen therapeutischen Richtlinien determiniert auch die Lokalisation des Tumors (z.b. in tief liegenden Strukturen, im Hirnstamm, in der dominanten Hemisphäre oder in der Nähe von Risikoorganen, wie z.B. dem Hippocampus oder den Sprachzentren) die konkrete Wahl der Therapie. Daher werden z.B. Tumorresektionen mittels einer offenen Operation in Fällen mit einem hohen Risiko für postoperative Schäden, d.h. bei ungünstigen Tumorlokalisationen in eloquenten Gehirnarealen, bei multiplen Läsionen oder einem schlechten Allgemeinzustand des Patienten, gar nicht durchgeführt, da die Resektion nur sehr unvollständig durchgeführt werden könnte. Hier erfolgt dann lediglich eine (diagnostische) stereotaktische Biopsie, die dann den Ausgangspunkt für adjuvante Therapien darstellt (Masuhr et al, 2013, Weller, 2014, Leitlinien der DGN).

Insgesamt stellen die Operation, die Strahlentherapie und/oder die Chemotherapie die drei wesentlichen Säulen der Therapie von Gehirntumoren dar. Durch diese tumorspezifischen Behandlungen und ihre Kombination sollen eine Progression des Tumors verzögert und die Überlebenszeit verlängert werden (Tonn & Rainov, 2014).

1.2.3 Strahlentherapie

Die Strahlentherapie ist ein etabliertes und nachweislich wirksames Verfahren bei der Behandlung vieler primärer Gehirntumoren (Lawrence et al, 2010). Das Ziel der Bestrahlung besteht zum einen darin, nach einer Tumorresektion weitere noch vorhandene Tumorzellen zu bekämpfen, die das gesunde Hirngewebe bereits infiltrieren. Zum anderen wird Tumorgewebe und das ihn umgebende Gewebe bestrahlt, wenn der Tumor aufgrund seiner Lokalisation nicht oder nicht vollständig reseziert werden konnte, da durch eine Resektion funktionstragende Gehirnstrukturen geschädigt worden wären. Zudem wird eine Bestrahlung dann erforderlich, wenn Tumorzellen bereits funktionstragende Strukturen infiltrieren, welche ebenfalls nicht reseziert werden können. Die Strahlentherapie soll v.a. bei Tumoren mit einem raschen Rezidivwachstum (WHO-Grad III und IV) das Auftreten eines Rezidivs möglichst lange hinauszögern (Tonn & Rainov, 2014).

Bei Patienten mit malignen Gliomen (WHO-Grad III und IV) ist die Strahlentherapie, mit oder ohne kombinierte Chemotherapie, integraler Bestandteil der Primärtherapie (Omuro & DeAngelis, 2013) und folgt in der Regel adjuvant mit einem kurzen zeitlichen Intervall auf die Tumorresektion. Aufgrund der angenommenen Risiken einer strahleninduzierten Neurotoxizität im Sinne einer kognitiven Leistungsverschlechterung, wird bei jungen Patienten (<40 Jahre) mit niedriggradigen Gliomen und kontrollierten Symptomen, sowie ohne Nachweis eines Tumorprogresses häufig hinsichtlich der Behandlung eine abwartende Haltung eingenommen (Bourne & Schiff, 2010). In diesen Fällen wird die Strahlentherapie bis zu einem Tumorprogress hinausgezögert, da eine frühe Strahlentherapie nach der Diagnosestellung im Vergleich zur Strahlentherapie beim Tumorprogress zwar eine signifikant längere progressionsfreie Überlebenszeit ergab, allerdings nicht zu einer längeren Gesamtüberlebenszeit führte (Karim et al, 1996, 2002, Shaw et al, 2002, van den Bent et al, 2005, Soffietti et al, 2010).

Es gibt keine eindeutigen Belege dafür, dass eine Strahlentherapie irreversible kognitive Leistungsverschlechterungen innerhalb von 4 Jahren nach der Bestrahlung verursacht (Lawrence et al, 2010). Im Allgemeinen ist aber das Risiko für eine Beeinträchtigung der kognitiven Leistungen und für späte Strahlenfolgen umso höher, je größer Bestrahlungsvolumen, Strahlengesamtdosis und Einzeldosis sind (Brown et al, 2003b, Stöver & Feyer, 2010, Sauer, 2011).

1.2.3.1 Fokale Strahlentherapie

Der Wirkung der Strahlentherapie liegt eine Energieübertragung auf das durchstrahlte Gewebe zugrunde. Dabei kommt ionisierende Strahlung zum Einsatz, die hochenergetisch ist und in der Regel Gammastrahlung, Röntgenstrahlung und Elektronenstrahlung umfasst. Die ionisierende Strahlung schädigt oder zerstört Tumorzellen, indem sie ihre Erbsubstanz schädigt, sodass die Zellteilung unterbrochen wird und die Zellen untergehen. Die Stärke der Bestrahlung wird in Gray (Gy) angegeben und stellt das Maß für die pro Gewichtsvolumen absorbierte Energiemenge dar. Die externe, d.h. perkutane fraktionierte Bestrahlung begrenzter Felder im Bereich der Tumorlokalisation oder des Resektionsgebietes ist die Standardmethode der adjuvanten Strahlentherapie bei der Behandlung von Gehirntumoren. Dabei versteht man unter Fraktionierung eine Aufteilung der Strahlengesamtdosis auf tägliche kleine Einzeldosen, sog. Fraktionen. Mit externer Bestrahlung wird eine Einwirkung der Strahlen von außen durch die Haut und den Knochen auf das Gehirn bezeichnet. Um auch die infiltrierenden Tumorzellen im umgebenden Gewebe zu erreichen, wird die Strahlendosis gewöhnlich auf den Tumor bzw. die Resektionshöhle und das den Tumor umgebende, radiologisch gesund erscheinende Gewebe, appliziert (Ahmed et al, 2014). Dieses Bestrahlungskonzept wird im Gegensatz zu einer breitflächigen Bestrahlung des gesamten Gehirnvolumens als *fokale Bestrahlung der erweiterten Tumorregion* bezeichnet, da sie nur ein umschriebenes Gehirnvolumen, d.h. den Kontrastmittel aufnehmenden Tumor und eine etwa 2 cm breite Randfläche umfasst. Bei sehr kleinen Tumoren erfolgt die Bestrahlung mindestens ödemerfassend (Bamberg & Hess, 1992). Die fokale Strahlentherapie ermöglicht eine genaue Lokalisierung der Strahlendosis, so dass die zellschädigende Wirkung nur lokal innerhalb des Bestrahlungsfeldes auftritt. Allerdings ist die fokale Bestrahlung nicht spezifisch, so dass auch das Erbgut gesunder Zellen durch sie geschädigt werden kann. Je nach Grad der Schädigung können zelleigene Reparaturmechanismen die Schäden am Erbgut aber ausgleichen. Um den gesunden Zellen eine Reparatur der Erbgutschäden zu ermöglichen, wird die Gesamtstrahlendosis auf mehrere Fraktionen aufgeteilt.

Die obere Grenze der „sicheren" Gesamtstrahlendosis, die einem begrenzten Feld zugeführt wird, liegt bei 55 bis 60 Gy (Ricard et al, 2011). Sie ist wegen der begrenzten Strahlentoleranz des umgebenden Gehirngewebes limitiert. Aufgrund der unterschiedlichen Strahlenempfindlichkeit der verschiedenen Gehirntumoren werden hoch maligne Gliome standardmäßig mit einer Gesamtstrahlendosis von 54 bis 60 Gy bestrahlt. Die optimale Gesamtstrahlendosis für niedriggradige Gliome liegt zwischen 45 und 50.4 Gy (Shaw et al, 2002). Bei der fokalen Bestrahlung der erweiterten Tumorregion werden die Tumorregion bzw. die Resektionshöhle und die im MRT sichtbaren kontrastmittelaufnehmenden Läsionen, sowie das im MRT (FLAIR-Sequenz) sichtbare Ödem, einschließlich eines etwa zwei Zentimeter breiten Randsaums, bestrahlt (Diaz & Choi, 2014).

Die Bestrahlung beginnt in der Regel innerhalb von 2 bis 6 Wochen nach dem chirurgischen Eingriff und umfasst tägliche Sitzungen (5x/Woche) für die Dauer von 4 bis 6 Wochen. Die Fraktionierung in viele kleine Einzeldosen von 1.8 bis 2.0 Gy/Tag über einen längeren Zeitraum wird vom gesunden Hirngewebe noch gut toleriert (Sauer & Fietkau, 2011), da sich akute Strahlenschäden im gesunden Gewebe dann größtenteils erholen können (Stöver & Feyer, 2010).

In den vergangenen Jahren haben Innovationen der Bestrahlungstechnik zu einer Zunahme der konformalen Strahlentherapien geführt (Ahmed et al, 2014). Die konformale Strahlentherapie bezeichnet alle Bestrahlungstechniken, bei denen mittels Blenden und Filtern eine möglichst genaue und individuelle Anpassung des Strahlenfeldes an die Form des Tumors erfolgt und das umliegende Gewebe bestmöglich geschont wird, da das Bestrahlungsvolumen maximal eingegrenzt wird (Stöver & Feyer, 2010). Auf der Basis von Computertomogrammen werden die Bestrahlungsgebiete sowie alle diejenigen Gehirnregionen definiert, die keine oder nur eine geringe Bestrahlungsdosis erhalten sollen. Anschließend wird die bestmögliche Anordnung der Bestrahlungsfelder und die Dosisverteilung errechnet und somit eine wirkungsvolle aber schonende Bestrahlung ermöglicht (Brown et al, 2003b). Bei der Bestrahlungsplanung wird zusätzlich zur Tumorregion, unter Berücksichtigung der anatomischen Tumorgrenzen, ein Sicherheitssaum von 0.5 bis 2 cm miteinbezogen. Durch den Einsatz von fokaler Strahlentherapie mit konventionell fraktionierten geringeren Dosen und einem begrenzten Bestrahlungsvolumen sollen das Risiko der späten strahleninduzierten Neurotoxizität reduziert (Taphoorn & Klein, 2004, Schiff et al, 2007) und kognitive Defizite bei Langzeit-Überlebenden gemindert werden.

1.2.3.2 Ganzhirnbestrahlung

Ebenso wie die perkutane fokale Strahlentherapie zählt auch die Ganzhirnbestrahlung zur Photonen-Bestrahlung. Im Gegensatz zur fokalen Strahlentherapie umfasst die Ganzhirnbestrahlung (Whole Brain Radiotherapy, WBRT) allerdings das gesamte Gehirn einschließlich der Schädelbasis und der ersten beiden Halswirbel. Dabei erfolgt die Bestrahlung regelhaft fraktioniert mit einer Gesamtstrahlendosis von 30 bis 60 Gy über zwei seitliche Felder, welche um 180 Grad aufeinander stehen. Bis in die Mitte der 1980er Jahre war die WBRT die Standard-Bestrahlungstechnik bei der Behandlung von Gliomen (Surma-aho et al, 2001, Postma et al, 2002, Klein et al, 2002, Douw et al, 2009). Heutzutage stellt die Ganzhirnbestrahlung bei der Gliom-Behandlung keine Behandlungsoption mehr dar, da sie die Überlebenszeit im Vergleich zur Bestrahlung der erweiterten Tumorregion nicht verbessert (Weller, 2012) und sich die Standardtechnik von der früheren breitflächigen fraktionierten Bestrahlung des gesamten Gehirns, mit dem Ziel einer Verringerung der Toxizität, zur Bestrahlung eines Teils des Gehirnvolumens hin entwickelt hat. Durch die fortgeschrittene Technik ist es nun möglich, das Zielvolumen der Bestrahlung genauer zu definieren. Die WBRT kommt allerdings derzeit noch bei der Behandlung von PZNSL und zerebralen Metastasen zur Anwendung.

Strahleninduzierte kognitive Beeinträchtigungen treten bei bis zu 50 bis 90% der erwachsenen Patienten mit Gehirntumoren auf, die länger als 6 Monate nach der fraktionierten WBRT überleben (Giovagnoli & Boiardi, 1994, Crossen et al, 1994, Johannesen et al, 2003, Meyers & Brown, 2006). Generell zeigen Patienten nach einer WBRT schlechtere kognitive Leistungen als Patienten nach chirurgischer Tumorresektion und fokaler Bestrahlung (Laack & Brown, 2004). Darüber hinaus führt die WBRT allein oder in Kombination mit einer Chemotherapie zu ausgeprägteren kognitiven Dysfunktionen, als eine fokale Strahlentherapie oder eine Chemotherapie allein (Correa, 2010).

1.2.3.3 Molekulare und zelluläre Mechanismen der strahleninduzierten Toxizität

Bei der Vermittlung der strahleninduzierten Neurotoxizität spielt eine Vielzahl unterschiedlicher potentieller Läsionsmechanismen eine Rolle, die größtenteils unabhängig voneinander auftreten. Es ist davon auszugehen, dass alle Faktoren bei allen Patienten nach erhaltener Bestrahlung in mehr oder weniger starker Ausprägung zusammenwirken.

Zu den wichtigsten Mechanismen, die zur Entwicklung der strahleninduzierten Toxizität beitragen, gehören der Verlust neuronaler Stammzellpopulationen im Kortex und im Hippocampus, der Verlust von O-2A-Progenitorzellen (Oligodendrozyten-Typ 2 Astrozyten-Progenitorzellen) und reifen Oligodendrozyten, eine Veränderung der Zytokinausschwemmung, die Schädigung der Gefäßstrukturen, sowie der Axonverlust. Diese Prozesse verursachen eine Demyelinisierung und bedingen proliferative und degenerative gliale Reaktionen, Endothelzellverluste, Gefäßwandschwellungen, sowie Kapillarverschlüsse (Belka et al, 2001, Brown et al, 2007a, Brown et al, 2007b, Moretti et al, 2005).

Für die auch im adulten ZNS stattfindende Neurogenese (Hallbergson et al, 2003), d.h. für die Entstehung und den Erhalt der Nervenzellen, spielen neuronale Stammzellen, neuronale Progenitorzellen (Vorläuferzellen) und teilweise differenzierte neuronale Precursorzellen (Übergangszellen) eine entscheidende Rolle. Sie sind in der subkortikalen weißen Substanz, in der subventrikulären Zone der lateralen Ventrikel und in der subgranulären Zone des Gyrus dentatus des Hippocampus konzentriert und durch aktive Mitoseprozesse gekennzeichnet (Monje & Dietrich, 2012). Stammzellen und Progenitorzellen differenzieren sich in Neurone und Gliazellen. Zu den Gliazellen im ZNS gehören Mikroglia (Immunabwehr) und Neuroglia, denen wiederum Astrozyten und Oligodendrozyten zur Myelin-Bildung zugeordnet werden (Kettenmann & Ransom, 2012). Es konnte gezeigt werden, dass es einen deutlichen Zusammenhang zwischen der Neurogenese und den hippocampalen Lern- und Gedächtnisfunktionen gibt, indem neu gebildete Neurone im adulten Rattenhirn wesentlich an der Bildung des vom Hippocampus abhängigen Gedächtnisses beteiligt sind (Shors et al, 2001, Feng et al, 2001). Dabei basieren grundlegende kognitive Funktionen wie Arbeitsgedächtnis, Aufmerksamkeit und Informationsverarbeitung auf einer intakten Neurogenese und sind von der Integrität der neuronalen Stammzellen, der Progenitorzellen und der Precursorzellen abhängig (Gibson & Monje, 2012).

Im experimentellen Rattenmodell schädigt und dezimiert ionisierende Strahlung direkt die neuronalen Stammzell- und Precursorzellpopulationen in der subventrikulären Zone der lateralen Ventrikel und führt außerdem zur Apoptose der proliferierenden Zellen des Hippocampus (Peissner et al, 1999) und damit zu einer Beeinträchtigung der Wiederherstellungskapazität (Tada et al, 1999). Zudem führt die ionisierende Strahlung durch direkte Zellschädigung zu einem Verlust der neuronalen Stammzellen im Gyrus dentatus des Hippocampus und bedingt eine indirekte Schädigung aufgrund von inflammatorischen Prozessen (Fike et al, 2009) oder oxidativem Stress (Raber et al, 2011, Dietrich et al, 2008). Zudem differenzieren sich die neuronalen Precursorzellen durch die Strahlenwirkung nicht mehr in Neurone, sondern stattdessen in Gliazellen aus, wodurch sich die Anzahl und der Aktivitätsstatus der Mikroglia dysfunktional erhöht (Monje & Palmer, 2003). Die Mikroglia setzen in der Folge pro-inflammatorische Zytokine frei (z.B. Interleukin-6). Diese vermindern die Proliferation der verbliebenen neuronalen Stammzellen und hemmen die Differenzierung der Stammzellen in Neurone, Oligodendrozyten oder Astrozyten und damit fast vollständig die Neurogenese und den Myelin-Umsatz (Monje et al, 2002, Monje et al, 2003, Monje et al, 2007, Ekdahl et al, 2003, Mizumatsu et al, 2003, Ramanan et al, 2009). Diese Prozesse treten bereits nach Strahlendosen ≤ 2 Gy auf (Greene-Schloesser & Robbins, 2012).

Ein weiterer Mechanismus betrifft die O-2A-Progenitorzellen. Diese bringen reife Oligodendrozyten hervor, die zur Myelin-Bildung erforderlich sind. Darüber hinaus differenzieren sich die O-2A-Zellen zu Typ 2 Astroyten aus, die ebenfalls bei der Weiterleitung elektrischer Impulse an den Ranvier'schen Schnürringen beteiligt sind (Ffrench-Constant & Raff, 1986). Ionisierende Strahlung induziert im experimentellen Rattenmodell einen Verlust an Progenitorzellen in der subventrikulären Zone der lateralen Ventrikel und in der subgranulären Zone des Gyrus dentatus des Hippocampus und schädigt und vermindert direkt den O-2A-Progenitorzellpool, so dass hierdurch die Kapazität reduziert wird, reife Oligodendrozyten zu produzieren (Kurita et al, 2001). Unabhängig von dieser indirekten Wirkung kommt es auch zu einem Verlust der reifen Oligodendrozyten durch die Strahlung selbst (Belka et al, 2001) oder durch strahleninduzierte toxische Zytokinfreisetzung (Cammer, 2000). Durch diese Prozesse kann ionisierende Strahlung insofern eine Demyelinisierung hervorrufen, als sie direkt und indirekt die Anzahl der myelinbildenden Oligodendrozyten reduziert.

1.2.3.4 Zeitliche Entwicklung von möglichen neurotoxischen Strahlenfolgen

Die durch Bestrahlung hervorgerufene Toxizität bzw. Enzephalopathie kann in Abhängigkeit vom Zeitintervall zwischen der Bestrahlung und dem Auftreten der klinischen Symptomatik in drei Phasen unterteilt werden: akute Strahlen-reaktion, frühe verzögerte Strahlenreaktion und Strahlenspätfolgen (Rottenberg, 1991, Tofilon & Fike, 2000, DeAngelis & Posner, 2009). Dabei lösen sich die einzelnen Phasen nicht zwangsläufig ab, sondern können bei individuellen Patienten isoliert auftreten und sehr unterschiedlich ausgebildet sein.

<u>Akute Strahlenreaktion</u>

Die akute Strahlenreaktion im Sinne einer akuten strahleninduzierten Enzephalopathie entwickelt sich innerhalb von Tagen oder Wochen nach Beginn der Bestrahlung mit Symptomen wie Schläfrigkeit, Übelkeit, Erbrechen, Kopfschmerzen und einer Verschlechterung vorbestehender fokaler neurologischer Defizite. Eine Unterbrechung der Blut-Hirn-Schranke durch endotheliale Apoptose, vermehrte zerebrale Ödeme und eine intrakranielle Druckerhöhung werden als zugrunde liegende Mechanismen der akuten Strahlenreaktion angenommen. Die akuten Strahlenfolgen sind in der Regel reversibel.

Frühe verzögerte Strahlenreaktion

Die als frühe verzögerte Strahlenreaktion bezeichnete schwere Leukenzephalopathie ist sehr selten und tritt im Zeitraum zwischen 1 und 6 Monaten nach Beendigung der Bestrahlung auf und ist nur bei einem Teil der Patienten spontan innerhalb mehrerer Monate bis zu einem Jahr nach Auftreten reversibel. Die frühe verzögerte Strahlenreaktion manifestiert sich häufig als „Ermüdungssyndrom" durch eine rasche Erschöpfung (Fatigue), Vigilanzminderung und Somnolenz bis hin zum Koma und dem Tod. Weitere Symptome bestehen in Kopfschmerzen und einer dramatischen Verschlechterung vorbestehender neurologischer fokaler Defizite. Darüber hinaus kann ein vorübergehender Abfall der kognitiven Leistungen auftreten, wobei dieser Abfall keinen Prädiktor für die kognitiven Einschränkungen darstellt, die sich später entwickeln können (Armstrong et al, 1995, Vigliani et al, 1996). Eine verlangsamte Informationsverarbeitungsgeschwindigkeit, Wortfindungsstörungen und Defizite beim Abruf von Gedächtnisinhalten, eingeschränkte exekutive Funktionen und Aufmerksamkeitsleistungen, sowie eine eingeschränkte Feinmotorik sind charakteristische „Frühsymptome" (Meyers et al, 2000a, Gregor et al, 1996). Im MRT zeigt sich eine vorübergehende Hyperintensität der weißen Substanz als Korrelat einer vorübergehenden Demyelinisierung (Wong & Van der Kogel, 2004, Nagesh et al, 2008). Als zugrunde liegende Mechanismen werden eine Störung der Blut-Hirn-Schranke oder eine Schädigung der myelinbildenden Oligodendrozyten angenommen.

Strahlenspätfolgen

Die späten Strahlenfolgen manifestieren sich etwa 6 Monate bis viele Jahre nach der Beendigung der Strahlenbehandlung und sind häufig irreversibel und progredient. Die auftretenden Symptome können in Abhängigkeit von der Art und der Lokalisation der Schädigung variieren und als fokale Strahlennekrose oder diffuse Leukenzephalopathie in Erscheinung treten (Schultheiss et al, 1995). Bei der fokalen Strahlennekrose treten Kopfschmerzen, Übelkeit, Erbrechen, Ataxie und Sehbeeinträchtigungen aufgrund des erhöhten intrakraniellen Drucks, sowie fokale neurologische Defizite auf. Die Leukenzephalopathie, die insbesondere bei der Kombination der Bestrahlung mit systemischen Chemotherapeutika auftritt, kann sich in Ataxien, Verwirrtheitszuständen, Dysarthrien, epileptischen Anfällen und Gedächtnisstörungen bis hin zum Auftreten eines dementiellen Syndroms äußern. Patienten, die eine fraktionierte Teilhirn- oder Ganzhirnbestrahlung erhalten, können kognitive Funktionseinschränkungen nach mehr als sechs Monaten nach der Bestrahlung aufweisen, selbst wenn radiologisch sichtbare anatomische Anomalien fehlen (Armstrong et al, 2001, Greene-Schloesser & Robbins, 2012).

Risikofaktoren für die Entwicklung der späten Strahlenfolgen sind ein größeres bestrahltes Gehirnvolumen, eine höhere Gesamtstrahlendosis, eine begleitende Chemotherapie, das Lebensalter > 60 Jahre und das Vorhandensein vaskulärer Risikofaktoren (DeAngelis & Posner, 2009). Als bildgebendes Korrelat zeigen sich im MRT Hyperintensitäten der periventrikulären und subkortikalen weißen Substanz. Darüber hinaus konnten Veränderungen hinsichtlich der funktionalen Konnektivität verschiedener Gehirnregionen bei Patienten mit niedriggradigen Gliomen festgestellt werden (Bosma et al, 2008).

Die zugrundeliegenden Mechanismen der späten Strahlenfolgen umfassen den Abbau der glialen Vorläuferzellen, sowie oxidative Stress-Reaktionen aufgrund der Bestrahlung (Tofilon & Fike, 2000) und möglicherweise eine verminderte Reproduktion der Oligodendrozyten mit der Folge einer eingeschränkten Myelin-Produktion. Bislang ist unklar, ob die Strahlenschäden das Ergebnis einer direkten Toxizität darstellen oder indirekt durch die Schädigung des Gefäßsystems entstehen (Noble & Dietrich, 2002). Die zunehmende Demyelinisierung der weißen Substanz kann aufgrund des langsamen Umsatzes der Oligodendrozyten erst nach Monaten symptomatisch werden und damit die Verzögerung des Auftretens der Neurotoxizität erklären. Zudem kann eine erhöhte Anzahl an reaktiven Astrozyten und Mikroglia proinflammatorische Zytokine und Wachstumsfaktoren erzeugen, die wiederum eine zunehmende inflammatorische Schädigung verursachen (Kim et al, 2008). Der Mechanismus der Strahlenspätfolgen ist das dynamische und komplexe Zusammenspiel zellulärer Interaktionen zwischen dem Gefäßsystem und parenchymalen Zelllinien, wobei vaskuläre Endothelzellen, Oligodendrozyten, Astrozyten, Mikroglia und Neurone eine Rolle spielen (Monje et al, 2002).

1.2.4 Chemotherapie

Die Chemotherapie mit zytotoxischen Substanzen, sogenannten Zytostatika, soll generell der selektiven Abtötung teilungsfähiger Tumorzellen dienen. Zytostatika sind chemische Substanzen, die das Wachstum oder die Teilung von Zellen, darunter auch Tumorzellen, verzögern oder vollständig hemmen. Die Wirkmechanismen sind verschieden, wobei viele Zytostatika durch Alkylierung DNA- und RNA-Schäden herbeiführen oder der Bildung des Spindelapparates entgegenwirken. Da Zytostatika meist Zellen angreifen, die sich schnell teilen, und Tumorzellen prinzipiell durch eine schnelle Zellproliferation charakterisiert sind, können Zytostatika teilweise selektiv auf Tumorzellen wirken.

Die Behandlung mit Zytostatika kann im Rahmen einer ausschließlichen Chemotherapie erfolgen. Eine Chemotherapie kann aber auch nach einer Resektion oder nach einer Strahlentherapie erfolgen, um die noch im Hirngewebe verbliebenen Tumorzellen weiter zu reduzieren (Tonn & Rainov, 2014).

Die Chemotherapie mit zytotoxischen Substanzen ist bei der Behandlung von Gliomen (Weller, 2012) und PZNSL etabliert. Allerdings stellt die zentrale Neurotoxizität, die sich akut oder verzögert manifestieren kann, eine häufige Komplikation der Wirkung chemotherapeutischer Substanzen dar (Newton, 2012, Dropcho, 2004, Wefel et al, 2004, Dietrich & Wen, 2008), insbesondere dann, wenn multimodale oder Hochdosis-Therapieverfahren angewendet werden.

Welches Chemotherapeutikum in der Neuroonkologie eingesetzt wird, hängt von der Entität des zu behandelnden Tumors ab. Dabei gehören neben dem wirkungsvollen Chemotherapeutikum Methotrexat (MTX) (Green et al, 2006) auch Cytosin-Arabinosid (Ara-C) und Ifosfamid zu den wichtigsten Substanzen bei der Therapie von PZNSL. Eine zentrale MTX-Neurotoxizität tritt insbesondere dann auf, wenn MTX hochdosiert intravenös, intrathekal oder intraventrikulär verabreicht wird oder mit anderen Wirkstoffen im Sinne einer Polychemotherapie kombiniert wird (Sierra Del Rio et al, 2009, Green et al, 2006). Bei der Behandlung von Gliomen werden insbesondere das Chemotherapeutikum Temozolomid (TMZ) und die Polychemotherapie PCV eingesetzt, die eine Kombination der Chemotherapeutika Procarbazin, CCNU (Lomustin) und Vincristin darstellt. Im Vergleich zur Polychemotherapie PCV sind Nebenwirkungsprofil und Toxizität von TMZ deutlich günstiger zu beurteilen (Roth et al, 2013, Kaloshi et al, 2007).

Gemäß der DGN-Leitlinien (Weller, 2014) ist die Chemotherapie bei Gliomen des WHO-Grades III und IV integraler Bestandteil der Primärtherapie. Häufig wird die Chemotherapie als Ersatz für die Strahlentherapie aufgrund des Risikos einer strahleninduzierten Neurotoxizität bei der initialen Behandlung bevorzugt (Soffietti et al, 2010). Dies gilt insbesondere für niedriggradige Gliome, wenn es sich um große Residuen oder unresezierbare Tumoren handelt.

Das Risiko für das Auftreten von chemotherapieinduzierter Toxizität hängt von der Höhe der verabreichten Dosis, der Gesamtdosis, der Darreichungsform, dem Vorliegen einer vorangegangenen oder gleichzeitigen Strahlentherapie und der Interaktion mit anderen chemotherapeutischen Substanzen im Rahmen einer Polychemotherapie ab (Newton, 2012, Sofietti et al, 2014). Die Neurotoxizität einer kombinierten MTX- und Strahlentherapie bei PZNSL ist beispielsweise höher als bei einer MTX-Therapie allein (Verstappen et al, 2003). In der folgenden Tabelle 1 werden die bereits genannten und bei der Behandlung von Gliomen und PZNSL eingesetzten Substanzen hinsichtlich ihrer Toxizität und ihres Nebenwirkungsprofils dargestellt.

Einleitung - Therapie

Tabelle 1: Indizierte Neurotoxizität bei der chemotherapeutischen Behandlung von Gliomen und PZNSL.

Zytotoxische Substanz	Entität des Gehirntumors, Indikation	Wirkmechanismus	Neurotoxische Wirkung	Mögliche Symptome
Methotrexat (MTX)	PZNSL	Inhibiert als Folsäure-Antagonist die DNA-Synthese durch Enzymhemmung [2]	Akute, subakute und chronische Enzephalopathie [1], klinisch asymptomatische periventrikuläre Anomalien der weißen Substanz [3,4], symptomatische Demyelinisierungen [5], Leukenzephalopathie [6], kortikale Atrophien, Erweiterung der Ventrikel, Verkalkungen der Basalganglien und der weißen Substanz [7], nekrotische Foki [8], Schädigung der neuronalen Progenitorzellen und Oligodendrozyten (myelinbildende Zellen) [19], Schädigung der Stammzellen und glialen Vorläuferzellen in der frontalen weißen Substanz und Herabsetzung der Myelindichte in der frontalen und temporalen weißen Substanz [21,22]	Gastrointestinale Beschwerden, Übelkeit, Erbrechen, Durchfall, bilaterale fokale Symptome, kognitive Funktionsstörungen [5,6], Verwirrtheitszustände, Persönlichkeitsveränderungen, Somnolenz, Sehstörungen, Dysphasie, epileptische Anfälle, Ataxie [6], Reduzierung der Aufmerksamkeit und Informationsverarbeitungsgeschwindigkeit [23]
Ifosfamid	PZNSL	Inhibierung der DNA-Synthese durch DNA-Alkylierung; bindet kovalent mit Proteinen und DNA, vernetzt DNA und verursacht Kettenabbrüche	Akute diffuse Enzephalopathie [11]	Verwirrtheit, Persönlichkeitsveränderungen, Agitation, fokale motorische Defizite, epileptische Anfälle [9], neuropsychologische Beeinträchtigungen [10]

Einleitung - Therapie

Fortsetzung Tabelle 1: Induzierte Neurotoxizität bei der chemotherapeutischen Behandlung von Gliomen und PZNSL.

Zytotoxische Substanz	Entität des Gehirntumors, Indikation	Wirkmechanismus	Neurotoxische Wirkung	Mögliche Symptome
Cytosin-Arabinosid (Ara-C)	PZNSL	Hemmung der Zellteilung durch Hemmung der DNA-Polymerase [11]	Subakutes cerebelläres Syndrom [13], akute diffuse Enzephalopathie [12], cerebelläre Atrophie [12], Schädigung der neuronalen Progenitorzellen und Oligodendrozyten [20]	Dysarthrie, Ataxie oder Nystagmus [13], Somnolenz, Verwirrtheit, Kopfschmerzen, epileptische Anfälle [12]
Temozolomid	Hochgradige Gliome, GBM [2]	Alkylierung (Methylierung) der DNA [2]	Seltene zentrale Neurotoxizität [15]	Selten Kopfschmerzen, epileptische Anfälle, Verschlechterung fokaler neurologischer Funktionen [14]
Procarbazin als Komponente der Polychemotherapie PCV	Gliome WHO-Grad II und III [2], PZNSL [24]	Alkylierung [2]	Zentral neurotoxisch bei hoher Dosierung [16]	Enzephalopathie, Kopfschmerzen, Somnolenz, Depression, Psychosen [16]
Nitrosoharnstoff CCNU (Lomustin) als Komponente der Polychemotherapie PCV	Hochgradige Gliome [2], PZNSL [24]	Alkylierung von DNA und RNA	Zentral neurotoxisch, nekrotisierende Leukenzephalopathie [2]	Enzephalopathie, epileptische Anfälle [2]

Fortsetzung Tabelle 1: Induzierte Neurotoxizität bei der chemotherapeutischen Behandlung von Gliomen und PZNSL.

Zytotoxische Substanz	Entität des Gehirntumors, Indikation	Wirkmechanismus	Neurotoxische Wirkung	Mögliche Symptome
Vincristin als Komponente der Polychemotherapie PCV	Gliome, PZNSL	Spindelgift, Arretierung der Zellen in der Mitosephase, Hemmung der RNA-Synthese durch Beeinflussung der DNA-abhängigen RNA-Polymerase	Periphere Neurotoxizität [17], periphere Neuropathie [18], zentrale Neurotoxizität, Leukenzephalopathie [12]	Epileptische Anfälle, fokale Enzephalopathie, vorübergehende kortikale Blindheit, Ataxie, visuelle Halluzinationen, Tremor, Parkinsonismus [12]

[1] Verstappen et al., 2003, Sioka & Kyritsis, 2009, [2] Newton, 2006a, [3] Fliessbach et al, 2005, [4] Linnebank et al, 2009, [5] Linnebank et al, 2007, Lai et al, 2004, [6] Omuro et al, 2005, [7] Oka et al, 2003, Newton, 2012, [8] Linnebank et al, 2005, Linnebank et al, 2009, [9] David & Picus, 2005, DiMaggio et al, 1994, Newton, 2012, [10] Dietrich et al, 2004, [11] Grant, 1998, [12] Newton, 2012, [13] Baker et al, 1991, [14] Yung et al, 2000, [15] Newton et al, 2007, [16] Postma et al, 1998, [17] Sioka & Kyritsis, 2009, [18] Kellie et al, 2002, Boyle et al, 2004, Swain & Arezzo, 2008, [19] Dietrich et al, 2006, Hyrien et al, 2010, [20] Dietrich et al, 2008, [21] Dietrich et al, 2006, Han et al, 2008, [22] Geha et al, 2010, Zhao et al, 2008, [23] Deprez et al, 2011, [24] Chamberlain & Levin, 1992

1.2.5 Behandlung der Gliome

Die Behandlung von Gliomen umfasst zunächst die möglichst vollständige Tumorresektion, sowie eine maximale Entfernung des bereits infiltrierten umgebenden Hirngewebes. Aufgrund der Migrationsfähigkeit der Gliomzellen ist es jedoch unmöglich, Gliome durch operative Maßnahmen vollständig zu entfernen. Im Anschluss an die Resektion gehören die fokale Bestrahlung der erweiterten Tumorregion und die Chemotherapie mit TMZ oder PCV zu den standardmäßig eingesetzten Therapiemöglichkeiten. Die Chemotherapien werden i.d.R. in 4 bis 6 Zyklen mit 4- bis 6-wöchigen Abständen zwischen den Zyklen verabreicht. In Abhängigkeit von der Gehirntumor-Entität werden Strahlen- und Chemotherapie auch *konkomitant*, d.h. zeitgleich durchgeführt. Bei der konkomitanten Strahlen- und Chemotherapie soll eine parallel zur fokalen Strahlentherapie durchgeführte Chemotherapie den Strahlenschaden in den Tumorzellen durch zusätzliche medikamentöse Hemmung der DNA-Reparatur oder durch aktive DNA-Schädigung steigern. Das Ziel ist eine therapeutische Wirkungssteigerung.

1.2.5.1 Behandlung niedriggradiger Gliome

Die niedriggradigen Gliome (WHO-Grad I Gliome, z.B. pilozytisches Astrozytom; diffuse Astrozytome, Oligodendrogliome und Oligoastrozytome des WHO-Grades II). Sie machen etwa 15% der primären ZNS-Tumoren aus, die jährlich in den USA diagnostiziert werden (Pouratian & Schiff, 2010). Niedriggradige Gliome treten in der Regel bei jungen Erwachsenen im Alter zwischen 30 und 45 Jahren auf. Charakteristisch für diese Tumorentität sind eine lange Zeit des kontinuierlichen langsamen Tumorwachstums (Mandonnet et al, 2003). Die 5- und 10-Jahres-Überlebensraten ohne Tumorwachstum (Progress) betragen 50% und 12% (Leighton et al, 1997).

Eine frühe und radiologisch möglichst vollständige Resektion der niedriggradigen Gliome ist mit den besten Überlebensraten verbunden (Capelle et al, 2013, Smith et al, 2008) und verbessert die Gesamtüberlebenszeit (Duffau, 2013). Im Allgemeinen werden Astrozytome und oligodendrogliale Tumoren des WHO-Grades II daher bei klinischer Symptomatik reseziert (Weller, 2012). Die anschließende Strahlentherapie gilt als effektive Behandlungsmethode, wobei der optimale Zeitpunkt der Bestrahlung noch nicht abschließend geklärt ist. Obwohl eine abwartende Haltung ohne weiteres therapeutisches Vorgehen nach der Resektion bei niedriggradigen Gliomen eine akzeptierte Behandlungsoption darstellt (van den Bent et al, 2005, Whittle, 2010), wird derzeit in einigen Zentren eine aktive Handhabung, einschließlich Resektion, fokaler Strahlentherapie und Chemotherapie favorisiert (Pouratian & Schiff, 2010). Die fokale Strahlentherapie erfolgt dabei standardmäßig mit einer Gesamtstrahlendosis von 45 bis 50.4 Gy. Höhere Strahlendosen sind hinsichtlich der Gesamtüberlebenszeit nicht wirksamer (Shaw et al, 2002, Karim et al, 1996). Allerdings besteht international kein Konsens über die optimale Strahlentherapiedosis. Bei der Chemotherapie kommt meist PCV zum Einsatz.

Die moderne Strahlentherapie stellt eine effektive Therapie von niedriggradigen Gliomen im Erwachsenenalter dar. Dabei erhöht eine frühe postoperative fokale Strahlentherapie zwar das mediane progressionsfreie Überleben um etwa 2 Jahre, allerdings beeinflusst es die Gesamtüberlebenszeit nicht im Vergleich zu einer verzögerten Strahlentherapie, die nach zunächst abwartendem Verhalten erst bei einer Progression des Tumors erfolgt (van den Bent et al, 2005, Karim et al, 2002). Außerdem wurden auch an dieser Stelle keine Daten zur Lebensqualität erhoben und es bleibt offen, ob die verzögerte Progression auf Kosten der Lebensqualität, d.h. mit kognitiven Störungen durch die Strahlentherapie, erkauft wurde. Aufgrund des Risikos von potentiellen späten strahleninduzierten kognitiven Funktionseinschränkungen (Douw et al, 2009) und morphologisch fassbaren Veränderungen, wie z.B. einer Leukenzephalopathie oder Hirnatrophie (Klein, 2010, Olson et al, 2000), wird die Strahlentherapie daher in zahlreichen neuroonkologischen Zentren bis zu einem klinisch symptomatischen Tumorprogress zurückgestellt.

Von den niedriggradigen Gliomen sprechen etwa 15 bis 62% auf eine ausschließliche Chemotherapie mit TMZ oder PCV an (Stege et al, 2005, Kaloshi et al, 2007), wobei eine hohe Ansprechrate insbesondere bei oligodendroglialen Tumoren zu beobachten ist. Ein anhaltender Volumenrückgang der Tumoren kann dabei, insbesondere nach der Gabe von PCV, noch viele Monate nach Beendigung der Chemotherapie beobachtet werden (Peyre et al, 2010).

Nach erhaltener Therapie haben Patienten mit Oligodendrogliomen WHO-Grad II eine mediane Überlebenszeit von 12 Jahren, Patienten mit Astrozytomen WHO-Grad II eine mediane Überlebenszeit von 6 bis 8 Jahren und Patienten mit Oligoastrozytomen WHO-Grad II eine mediane Überlebenszeit von 6 Jahren (Ricard et al, 2012).

Da nur bei einer Minderheit der Patienten mit WHO-Grad II Gliomen eine Heilung durch eine Totalresektion des Tumors erreicht werden kann, kommt der Erhaltung der kognitiven Funktionen bei diesen Patienten, die Jahrzehnte überleben können, eine hohe Bedeutung zu, wenn weitere potentiell neurotoxische Therapiemodalitäten zur Tumorkontrolle (Strahlentherapie und Chemotherapie) eingesetzt werden müssen. Daher wurden therapieinduzierte Veränderungen kognitiver Funktionen besonders für diese Patientengruppe untersucht (Scoccianti et al, 2012).

1.2.5.2 Behandlung hochgradiger Gliome

Ein charakteristisches Merkmal der hochgradigen bzw. malignen Gliome (anaplastische Astrozytome, anaplastische Oligoastrozytome und anaplastische Oligodendrogliome WHO-Grad III, GBM WHO-Grad IV) ist die Tumorprogression, die auch nach einem anfänglichen therapiebedingten Tumorrückgang auftreten kann (Ahmed et al, 2014). Der Therapiestandard für hochgradige Gliome besteht in einer postoperativen fokalen Bestrahlung mit 60 Gy (Laperriere et al, 2002). Das Spektrum der Gesamtstrahlendosis liegt für hochgradige Gliome zwischen 54 und 60 Gy.

Da bei anaplastischen Astrozytomen WHO-Grad III auch nach einer maximalen Resektion immer Zellen im Infiltrationssaum und viele Zentimeter davon entfernt im Gewebe verbleiben, besteht der Behandlungsstandard aus einer Biopsie bzw. einer maximalen Tumorresektion, welcher anschließend eine adjuvante fokale Strahlentherapie der erweiterten Tumorregion folgt (Laperriere et al, 2002). Auch die alleinige Chemotherapie mit PCV oder TMZ ist eine weitere wirksame Primärtherapie bei anaplastischen Astrozytomen, die der alleinigen fokalen Strahlentherapie gemäß den Ergebnissen der NOA-04-Studie als gleichwertig anzusehen ist (Wick et al, 2009).

Patienten mit einem anaplastischen Oligodendrogliom oder Oligoastrozytom WHO-Grad III ohne den molekularen Marker einer 1p/19q-Kodeletion werden standardmäßig, auf der Basis der NOA-04-Studie, entweder mit einer adjuvanten fokalen Strahlentherapie oder einer adjuvanten Chemotherapie behandelt. Die Wirksamkeit der Chemotherapie mit TMZ oder mit PCV ist als gleichwertig anzusehen, bei allerdings ausgeprägterer Toxizität von PCV (Wick et al, 2009). Wenn eine Kodeletion nachgewiesen wird, sollte mit einer konkomitanten Strahlen- und Chemotherapie oder mit einer ausschließlichen Chemotherapie behandelt werden (Wick et al, 2009).

In der Primärtherapie des GBM stellt die fokale Strahlentherapie den Standard dar (Laperriere et al. 2002). Dabei verlängert TMZ die mediane Überlebenszeit von 12.1 Monaten auf 14.6 Monate und erhöht die 2-Jahres-Überlebensrate von 10% auf 26% (Stupp et al, 2005). Derzeit gilt die Kombination aus Strahlentherapie (fokale Bestrahlung der erweiterten Tumorregion) und begleitender (konkomitanter) und anschließend unterstützender (adjuvanter) Chemotherapie mit TMZ bei Patienten bis zu 70 Jahren als postoperativer Standard für die Primärtherapie des GBM (Stupp et al, 2009, Hart et al, 2013). TMZ wird dabei viel besser toleriert als PCV (Stupp et al, 2005, Kaloshi et al, 2007, Soffietti et al, 2010).

Nach erhaltener Therapie können Patienten mit einem Oligodendrogliom WHO-Grad III länger als 10 Jahre überleben. Patienten mit Astrozytomen WHO-Grad III weisen eine mediane Überlebenszeit von 3 bis 4 Jahren auf, Patienten mit anaplastischen Astrozytomen und Patienten mit einem GBM eine mediane Überlebenszeit von 1 bis 2 Jahren (Ricard et al, 2012).

Aufgrund der relativ kurzen Überlebenszeiten gibt es nur wenige Studien, die die neurokognitive Leistungsfähigkeit dieser Patientengruppen mit umfassenden neuropsychologischen Untersuchungen betrachten (Henriksson et al, 2011).

1.2.6 Behandlung der Primären ZNS-Lymphome

Nach der histopathologischen Diagnosesicherung durch eine stereotaktische Biopsie umfassen die derzeitigen Therapiekonzepte zur Behandlung von PZNSL sowohl (poly-) chemotherapeutische als auch strahlentherapeutische Ansätze (Ricard et al, 2012, Batchelor & Loeffler, 2006, Pels & Schlegel, 2006, Ferreri et al, 2011) oder eine Kombination der beiden (Abrey, 2009). Derzeit gibt es noch keinen allgemein akzeptierten Therapiestandard. Standardmäßig werden PZNSL derzeit nicht reseziert.

Zu den wirksamsten Chemotherapeutika bei der Behandlung von PZNSL gehören MTX und Ara-C (Schlegel et al, 1999, DeAngelis, 1999, Ferreri et al, 2003a, Weller, 2012). MTX hat eine hohe strukturelle Ähnlichkeit zur Folsäure (Vitamin B9) und hemmt als Folsäure-Antagonist ein Enzym, das zur Folsäure-Biosynthese notwendig ist. Hierdurch wird die zelluläre RNA- und DNA-Synthese gehemmt, wodurch schließlich die Proliferation der Tumorzellen inhibiert wird. MTX besitzt bei der Behandlung von Non-Hodgkin-B-Zell-Lymphomen eine hohe zytotoxische Wirksamkeit. Allerdings durchdringt es die Blut-Hirn-Schranke nur schwer und erreicht bei Dosierungen unter 1 g/m^2 Körperoberfläche intravenös das Hirnparenchym nicht in ausreichender Menge. Bei hohen Dosierungen von über 1 g/m^2 Körperoberfläche konnten aber gute Ansprechraten festgestellt werden (Abrey et al, 2003, Batchelor et al, 2003, Cher et al, 1996, Poortmans et al, 2003). Eine systemische, d.h. durch eine intravenöse Infusion verabreichte, Chemotherapie mit Hochdosis-MTX (HD-MTX) gilt daher als Standard-Basiskonzept in der Primärtherapie für alle Patienten, die diese Substanz aufgrund eines intakten Immunsystems tolerieren können. Allerdings gibt es bislang keine allgemein etablierten Behandlungs-protokolle und Dosierungsrichtlinien (Korfel & Schlegel, 2013). Im Allgemeinen gelten aber MTX-Dosen von 3 g/m^2 Körperoberfläche pro Einzeldosis als ausreichend, um eine für den Tumor zytotoxische Konzentration in der zerebrospinalen Flüssigkeit herzustellen (Borsi & Moe, 1987, Shapiro et al, 1975). Bei Patienten, die zum Zeitpunkt der Diagnosestellung 60 Jahre alt oder jünger sind, besteht das Therapieziel in einer Heilung (Schlegel et al, 2009).

Einleitung - Therapie

Die Wirksamkeit einer alleinigen Chemotherapie bei PZNSL gilt als belegt, wobei die Grundlage immer eine intravenöse Gabe von HD-MTX über mehrere Therapiezyklen darstellt (Korfel & Schlegel, 2013). Mehrere Studienergebnisse deuten darauf hin, dass die Kombination von HD-MTX mit anderen Zytostatika, z.B. Ifosfamid (Thiel et al, 2010) oder Hochdosis-Ara-C (Ferreri et al, 2009) im Sinne einer HD-MTX-basierten Polychemotherapie aufgrund der höheren Ansprechrate als vorteilhafter zu werten ist, als eine Therapie mit HD-MTX allein (Ferreri et al, 2002, Ferreri et al, 2009, Thiel et al, 2010). Allerdings ist die Polychemotherapie mit einer höheren Toxizität verbunden. Studien zur Beurteilung der Wirksamkeit verschiedener Therapieansätze hatten eine ausschließliche HD-MTX-Chemotherapie (Guha-Thakurta et al, 1999, Batchelor et al, 2003, Herrlinger et al, 2005) und MTX-basierte Polychemotherapien (Hoang-Xuan et al, 2003, Pels et al, 2003) untersucht. Dabei waren die Ergebnisse bezüglich der Wirksamkeit einer ausschließlichen HD-MTX-Chemotherapie insgesamt enttäuschend, da häufig früh Rezidive auftraten (Batchelor et al, 2003, Herrlinger et al, 2005, Batchelor, 2005, Batchelor & Loeffler, 2006), so dass diese Therapieform bei kurzer progressionsfreier Überlebenszeit zur dauerhaften Tumorkontrolle nicht ausreicht. Aus diesem Grund wurden intensivierte Behandlungskonzepte entwickelt, die eine intrathekale bzw. intraventrikuläre Chemotherapie einschließen. Die intrathekale Chemotherapie umfasst die Gabe von Zytostatika in den Subarachnoidalraum, d.h. direkt in die zerebrospinale Flüssigkeit (Liquor). Bei der intraventrikulären Chemotherapie werden die Zytostatika direkt in das Ventrikelsystem abgegeben, z.B. über ein Katheter-System, das sogenannte *Ommaya-Reservoir*. Hierdurch können aufgrund der Umgehung der Blut-Hirn-Schranke für den Tumor zytotoxische MTX-Konzentrationen innerhalb der zerebrospinalen Flüssigkeit aufrechterhalten werden (Bleyer et al, 1978). Die intrathekale MTX-Chemotherapie, die in verschiedenen Studien Anwendung fand (Abrey et al, 1998, Sandor et al, 1998, Schlegel et al, 2001, Pels et al, 2003), wird als Ursache einer erhöhten Neurotoxizität diskutiert (Weigel et al, 2004). Allerdings erreichte man in einer Pilotstudie, in der 20 Patienten mit systemischer und intraventrikulärer Chemotherapie behandelt wurden, Komplettremissionsraten von 55% und 5-Jahres-Überlebensraten von 45% (Schlegel et al, 2001). Ein spezifisches, ausschließlich chemotherapeutisches Behandlungskonzept für PZNSL, welches einen intraventrikulären Ansatz beinhaltet, stellt das *Bonner Chemotherapie-Protokoll* dar. Die Behandlung kombiniert eine systemische, intravenös verabreichte Chemotherapie mit einer intraventrikulären Chemotherapie und beinhaltet keine Bestrahlung. Sie besteht aus 6 Zyklen, in denen hochdosiertes MTX (5 g/m² Körperoberfläche) und hochdosiertes Ara-C (3 g/m² Körperoberfläche) intravenös verabreicht werden. Zusätzlich erhalten die Patienten MTX, Ara-C und Prednisolon intrathekal, d.h. intraventrikulär über ein Ommaya-Reservoir. Zudem werden diese Chemotherapeutika mit der

Gabe von Vinca-Alkaloiden (Vincristin, Vindesin), Ifosfamid, Dexamethason und Cyclophosphamid kombiniert (Pels et al, 2003). In einer Studie zur Untersuchung der Wirksamkeit dieser Form der Polychemotherapie ergab sich für ein untersuchtes Kollektiv von 65 Patienten eine hohe mediane Gesamtüberlebenszeit von 50 Monaten (Pels et al, 2003), wobei dieser Effekt wesentlich durch die intraventrikuläre Therapie mitbedingt war (Pels et al, 2009). Wegen der Infektionsgefahr hat die Implantation eines Ommaya-Reservoirs bislang keine breite Akzeptanz gefunden (Korfel & Schlegel, 2013). In retrospektiven Analysen konnte zudem kein Nutzen der intrathekalen Behandlung nachgewiesen werden (Ferreri et al, 2002, Khan et al, 2002, Sierra Del Rio et al, 2012). Daher ist die Chemotherapie des Liquorkompartiments derzeit kein Bestandteil der meisten Behandlungskonzepte für PZNSL.

Die Ganzhirnbestrahlung (WBRT) galt bis in die 1990er Jahre aufgrund ihrer hohen Ansprechrate als Standard-Primärtherapie bei PZNSL. Allerdings ist die langfristige Tumorkontrolle durch eine alleinige WBRT aufgrund des raschen Auftretens eines Rezidivs ungenügend (Batchelor & Loeffler, 2006). Die mediane Gesamtüberlebenszeit beträgt bei dieser Form der Therapie lediglich 12 bis 18 Monate und nur 28 bis 40% der Patienten überleben länger als zwei Jahre (Nelson et al, 1992, Reni et al, 1997, Laperriere et al, 1997, Nelson, 1999), wobei über 60-jährige Patienten eine noch kürzere Überlebenszeit aufweisen. Die 5-Jahres-Überlebensrate beträgt mit dieser Form der Therapie nur etwa 3 bis 4%. Der Stellenwert der WBRT in der Primärtherapie von PZNSL ist auch wegen des hohen Neurotoxizitäts-Risikos, insbesondere bei Patienten, die älter als 60 Jahre sind, umstritten (Batchelor & Loeffler, 2006). In einigen Therapiezentren wird allerdings eine konsolidierende WBRT mit einer HD-MTX-basierten Polychemotherapie kombiniert (Ferreri et al, 2011, DeAngelis, 2014) und als Standard-Primärtherapie befürwortet. Grund hierfür ist die hohe Ansprechrate dieser Therapieform im Sinne eines kompletten Tumorrückgangs bei mehr als 50% der Patienten (Nelson, 1999) im Vergleich zur alleinigen Chemotherapie oder zur alleinigen WBRT. Zwar werden mit dieser Kombination aus Chemotherapie und WBRT eine Gesamtüberlebenszeit von über 30 Monaten und eine 5-Jahres-Überlebensrate von über 20% berichtet (Abrey et al, 1998, Abrey et al, 2000, DeAngelis et al, 2002). Allerdings konnte mehrfach gezeigt werden, dass in der Primärtherapie eine konsolidierende WBRT nach einer erfolgreichen HD-MTX-basierten Chemotherapie die Gesamtüberlebenszeit im Vergleich zu einer alleinigen Chemotherapie nicht verlängert, sondern nur zu einer längeren progressionsfreien Überlebenszeit führt (Thiel et al, 2010, Ferreri et al, 2002, Omuro et al, 2011, Ekenel et al, 2008). Zudem ist das Risiko für neurotoxische Spätfolgen bei dieser Kombinationsbehandlung (Abrey et al, 2000, Harder et al, 2004, O´Brien et al, 2006, Fisher et al, 2005) im Gegensatz zu einer alleinigen Chemotherapie in der Primärbehandlung erhöht (Omuro et al, 2005, Correa et al, 2007b), insbesondere bei Patienten, die älter als 60 Jahre sind. Zusammenfassend kann festgehalten werden, dass bei der derzeitigen Studienlage polychemotherapeutische Behandlungskonzepte auf der Basis von HD-MTX mit den besten Überlebenszeiten von Patienten mit PZNSL verbunden sind. Der Stellenwert der Strahlentherapie ist umstritten. Zwar ist auch eine Chemotherapie auf HD-MTX-Basis in Kombination mit einer WBRT für Patienten mit PZNSL eine effektive Therapieform. Jedoch sollte aus neurologischer Sicht in der Primärtherapie auf eine Strahlentherapie verzichtet werden, da diese die Gesamtüberlebenszeit nicht verlängert, aber vermutlich, insbesondere bei älteren Patienten, mit neurotoxischen Spätfolgen verbunden ist. Aufgrund des Mangels an großen randomisierten klinischen Studien und der Seltenheit dieses Tumors gibt es derzeit noch keine optimale und breitflächig etablierte Behandlung von PZNSL (Morris & Abrey, 2009), wobei in diesem Rahmen insbesondere für Langzeit-Überlebende das Auftreten einer späten Neurotoxizität eine zentrale Schwierigkeit darstellt, so dass sich die Frage stellt, ob nicht auf eine WBRT nach Chemotherapie ganz verzichtet werden sollte, um eine therapiebedingte Neurotoxizität zu reduzieren.

1.3 Kognitive Funktionen und ihre psychometrische Erfassung

Zu den kognitiven Funktionen, den hoch entwickelten Gehirnfunktionen, gehören Aufmerksamkeit, Gedächtnis und Exekutivfunktionen. Sie stehen den basalen Funktionen des ZNS, wie den primären sensorischen, motorischen, perzeptuellen und autonomen Funktionen, gegenüber. Die Kognition ist eine zentrale Funktion des Gehirns und befähigt den Menschen zu denken, schlusszufolgern und mit der Umwelt zu interagieren (Taphoorn & Klein, 2012). Im Folgenden werden die kognitiven Funktionsbereiche mit den Prozessen, die sie definieren, und mit Möglichkeiten ihrer psychometrischen Erfassung beschrieben. Eine ausführliche Beschreibung der genannten Testverfahren findet sich bei Strauss, Sherman & Spreen (2006).

1.3.1 Aufmerksamkeit

Intakte Aufmerksamkeitsfunktionen sind Basisleistungen, die eine wesentliche Voraussetzung für fast jede praktische oder kognitive Tätigkeit darstellen (Sturm & Zimmermann, 2000). Sie sind erforderlich für die Bewältigung täglicher Anforderungen, sowie für jede höhere kognitive Hirnleistung wie Gedächtnis, Handlungsplanung, Sprachproduktion und Problemlösung dar (Falkensteiner et al, 2011). So können z.B. Defizite in Gedächtnis- oder Problemlöseaufgaben allein auf Aufmerksamkeitsstörungen zurückzuführen sein (Bennett, 2001).

Wachheit, Aktivierbarkeit und deren Aufrechterhaltung über die Zeit stellen die Grundlage der Reaktionsbereitschaft dar und erlauben einem Individuum, schnell und angemessen auf konkrete Anforderungen zu reagieren. Sie sind damit die Basis jeder Aufmerksamkeitsleistung und werden als „Alertness" bezeichnet (Sturm & Zimmermann, 2000). Die Erfassung der Alertness und darauf aufbauend auch der Informationsverarbeitungsgeschwindigkeit erfolgt anhand von Testverfahren, die die Reaktionszeit messen (Lezak, 1995). Als psychometrische Testverfahren werden hierfür häufig der *Trail Making Test - Teil A* (TMT A; Lezak, 1995) oder als nonverbale Reaktionsaufgabe der Untertest *Alertness* der Testbatterie zur Aufmerksamkeitsprüfung (TAP; Zimmermann & Fimm, 2009) eingesetzt. Hierbei wird die Reaktionszeit auf einen visuellen Reiz, welcher aus einem Kreuz auf dem Bildschirm besteht, erfasst. Der *TMT A* verlangt eine rein visuelle Aufmerksamkeitszuwendung und erlaubt eine Einschätzung der psychomotorischen und visuellen Suchgeschwindigkeit respektive der Verarbeitungsgeschwindigkeit.

Ein weiterer Aspekt der Aufmerksamkeitsleistungen ist die selektive Aufmerksamkeit. Sie dient der Fokussierung relevanter Informationen und lässt die Aufmerksamkeit nur spezifischen Reizen zu teil werden (Bellebaum et al, 2012). So ermöglicht sie die Konzentration auf eine Aufgabe oder einen Stimulus und stellt eine weitergehende Verarbeitung relevanter Informationen sicher (Schmidbauer, 2011). Eine Störung der selektiven Aufmerksamkeit manifestiert sich typischerweise in einer erhöhten Interferenzanfälligkeit im Sinne einer erhöhten Ablenkbarkeit und Beachtung irrelevanter Aspekte. Das bedeutet, dass es zu einer Störung der Aufmerksamkeitsfokussierung bei gleichzeitiger Ausblendung interferierender Reize (Keller & Grömminer, 1993) kommt.

Als Verfahren zur Erfassung der selektiven Aufmerksamkeit werden häufig der *Aufmerksamkeits-Belastungstest d2* (Brickenkamp, 2001) oder der Untertest *Go/NoGo* aus der TAP (Zimmermann & Fimm, 2009) eingesetzt. Bei beiden Testverfahren muss möglichst schnell auf eine spezifische Reizqualität reagiert werden, während gleichzeitig die Reaktion auf irrelevante ähnliche Reize unterdrückt werden soll.

Nach einer erworbenen Gehirnschädigung sind Störungen der Aufmerksamkeitsfunktionen neben Gedächtnisstörungen die häufigsten und am längsten fortbestehenden kognitiven Einschränkungen (Falkensteiner et al, 2011) und können deutliche Auswirkungen auf den Alltag der Betroffenen haben. Im täglichen Leben sind diese Störungen für den Patienten insofern relevant und einschränkend, als sie die Reaktionsschnelligkeit beeinträchtigen, die Ablenkbarkeit gegenüber irrelevanten Reizen erhöhen (Sturm, 2002), die Konzentrationsfähigkeit verringern, eine schnelle Ermüdung verursachen und zu einer Überforderung führen, wenn mehrere Aspekte gleichzeitig zu beachten sind (Sturm & Zimmermann, 2000).

Computergestützte Testverfahren werden bei der Erfassung von Aufmerksamkeitsstörungen immer bedeutsamer. Dies lässt sich damit begründen, dass sich Aufmerksamkeitsstörungen häufig durch eine Verlangsamung der Aufgabenverarbeitung manifestieren, die sich teilweise im Millisekundenbereich abspielt (Falkensteiner et al, 2011). Computergestützte Verfahren ermöglichen daher im Gegensatz zu Papier-Bleistift-Verfahren neben einer genauen Fehleranalyse auch die genaue und reliable Erfassung von Reaktionszeiten als zeitabhängigen Aufmerksamkeitsparameter (Sturm, 2009). Darüber hinaus kommen sie mit einem Minimum an motorischen Anforderungen, d.h. dem Drücken von einer oder zwei Reaktionstasten aus.

1.3.2 Gedächtnis

Gedächtnisleistungen umfassen die Fähigkeit, neue verbale, d.h. sprachgebundene oder nonverbale, d.h. bildlich-figurale Informationen zu enkodieren, zu speichern, zu konsolidieren, längerfristig zu behalten und schließlich wieder abzurufen (Lehrner & Brenner-Walter, 2011). Die hierfür besonders bedeutsamen Gehirnareale betreffen den Temporallappen und die im medialen Teil gelegenen Strukturen des Hippocampus und der Amygdala, sowie parahippocampale Strukturen (Jokeit et al, 2001). Auch der präfrontale Kortex ist an der strategischen Enkodierung und dem Abruf gelernter Informationen beteiligt (Desgranges et al, 1998).

Die Gedächtnisfunktionen lassen sich grob in das Kurzzeitgedächtnis und das Langzeitgedächtnis unterteilen. Das Kurzzeitgedächtnis speichert aufgrund seiner beschränkten Kapazität nur kurzfristig für Sekunden bis wenige Minuten sensorische Informationen, die für eine aktuell anliegende Aufgabe bereitgehalten werden müssen (Ward, 2010). Zur Überprüfung der Kapazität des verbalen Kurzzeitgedächtnisses wird der Test *Zahlenspanne* eingesetzt. Die Probanden sollen eine Zahlenfolge in korrekter Sequenz wiederholen, die ihnen unmittelbar zuvor vorgesprochen wurde. Die maximale Anzahl der korrekt wiedergegebenen Zahlen entspricht der Kapazität des verbalen Kurzzeitgedächtnisses (Bellebaum et al, 2012). Bei der Aufgabe *Blockspanne* sollen Probanden auf einem Brett, auf dem in unregelmäßigen Abständen Würfelblöcke befestigt sind, eine vorgetippte Würfelabfolge in der gleichen Reihenfolge nachtippen. Die maximale Anzahl der korrekt wiedergegebenen Würfelpositionen entspricht der Kapazität des visuell-räumlichen Kurzzeitgedächtnisses (Bellebaum et al, 2012). Beide Aufgabenvarianten finden sich in der revidierten Version der Wechsler Memory Scale (WMS-R; Härting et al, 2000).

Das mittelfristige bzw. längerfristige Behalten von Informationen wird durch die Prozesse der Enkodierung, der Konsolidierung und des Abrufs determiniert (Goldenberg, 2003). Je tiefer die Enkodierung erfolgt, desto besser ist die Einspeicherung und damit auch der Behaltenserfolg (Walla et al, 2005). Hierbei konnte eine Dissoziation zwischen vergangenheitsbezogenen episodischen Gedächtnisprozessen und in die Zukunft gerichteten Denkprozessen gezeigt werden (Weiler et al, 2010).

Zur Untersuchung der mittelfristigen Gedächtnisleistungen werden innerhalb der neuropsychologischen Diagnostik materialspezifische Verfahren und Lernparadigmen eingesetzt (Lehrner & Brenner-Walter, 2011), d.h. Lernlisten aus sprachlichem Material (z.b. Wortlisten) für die Erfassung der mittelfristigen verbalen Behaltensleistung und Lernlisten aus visuell-räumlichem bzw. figuralem Material (z.B. Muster oder geometrische Figuren) zur Erfassung der mittelfristigen visuellen bzw. figuralen Behaltensleistung. Die Stimulus-Listen müssen dabei zunächst vom Probanden gelernt werden. Dies geschieht i.d.R. durch mehrfache Präsentation des Materials. Anschließend, meist nach einer zeitlichen Verzögerung von 20 bis 30 Minuten, müssen die Probanden entweder möglichst viele Wörter bzw. Muster frei aus dem Gedächtnis abrufen und wiedergeben, oder es werden ihnen Wörter bzw. Muster aus der Lernliste in Kombination mit fremden Wörtern bzw. Mustern dargeboten und die Probanden müssen die zuvor gelernten Wörter bzw. Muster wiedererkennen (z.B. im Sinne der Ja/Nein-Rekognition). Der Unterschied zwischen freiem Abruf und Wiedererkennen besteht darin, dass beim Wiedererkennen kein aktiver Suchprozess im Gedächtnis erforderlich ist, sondern stattdessen ein Abgleich zwischen aktueller und gespeicherter Information im Sinne der Vertrautheit erfolgt (Bellebaum et al, 2012). Eine reduzierte Leistung in der verzögerten Wiedergabe oder beim Wiedererkennen kann darauf hindeuten, dass die Konsolidierung nicht in erforderlicher Weise erfolgte oder dass ein Abrufdefizit bei vorhandenem Gedächtnisinhalt besteht (Bellebaum et al, 2012).

Das Wiedererkennen als Gedächtnisleistung und eine andauernde Beteiligung des Hippocampus und des perirhinalen Kortex an episodischen Gedächtnisleistungen ist Gegenstand kritischer Diskussionen (Lech & Suchan, 2013). Zudem besteht offenbar keine anatomische Unterscheidung zwischen dem Erinnern und der Vertrautheit beim Wiedererkennen. Daher wird derzeit die Untersuchung der unterschiedlichen Arten der Repräsentation im medialen Temporallappen in den Fokus gestellt (Lech & Suchan, 2013).

1.3.3 Exekutivfunktionen

Exekutivfunktionen umfassen eine Vielzahl heterogener und komplexer kognitiver Funktionen, wie die Kontrolle der Aufmerksamkeitsfokussierung, sowie die Planung und Überwachung von Handlungsabläufen (Sattler, 2011). Die zu den Exekutivfunktionen zählenden Leistungen ermöglichen einem Individuum, Handlungsziele anhaltend zu fokussieren und gleichzeitig eine hinreichende Anpassung an wechselnde Umweltbedingungen zu gewährleisten (Bellebaum et al, 2012). Die kognitive Flexibilität als wichtige exekutive Teilleistung ermöglicht dem Individuum ferner, den Aufmerksamkeitsfokus im Wechsel zwischen verschiedenen Anforderungen und Reizaspekten zu verlagern, von Reizaspekten abzulassen, die Aufmerksamkeitszuwendung zu irrelevanten Aspekten zu unterdrücken (Bellebaum et al, 2012) und eine kognitive Umstellung zu ermöglichen (Kehagia et al, 2010). Zudem stellt die Unterdrückung oder Hemmung (Inhibition) einer bereits begonnenen oder noch nicht ausgeführten inadäquaten Reaktion einen Teilaspekt der Exekutivfunktionen dar. Auch die Koordination von Mehrfachtätigkeiten, sowie vorausschauendes und divergentes Denken, d.h. die Fähigkeit möglichst viele verschiedene Lösungen für ein Problem zu finden, zählen zu den exekutiven Leistungen (Bellebaum et al, 2012). Zusammengefasst sind die Regulation der Aufmerksamkeit (Fokussierung, Selektion, Verschiebung) und die Bewältigung von Situationen mit konkurrierenden Handlungsalternativen (z.B. beim Aufgabenwechsel oder bei der Überwindung dominanter Handlungstendenzen) als bedeutsame Teilleistungen der Exekutivfunktionen zu verstehen (Rösler, 2011). Sie können damit zusammenfassend als Steuer- oder Kontrollmechanismen bezeichnet werden (Sattler, 2011). Darüber hinaus besteht eine enge Assoziation zwischen exekutiven Funktionen und dem Arbeitsgedächtnis, welches wiederum einen engen Zusammenhang zur Aufmerksamkeitskontrolle aufweist (Sattler, 2011) und im folgenden Abschnitt detailliert dargestellt wird.

Das bereits genannte große Spektrum an exekutiven kognitiven Funktionen hat eine ebenso vielfältige Anzahl an potentiellen Testverfahren zur Folge. Zu den klassischen Verfahren für die Erfassung von Exekutivfunktionen zählt der *Trail Making Test - Teil B* (Reitan, 1958, Reitan, 1992). In diesem Test müssen zwei visuell dargebotene Reizqualitäten (Zahlen und Buchstaben) alternierend und in aufsteigender Reihenfolge so schnell wie möglich mittels eines durchgehenden Striches miteinander verbunden werden. Die erbrachte Leistung dient als Indikator der kognitiven Flexibilität respektive der Umstellfähigkeit des Denkens. Darüber hinaus werden durch die in diesem Test enthaltene Aufgabenstellung Aspekte der Aufmerksamkeitsteilung und des Arbeitsgedächtnisses erfasst, so dass der Test insgesamt sowohl Aufmerksamkeitsfunktionen als auch exekutive Leistungen erhebt.

Ein weiteres klassisches Verfahren stellt der Untertest *Go/NoGo* aus der Testbatterie zur Aufmerksamkeitsprüfung (Zimmermann & Fimm, 2009) dar. Dieser erfasst die Reaktionsinhibition. Bei diesem Test muss so schnell wie möglich eine Reaktion (mittels Tastendruck) erfolgen, wenn der Zielreiz (Go) erscheint. Gleichzeitig muss die Reaktion auf einen irrelevanten, sehr ähnlichen Reiz unterdrückt werden (NoGo). Bei dieser Aufgabe müssen automatisierte Handlungsmuster zugunsten einer erforderlichen Reaktion inhibiert werden. Wortflüssigkeits-Tests erfassen demgegenüber eher Aspekte der Problemlösefähigkeit, der Flexibilität im Denken und der verbalen Produktivität. Hierbei müssen innerhalb einer vorgegebenen Zeit möglichst viele Wörter generiert werden, die mit einem bestimmten Anfangsbuchstaben beginnen (phonematische Wortflüssigkeit) oder einer bestimmten bedeutungshaltigen Kategorie (semantische Wortflüssigkeit) angehören (Rösler, 2011).

Die neuroanatomische Grundlage der Exekutivfunktionen stellt im Wesentlichen das Frontalhirn, insbesondere der präfrontale Kortex, d.h. der vordere Teil des Frontallappens, dar. Dabei sind die Komponenten der Exekutivfunktionen weder anatomisch noch funktionell exakt umschrieben (Sattler, 2011). Läsionen des präfrontalen Kortex können Störungen des Handlungsantriebs oder Störungen der Impulskontrolle verursachen (Sattler, 2011). Störungen des Handlungsantriebes können sich dabei in einem verminderten Ideenfluss oder in einer verminderten motorischen oder kognitiven Geschwindigkeit ausdrücken, die klinisch als psychomotorische Verlangsamung imponiert (Schnider, 2004).

Neben den oben beschriebenen Exekutivfunktionen ist der präfrontale Kortex auch an Gedächtnisfunktionen (Enkodierungs- und Abrufprozesse des Langzeitgedächtnisses) beteiligt (Ullsperger & Von Cramon, 2006, Ullsperger & Derrfuß, 2012). Dabei führen jedoch Läsionen präfrontaler Gehirnareale zu anderen Gedächtnisstörungen, als Schädigungen des mediobasalen Temporallappens (inklusive des Hippocampus), so dass die Fähigkeit zur Wiedererkennung gelernten Materials meist erhalten bleibt, die freie Wiedergabe jedoch vermindert ist. Dieses Phänomen ist auf eine Störung der Anwendung von Gedächtnisstrategien und weniger auf eine prinzipielle Störung der Einspeicherung zurückzuführen (Sattler, 2011). Darüber hinaus werden bei präfrontalen Läsionen häufiger irrelevante Informationen abgerufen (Ullsperger & Derrfuß, 2012).

1.3.4 Arbeitsgedächtnis

Das Arbeitsgedächtnis wird als ein System verstanden, das der kurzfristigen und zeitlich begrenzten Aktivierung, Aufrechterhaltung (bzw. Speicherung) und Bearbeitung handlungsrelevanter Informationen dient und damit eine Voraussetzung für viele komplexe kognitive Funktionen darstellt (Ullsperger &

Von Cramon, 2006, Ullsperger & Derrfuß, 2012). Gemäß Baddeley (1986) umfasst das Arbeitsgedächtnis die Fähigkeit, kognitive Operationen mit Inhalten durchzuführen, die sich im unmittelbaren Gedächtnis befinden. Die hierfür bedeutsamen Komponenten sind zum einen der Kurzzeitspeicher, welcher wiederum die phonologische und die visuell-räumliche Schleife umfasst, in denen Informationen für wenige Sekunden zirkulieren. Zum anderen sind exekutive Prozesse nötig, die *Zentrale Exekutive*, die bei der Enkodierung und beim Abruf von Informationen eine Rolle spielt. Sie führt Operationen mit bereits gespeicherten und noch zu speichernden Informationen durch. Hierbei hat die *Zentrale Exekutive* die Funktion, Strategien auszuwählen und im Sinne eines Supervisors Informationen aus unterschiedlichen Quellen, wie z.B. dem semantischen, impliziten und expliziten Langzeitgedächtnis zusammenzuführen. Darüber hinaus ist die *Zentrale Exekutive* an der Fokussierung der Aufmerksamkeit auf relevante Informationen, an der Inhibition irrelevanter Informationen, dem Aufmerksamkeitswechsel zwischen Aufgaben, der Aufgabenplanung zur Zielerreichung, sowie an der Überprüfung und Aktualisierung der Inhalte des Arbeitsgedächtnisses beteiligt. Ähnlich wie das *Supervisory Attentional System* (SAS) von Norman & Shallice (1986) trägt auch die *Zentrale Exekutive* zur flexiblen Anpassung von Handlungen an aktuelle Situationen bei. Damit ein Individuum adäquat reagieren kann, ist die Inhibition automatisierter Reaktionen auf irrelevante Reize notwendig.

Während sich Baddeley (1986) auf die Modalitäten, d.h. auf die phonologische und die visuell-räumliche Schleife konzentriert, rückt Cowan (1999) in seinem *Embedded-Processes-Modell* Funktionen in den Vordergrund. Das Arbeitsgedächtnis bezeichnet in seinem Modell kognitive Prozesse, durch welche Informationen besonders zugänglich gehalten werden, damit sie in komplexe kognitive Handlungen, wie z.B. Problemlösen einfließen können. Das Arbeitsgedächtnis umfasst dabei den Fokus der Aufmerksamkeit und das temporär aktivierte Gedächtnis, wobei beide Komponenten im Langzeitgedächtnis eingebettet sind (Cowan, 1999).

Entsprechend beider Ansätze ist das Arbeitsgedächtnis in seiner Kapazität begrenzt, zeichnet sich aber durch Aktivität aus.

Die Kapazität des verbalen Arbeitsgedächtnisses wird klassischerweise über die Aufgabe *Zahlenspanne rückwärts* erfasst. Sie erfordert vom Probanden, eine vorgesprochene Zahlenfolge in umgekehrter Reihenfolge wiederzugeben. Die gehörte Information muss nicht nur im unmittelbaren Gedächtnis (phonologische Schleife) gehalten, sondern auch bearbeitet werden. Die längste rückwärts korrekt wiedergegebene Zahlenfolge entspricht dabei der Kapazität des verbalen Arbeitsgedächtnisses.

Die Kapazität des visuellen bzw. visuell-räumlichen Arbeitsgedächtnisses wird häufig ähnlich operationalisiert, über die Aufgabe *Blockspanne rückwärts*.

Dabei muss der Proband eine Abfolge von Würfeln, die in einer bestimmten Reihenfolge angetippt wurde, korrekt rückwärts nachtippen. Die längste rückwärts korrekt nachgetippte Blockfolge entspricht dabei der Kapazität des visuell-räumlichen Arbeitsgedächtnisses. Interessanterweise unterscheiden sich die neuronalen Aktivierungsmuster in Abhängigkeit davon, ob visuelle oder visuell-räumliche Stimuli bei mentalen Rotationsaufgaben, die nur geringe Anforderungen an das Arbeitsgedächtnis stellen, eingesetzt werden (Suchan et al, 2006).

Eine alternative Form der Erfassung des verbalen Arbeitsgedächtnisses stellen *n-back*-Aufgaben dar. Dabei wird überprüft, inwiefern ein Proband innerhalb einer kontinuierlich dargebotenen Zahlenfolge korrekt angeben kann, ob eine aktuell dargebotene Zahl einer Zahl entspricht, die der aktuellen Zahl „n" Positionen voranging (Schnider, 2004). Die Arbeitsgedächtniskomponente besteht nach Baddeley (1986) darin, dass der Proband, gesteuert durch die *Zentrale Exekutive* (Aufmerksamkeitsfokussierung, Aufmerksamkeitswechsel und Aktualisierung der Inhalte), eine kognitive Operation im Sinne eines Abgleichs mit Inhalten durchführt, die sich im Kurzzeitspeicher befinden.

Mittels einer Variante einer *Two back*-Aufgabe konnte eine Transformation von visueller Information in auditorische Information im Sinne einer Umprogrammierungsfunktion des Arbeitsgedächtnisses gefunden werden, die mit der Aktivierung des linken primären auditorischen Kortex verbunden ist (Suchan et al, 2006). Bei Smith & Jonides (1999) findet sich ein Überblick über die beteiligten anatomischen Areale der genannten Prozesse.

Insgesamt basieren Arbeitsgedächtnisleistungen in deutlichem Maße auf Prozessen der Aufmerksamkeitssteuerung (Rösler, 2011). Allerdings sind die Unterscheidung zwischen aktiver und passiver Verarbeitung im Arbeitsgedächtnis, die Organisation des visuellen und des visuell-räumlichen Arbeitsgedächtnisses und ihre neuroanatomischen Korrelate im präfrontalen Kortex Gegenstand kontroverser Diskussionen (Suchan, 2008).

1.4 Neurotoxische Wirkungen verschiedener Therapiemodalitäten auf die Kognition

Im Verlauf einer Gehirntumor-Erkrankung treten bei den meisten Patienten kognitive Funktionsstörungen auf, die zumindest teilweise mit der gehirntumorspezifischen Therapie in Zusammenhang stehen. Im Allgemeinen umfassen diese kognitiven Defizite Einschränkungen des episodischen Gedächtnisses, der Informationsverarbeitungsgeschwindigkeit, der Exekutivfunktionen und der Aufmerksamkeit (Wefel et al, 2010, Dietrich et al, 2008).

Einleitung - Neurotoxische Wirkungen verschiedener Therapiemodalitäten auf die Kognition

In den Abschnitten 1.2.3.3 und 1.2.4 wurden bereits pathophysiologische Wirkmechanismen von potentiell neurotoxischen Therapien dargestellt. Im Folgenden soll nun auf klinischer Ebene der Forschungsstand dargestellt werden, der sich mit der therapieassoziierten Neurotoxizität unterschiedlicher Behandlungsmodalitäten bei unterschiedlichen Patientengruppen befasst.

1.4.1 Therapieassoziierte Neurotoxizität bei Gliomen

1.4.1.1 Strahlentherapie

Fokale Strahlentherapie bei niedriggradigen Gliomen

Die Studienlandschaft bezüglich der Auswirkungen einer fokalen Strahlentherapie auf die kognitiven Leistungen von Patienten mit niedriggradigen Gliomen ist sehr heterogen, da die Studien hinsichtlich der Untersuchungszeiträume, der Strahlendosen und Strahlenvolumina, sowie der Untersuchungsdesigns (retrospektiv oder prospektiv) zu unterschiedlich sind, als dass sie ein allgemeines Fazit erlauben würden oder aussagekräftig miteinander verglichen werden könnten. Einige Studien an Patienten mit niedriggradigen Gliomen berichten gemäß Scoccianti et al (2012) eine Verschlechterung der kognitiven Leistungen nach durchgeführter Strahlentherapie (Olson et al, 2000, Surma-aho et al, 2001, Postma et al, 2002, Correa et al, 2008). Allerdings schlossen diese Studien nur kleine Patientenzahlen ein und waren überwiegend retrospektiv (Olson et al, 2000, Surma-aho et al, 2001, Postma et al, 2002, Correa et al, 2008). Außerdem wurden oft hohe Gesamtstrahlendosen (Olson et al, 2000, Surma-aho et al, 2001, Postma et al, 2002, Correa et al, 2008) und hohe Fraktionsdosen (Postma et al, 2002) verwendet oder es erfolgte bei einem Teil der Patienten anstelle einer fokalen Bestrahlung eine Ganzhirnbestrahlung (Surma-aho et al, 2001, Postma et al, 2002). Die Spanne der Verlaufsuntersuchungen (Follow-up) betrug dabei zwischen 6 und 12 Jahre seit Beendigung der Strahlentherapie (Olson et al, 2000, Surma-aho et al, 2001, Correa et al, 2008).

Im Gegensatz dazu gibt es gemäß Scoccianti et al (2012) einige Studien, die den Zusammenhang zwischen einer Strahlentherapie und kognitiven Beeinträchtigungen, zumindest für einen Beobachtungszeitraum zwischen 6 Monaten und 7 Jahren nicht bestätigen konnten (Laack et al, 2005, Klein et al, 2002, Vigliani et al, 1996, Armstrong et al, 2002, Brown et al, 2003a, Torres et al, 2003). Die meisten dieser Studien waren prospektiv (Laack et al, 2005, Vigliani et al, 1996, Armstrong et al, 2002, Brown et al, 2003a, Torres et al, 2003) und zwei Studien schlossen mehr als 100 Patienten ein (Klein et al, 2002, Brown et al, 2003a). Zudem war das Bestrahlungsvolumen in den meisten Studien begrenzt (Laack et al, 2005, Vigliani et al, 1996, Armstrong et al, 2002, Brown et al, 2003a, Torres et al, 2003) mit Fraktionsdosen von meist 1.8 Gy (Laack et al, 2005, Vigliani et al, 1996, Armstrong et al, 2002, Brown et al, 2003a, Torres et al, 2003) und mittleren Gesamtdosen von <60 Gy (Klein et al, 2002, Vigliani et al, 1996, Armstrong et al, 2002, Torres et al, 2003). Ferner wurden in den meisten dieser Studien standardisierte neuropsychologische Untersuchungen eingesetzt (Laack et al, 2005, Klein et al, 2002, Vigliani et al, 1996, Armstrong et al, 2002, Torres et al, 2003).

Zusammengefasst zeigen diese Studien, dass die Strahlentherapie langfristig nach 6 bis 12 Jahren zwar zu messbaren, in einem Beobachtungszeitraum zwischen 6 Monaten und 7 Jahren nach der Strahlentherapie möglicherweise aber nur zu geringgradigen kognitiven Leistungsverschlechterungen führt. Dabei muss berücksichtigt werden, dass kognitive Leistungseinbrüche, wie sie innerhalb der erstgenannten Studien zum Teil gesehen wurden, naturgemäß immer auch Ausdruck eines Tumorprogresses und Tumorrezidivs sein können (Scoccianti et al, 2012).

Die Höhe der Strahlen-Fraktionsdosis scheint in diesem Zusammenhang der strahlenassoziierten Toxizität von großer Bedeutung zu sein. In einer sehr aussagekräftigen Studie von Klein et al (2002) zeigten 104 Patienten mit niedriggradigen Gliomen 6 Jahre nach der Strahlentherapie (bei 90% der Patienten fokale Bestrahlung der erweiterten Tumorregion, bei 10% der Patienten WBRT, Gesamtdosis 55.6 Gy, Fraktionsdosis bei 17% der Patienten >2 Gy) im Vergleich zu nicht bestrahlten Gliom-Patienten globale Einbußen ihrer kognitiven Leistungsfähigkeit. Allerdings zeigte sich ein signifikanter Gruppenunterschied nur und insbesondere im Bereich des verbalen und figuralen Gedächtnisses, wenn die Strahlendosen >2 Gy waren (Klein et al, 2002). Dieser Befund änderte sich auch bei Ausschluss der Patienten mit erhaltener Ganzhirnbestrahlung nicht. Insgesamt schlussfolgerten die Autoren, dass in einem Zeitraum von etwa 6 Jahren nach der Strahlentherapie, die Bestrahlung mit Strahlendosen <2 Gy keine signifikanten kognitiven Funktionsstörungen herbeiführt, sondern vielmehr der Tumor und die mit der Erkrankung verbundenen Aspekte, wie Krankheitsdauer, Lokalisation des Tumors in der dominanten Hemisphäre, epileptische Anfälle und die Medikation mit Antiepileptika kognitive Defizite verursachen (Klein et al, 2002).

Im Gegensatz dazu zeigte die Verlaufsuntersuchung von 65 progressfreien Überlebenden desselben Patientenkollektivs 12 Jahre nach der Behandlung einen grundsätzlich anderen Befund (Douw et al, 2009), der die durch die Strahlentherapie ausgelösten kognitiven Spätfolgen offenbarte: Die bestrahlten Patienten zeigten im Gegensatz zu den nicht bestrahlten Patienten ausgeprägtere Defizite und eine progrediente Verschlechterung ihrer kognitiven Leistungen im

Bereich der Informationsverarbeitungsgeschwindigkeit, der Exekutivfunktionen und insbesondere im Bereich der Aufmerksamkeitsfunktionen, selbst wenn die Strahlendosen <2 Gy waren. Darüber hinaus konnte ein Zusammenhang zwischen den kognitiven Einschränkungen und Veränderungen der weißen Substanz, sowie einer kortikalen Atrophie festgestellt werden. Langzeit-Überlebende, die keine Bestrahlung erhielten, wiesen demgegenüber einen stabilen radiologischen und kognitiven Befund auf (Douw et al, 2009). Eine fokale Strahlentherapie scheint demzufolge mit einer langfristigen Verschlechterung der kognitiven Leistungen verbunden zu sein, selbst wenn die Strahlendosen <2 Gy liegen.

Aus der Studie von Klein et al (2002) kann geschlossen werden, dass die Gedächtnisleistungen zu denjenigen kognitiven Funktionen gehören, in denen sich die Strahlenwirkung bei hohen Dosen >2 Gy am stärksten wiederspiegelt. Dabei sind sowohl der unmittelbare als auch der verzögerte Abruf des sprachlichen Lernmaterials betroffen (Sun et al, 2011).

<u>Fokale Strahlentherapie bei hochgradigen Gliomen</u>

Die meisten Studien zu kognitiven Funktionsstörungen bei Gehirntumor-Patienten beziehen sich auf niedriggradige Gliome und nur sehr wenige Untersuchungen erhoben Verlaufsdaten von Patienten mit hochgradigen Gliomen (Archibald et al, 1994, Meyers & Hess, 2003). Dies ist der Tatsache geschuldet, dass es bei diesen Patienten mit großem Rezidivrisiko und einer relativ kurzen medianen Überlebenszeit schwierig ist, den Verlauf der späten Strahlenfolgen zu erfassen.

Eine der wenigen Studien, die sich mit der Frage auseinandersetzt, ist eine Studie von Bosma et al (2007). Die Autoren untersuchten den Verlauf der kognitiven Leistungen von neu diagnostizierten Patienten mit hochgradigen Gliomen (anaplastische Astrozytome und Oligodendrogliome WHO-Grad III und GBM WHO-Grad IV) nach erhaltener Strahlentherapie. Dabei ergaben sich bei 32 Patienten nach 8 Monaten Leistungsverschlechterungen hinsichtlich der Informationsverarbeitungsgeschwindigkeit, der psychomotorischen Geschwindigkeit und der Aufmerksamkeitsfunktionen, wobei 15 dieser Patienten kurze Zeit nach der neuropsychologischen Untersuchung einen Tumorprogress aufwiesen. Die kognitive Leistungsveränderung bei den Patienten ohne Tumorprogress konnte nur durch die erhaltene Strahlentherapie erklärt werden. Nach insgesamt 16 Monaten nach der Strahlentherapie (Gesamtdosis 42-66 Gy, Einzeldosis 1.8-3.5 Gy) zeigten nun noch 18 Patienten (11 WHO-Grad III, 7 WHO-Grad IV) eine weitere deutliche Leistungsverschlechterung. Erneut zeigten diejenigen Patienten, die einen Tumorprogress erlitten, insgesamt schlechtere Leistungen als Patienten ohne Progress. Einschränkend muss bei dieser Studie erwähnt werden, dass 11 bis 14% der Patienten zu den verschiedenen Untersuchungszeitpunkten eine Ganzhirnbestrahlung mit potentiell größerer Toxizität erhalten hatten (Bosma et al, 2007), so dass die kognitiven Leistungsverschlechterungen nicht zwangsläufig der fokalen Strahlentherapie mit konventioneller Gesamt- und Einzeldosis zugeschrieben werden können.

Die vorbeschriebene Studie beinhaltet zudem einen wesentlichen Aspekt für die Interpretation derartiger Studienergebnisse. Gerade bei Patienten mit hochgradigen Gehirntumoren muss der möglichen Konfundierung von Behandlungseffekten und Effekten aufgrund eines Tumorprogresses besonders Rechnung getragen werden, da ein Tumorprogress oder ein Tumorrezidiv per se mit einer Verschlechterung der kognitiven Leistungsfähigkeit und Beeinträchtigungen der Verarbeitungsgeschwindigkeit, der Verarbeitungskapazität, der psychomotorischen Geschwindigkeit und der Exekutivfunktionen verbunden sein kann (Bosma et al, 2007). Da in vielen Studien keine Angaben zum Tumorprogress erfolgten, sind die Ergebnisse zu kurz- und mittelfristigen kognitiven Beeinträchtigungen nach einer Strahlentherapie oft nicht eindeutig zu interpretieren.

Ganzhirnbestrahlung bei Gliomen

Vor dem Jahre 2000 waren die meisten Studien, die sich mit den Auswirkungen der Ganzhirnbestrahlung (WBRT) auf die kognitiven Funktionen befassten, retrospektiv und schlossen keine ausführliche neuropsychologische Untersuchung mit validierten Testverfahren und keine reliable Baseline-Untersuchungen ein (Tallet et al, 2012). Dennoch leiteten Gregor et al (1996) aus ihren Studienergebnissen ab, dass 4 Jahre nach einer Ganzhirnbestrahlung (mittlere Gesamtdosis 43.2 Gy in 21.8 Fraktionen, erfolgt zwischen den Jahren 1971 und 1986) ausgeprägtere kognitive Funktionsstörungen auftreten, die v.a. das visuelle Gedächtnis und die komplexe Informationsverarbeitung betreffen, als nach einer fokalen Strahlentherapie (mittlere Gesamtdosis 54.1 Gy in 30 Fraktionen, erfolgt nach dem Jahr 1986), selbst wenn die fokale Strahlentherapie eine höhere Gesamtstrahlendosis umfasst (Gregor et al, 1996).

Surma-aho et al (2001) verglichen die kognitiven Leistungen von Patienten mit niedriggradigen Gliomen, wobei 59 Patienten postoperativ weder eine Strahlentherapie noch eine Chemotherapie erhalten hatten, und 101 Patienten postoperativ mit einer Strahlentherapie (mediane Gesamtdosis 60 Gy, Einzeldosis 1.8-2 Gy) behandelt wurden, die in 68% der Fälle aus seiner Ganzhirnbestrahlung (40 Gy, gefolgt von einer Strahlenaufsättigung mit 20-28 Gy) bestand. Achtundzwanzig bestrahlte Patienten wurden 7 Jahre nach der Therapie und 23 nicht bestrahlte Patienten wurden 10 Jahre nach der Therapie neuropsychologisch untersucht. Die Ergebnisse legen nahe, dass die Gedächtnisleistungen, und dabei v.a. das visuelle Gedächtnis, sowie die Aufmerksamkeitsfunktionen bei den bestrahlten Patienten größere Beeinträchtigungen aufwiesen, als bei den nicht bestrahlten Patienten (Surma-aho et al, 2001).

Daraus leiten einige Forscher ab, dass die Bestrahlung des gesamten Gehirns, sowie hohe Fraktionsdosen mit einem erhöhten Risiko für eine späte Enzephalopathie und kognitive Funktionsstörungen verbunden sind (Taphoorn, 2003), die sich durch globale Funktionsstörungen, v.a. aber durch Beeinträchtigungen der visuellen Gedächtnisfunktionen und der Aufmerksamkeitsfunktionen äußern. Insgesamt ist denkbar, dass die WBRT durch eine gute Tumorkontrolle und damit durch eine Verzögerung der Tumorprogression die kognitiven Leistungen kurzfristig stabilisieren oder verbessern kann (Khan & Dicker, 2013). Auf lange Sicht bestehen jedoch durchaus Auswirkungen der Ganzhirnbestrahlung auf die Kognition, welche sich als diffuse Störungen manifestieren, relativ unabhängig von der Tumorlokalisation sind und am ehesten fronto-subkortikalen Dysfunktionen entsprechen (Correa, 2010).

1.4.1.2 Chemotherapie

Im Vergleich zur Strahlentherapie wurden die Auswirkungen von Chemotherapeutika auf die Kognition weniger gut untersucht (Wefel & Schagen, 2012). Generell werden zwar subtile kognitive Defizite berichtet, die sich in verminderten Gedächtnisleistungen, Störungen der Exekutivfunktionen, der Aufmerksamkeit und der Informationsverarbeitungsgeschwindigkeit äußern (Dietrich et al, 2008, Wefel et al, 2004). Insgesamt jedoch ist die Datenlage zum mittelfristigen und langfristigen Einfluss unterschiedlicher chemotherapeutischer Substanzen auf die kognitiven Funktionen von Erwachsenen mit Gliomen sehr begrenzt. Oder die Aussagekraft von Studien wird bei langfristigen Verlaufsbeobachtungen durch die geringe Stichprobengröße geschmälert. So schlossen Correa et al (2008) lediglich 3 chemotherapierte Patienten in eine langfristige Analyse der kognitiven Funktionen von Patienten mit niedriggradigen Gliomen ein. Hinzu kommen methodische Schwierigkeiten bei der Bestimmung kognitiver Nebenwirkungen einer Chemotherapie, da Gehirntumor-Patienten im Verlauf ihrer Erkrankung häufig zusätzlich eine Strahlentherapie erhalten und daher von einem Synergie-Effekt bezüglich der Folgeerscheinungen auszugehen ist.

Die Beurteilung der chemotherapieinduzierten Neurotoxizität ist dennoch für Patienten mit niedriggradigen Gliomen von besonderer Relevanz, da diese Patienten meist jung sind und noch viele Jahre nach ihrer Tumorerkrankung überleben können. Zudem soll gemäß der Empfehlung der *European Federation Of Neurological Societies* eine Chemotherapie als Initialtherapie angewendet werden, wenn diese Patienten große residuelle oder unresezierbare Tumoren haben und eine potentiell neurotoxische Strahlentherapie hinausgezögert werden soll (Soffietti et al, 2010). Trotz der zunehmenden Forderung nach einer Erfassung kognitiver Funktionen bei Patienten mit niedriggradigen Gliomen im Sinne von prospektiven Endpunkten in klinischen Studien (Soffietti et al, 2010, van den Bent et al, 2011), liegen derzeit noch keine aussagekräftigen mittel- oder langfristigen prospektiven Untersuchungen zu kognitiven Auswirkungen einer ausschließlichen Chemotherapie (z.B. mit Temozolomid) in der Primärtherapie bei Patienten mit niedriggradigen Gliomen vor (Abrey, 2012). Daher besteht ein großer Bedarf an Untersuchungen zur Toxizität einer alleinigen Chemotherapie bei niedriggradigen Gliomen unter Einschluss einer aussagekräftigen neuropsychologischen Untersuchung. Auch für Patienten mit anaplastischen Oligodendrogliomen des WHO-Grades III fehlen in diesem Zusammenhang aussagekräftige prospektive Untersuchungen, zumal einige dieser Tumoren mit einer alleinigen Chemotherapie als Initialtherapie erfolgreich behandelt werden können (Wick et al, 2009, Lassman et al, 2011). Zwar konnte gezeigt werden, dass bei langfristiger Beobachtung 21 von 39 Patienten mit anaplastischen Oligodendrogliomen nach einer alleinigen Chemotherapie mit *Thiotepa* und einer autologen Stammzellentransplantation auf ihr prämorbides Funktionsniveau zurückkehrten (Abrey et al, 2006) und es auf Grundlage dieser Studie keine Hinweise für eine verzögerte Neurotoxizität der angewendeten Chemotherapie gibt. Dennoch fehlt auch hier der Einschluss einer ausführlichen neuropsychologischen Untersuchung, die über subtile kognitive Veränderungen Aufschluss geben könnte. Zwar gibt es ein paar wenige Patientenpopulationen, die nur eine Chemotherapie erhielten, nie bestrahlt wurden und langfristig nachuntersucht wurden, z.B. im Rahmen der NOA-04-Studie (Wick et al, 2009), und daher eine optimale Studienpopulation darstellen würden. Doch wurde auch hier keine ausführliche neuropsychologische Untersuchung in die Studie eingeschlossen. Vor diesem Hintergrund wird in der vorliegenden Arbeit ein „einzigartiges" Patientenkollektiv neuropsychologisch untersucht, das auch Patienten mit einer ausschließlichen Chemotherapie einschließt.

1.4.1.3 Kombinierte Strahlen- und Chemotherapie

Eine Kombination aus Strahlen- und Chemotherapie wird bei der Behandlung von hochgradigen Gliomen, d.h. WHO-Grad III und IV Gliomen standardmäßig angewendet.

Die Hinzunahme von TMZ zur initialen Strahlentherapie war die größte Veränderung in der Standardbehandlung von GBM im vergangenen Jahrzehnt (Stupp et al, 2005) und führte zu einer Verlängerung der Überlebenszeit im

Vergleich zu einer alleinigen Strahlentherapie. Diese klinische Therapieoptimierung wirft die Frage nach einem synergistischen toxischen Effekt der konkomitanten Strahlen- und Chemotherapie auf. Die Langzeitbeobachtung im Rahmen einer EORTC-Studie spricht nicht für eine zusätzliche oder synergistische Toxizität dieser Behandlungsform (Stupp et al, 2009). Jedoch liegen hierfür keine neuropsychologischen Daten vor. Allerdings wird diese Annahme durch prospektive neuropsychologische Daten unterstützt, die während und nach der kombinierten Strahlen- und Chemotherapie mit TMZ erhoben wurden und überwiegend eine Stabilität der kognitiven Funktionen feststellten (Hilverda et al, 2010). Allerdings fehlen hier wiederum Daten der Langzeitbeobachtung. Zudem konnte gezeigt werden, dass bei progressionsfreien Patienten mit hochgradigen Gliomen nach einer kombinierten Strahlen- und Chemotherapie die kognitiven Leistungen sogar über 12 Monate stabil bleiben können und auch innerhalb von 2 Jahren keine schwere und globale Beeinträchtigung aufweisen, bei allerdings sehr kleiner Stichprobe von nur 7 progressionsfreien Patienten (Archibald et al, 1994). Schließlich ist eine Untersuchung von Froklage et al (2014) nennenswert, in der 39 Patienten mit hochgradigen Gliomen (darunter 37 mit GBM) mit einer Kombinationstherapie behandelt wurden, die aus einer Strahlentherapie und konkomitantem TMZ bestand, das anschließend über 6 Zyklen adjuvant fortgeführt wurde. Die neuropsychologische Untersuchung erfolgte vor der Behandlung, vor der adjuvanten TMZ-Gabe, während und nach der Behandlung mit TMZ, sowie 3 und 7 Monate nach der adjuvanten Therapie. In diesem Zeitraum traten bei 30% der Patienten Verschlechterungen, und bei 70% der Patienten eine Stabilität oder Verbesserungen der kognitiven Leistungen auf. Die kognitiven Verschlechterungen waren insgesamt eher leicht ausgeprägt und 73% der Patienten wiesen innerhalb von 4 Monaten nach Auftreten der Verschlechterung einen Tumorprogress auf (Froklage et al, 2014). Zudem fanden die Autoren keine klare Assoziation zwischen kognitiven Leistungsdefiziten und Hyperintensitäten der weißen Substanz oder einer zerebralen Atrophie und schlossen damit auf einen eher geringen Einfluss der Kombinationsbehandlung auf die kognitiven Funktionen von Patienten mit hochgradigen Gliomen.

Während bei Patienten mit hochgradigen Gliomen kognitive Leistungseinbrüche gefunden wurden, wenn sie ausschließlich strahlentherapiert wurden (Bosma et al, 2007), deuten die Ergebnisse von Hilverda et al (2010) und Froklage et al (2014) darauf hin, dass bei Patienten mit Glioblastomen die Hinzunahme von TMZ zur Strahlentherapie offensichtlich keinen negativen Einfluss auf die kognitiven Leistungen hat, zumal bislang keine Neurotoxizität einer TMZ-Monotherapie berichtet wurde (Soussain et al, 2009, Schiff et al, 2009).

1.4.2 Therapieassoziierte Neurotoxizität bei Primären ZNS-Lymphomen

1.4.2.1 Chemotherapie

Aussagekräftige Untersuchungen, meist im prospektiven Design mit einer Baseline-Untersuchung vor der Therapie und mit einer langfristigen Verlaufsuntersuchung von Patienten mit PZNSL, können eine signifikante verzögerte Neurotoxizität durch HD-MTX-basierte Chemotherapien meist nicht bestätigen (Correa et al, 2007b). Die meisten PZNSL-Patienten (in allerdings zahlenmäßig kleinen Studien), deren Tumoren auf die Chemotherapie ansprachen, und die prospektiv und in einem Zeitraum zwischen 4 und 82 Monaten nach Beendigung der Therapie umfassend neuropsychologisch untersucht wurden, wiesen eine Stabilität oder Verbesserung ihrer kognitiven Leistungen auf, selbst wenn vor der Therapie deutliche und diffuse kognitive Beeinträchtigungen bestanden hatten. Dieses Ergebnis wurde mit dem Anti-Tumoreffekt der Therapie in Zusammenhang gebracht (Schlegel et al, 2001, Pels et al, 2003, Fliessbach et al, 2003, Correa et al, 2004, Fliessbach et al, 2005). Andere Studienergebnisse legen hingegen geringgradige Verschlechterungen der Aufmerksamkeit, des Gedächtnisses und der Wortflüssigkeit nahe (Correa et al, 2007b). Dennoch wird die Entwicklung von Neurotoxizität im Sinne von kognitiven Beeinträchtigungen nach einer ausschließlichen MTX-basierten Chemotherapie im Vergleich zu einer kombinierten HD-MTX-basierten Chemotherapie mit Ganzhirnbestrahlung als deutlich geringer eingeschätzt (Gavrilovic et al, 2006). Ein Schwerpunkt in diesem Forschungsbereich liegt somit auf der Untersuchung der potentiellen langfristigen Neurotoxizität von intensivierten Chemotherapie-Protokollen, die die toxische Strahlentherapie ersetzen könnten.

1.4.2.2 Kombinierte Strahlen- und Chemotherapie

Mehrere prospektive Studien konnten ein erhöhtes Risiko für die Entwicklung einer verzögerten therapieassoziierten Neurotoxizität mit signifikanten kognitiven Beeinträchtigungen, insbesondere bei Langzeit-Überlebenden, nach der kombinierten Behandlung mit HD-MTX und Ganzhirnbestrahlung feststellen (Gavrilovic et al, 2006, O'Brien et al, 2006, Correa et al, 2007b, Ferreri et al, 2009, Abrey, 2012).

In diesem Zusammenhang untersuchten Harder et al (2004) die kognitiven Leisungen von 19 PZNSL-Patienten etwa 23 Monate nach der Behandlung mit einer intravenösen und intrathekalen HD-MTX-basierten Chemotherapie mit konsolidierender WBRT und verglichen sie mit den Leistungen von Patienten

Einleitung - Neurotoxische Wirkungen verschiedener Therapiemodalitäten auf die Kognition

mit systemischen hämatologischen Tumoren, die eine Behandlung mit einer systemischen Chemotherapie oder einer Strahlentherapie erhalten hatten, die nicht das ZNS betraf. Die PZNSL-Patienten zeigten schlechtere Leistungen hinsichtlich des verbalen und nonverbalen Gedächtnisses, der Aufmerksamkeit, der Exekutivfunktionen und der motorischen Geschwindigkeit. Zudem zeigten 14 PZNSL-Patienten Anomalien der weißen Substanz und eine kortikale Atrophie. Die Toxizität der kombinierten Therapie zeigte sich auch bei Patienten unter 60 Jahren.

Ebenso stellten Correa et al (2004) in einer retrospektiven Studie bei 18 PZNSL-Patienten etwa 5 Jahre nach Behandlungsende leichte bis mäßige Beeinträchtigungen in den Bereichen der Aufmerksamkeits- und Exekutivfunktionen, des Verbalgedächtnisses, der psychomotorischen Geschwindigkeit und der Benennfähigkeit fest. Allerdings begrenzt das retrospektive Untersuchungsdesign die Aussagekraft dahingehend, ob der Tumor oder die verzögerte Behandlungstoxizität für die Defizite verantwortlich sind.

Es gibt Hinweise darauf, dass eine Reduzierung der Gesamtstrahlendosis der WBRT die Neurotoxizität der kombinierten Strahlen- und Chemotherapie deutlich vermindert bzw. auf bis zu 24 Monate nach Therapieende hinauszögert (Shah et al, 2007, Correa et al, 2009, Correa et al, 2012). Diese Befunde legen nahe, dass die Ganzhirnbestrahlung mit herkömmlicher Gesamtdosis die wesentliche Ursache für die nach einer kombinierten Behandlung auftretenden Funktionsbeeinträchtigungen bei PZNSL-Patienten ist (Correa et al, 2012). Da sich die strahleninduzierte Neurotoxizität v.a. bei jungen Patienten erst nach mehreren Jahren manifestieren kann, fehlen an dieser Stelle Langzeitverläufe zur Bestätigung dieser Annahmen. Zwar können MTX und Ganzhirnbestrahlung jeweils für sich neurotoxisch wirken und zu radiologisch nachweisbaren Veränderungen führen, doch es wird von einer synergistischen Toxizität ausgegangen, wenn sie kombiniert werden (DeAngelis & Posner, 2009). Veränderungen der supratentoriellen weißen Substanz, sog. Leukenzephalopathien, treten bei einem Großteil der therapierten PZNSL-Patienten auf. Leukenzephalopathien können sich während der Chemotherapie mit HD-MTX entwickeln und persistieren meist nach der Therapie. Ihre pathologischen Grundlagen sind bislang nicht identifiziert. Bei der großen Mehrheit der Patienten sind diese Marklagerveränderungen klinisch asymptomatisch, d.h. nicht mit neurologischen Symptomen oder kognitiven Leistungseinbußen verbunden (Fliessbach et al, 2003, Fliessbach et al, 2005). Von diesen HD-MTX-induzierten Leukenzephalopathien sind Leukenzephalopathien abzugrenzen, die durch die Kombination der Chemotherapie mit einer Strahlentherapie entstehen (Omuro et al, 2005). Diese sind klinisch symptomatisch, können radiologisch mit einer kortikalen/subkortikalen

Atrophie, einem Myelin- und Axonverlust sowie Nekrosen kombiniert sein (Omuro et al, 2005, Lai et al, 2004) oder sich in kognitiven Funktionsstörungen äußern (Harder et al, 2004). Hierdurch zeigt sich, dass eine zusätzliche WBRT das Risiko von kognitiven Funktionsstörungen erhöhen kann.

1.5 Spezifische Anforderungen an neuropsychometrische Testverfahren

Im neuroonkologischen Kontext, wenn es um die Beurteilung von kognitiven Leistungsveränderungen im Verlauf einer tumorspezifischen Therapie geht, steht die Frage im Mittelpunkt, welche kognitiven Funktionsbereiche durch Testverfahren spezifisch erfasst werden sollten. Insbesondere im Hinblick auf die Praktikabilität ist es relevant, diejenigen kognitiven Funktionen zu erfassen, die sensitive Marker für eine therapieassoziierte Veränderung darstellen. Dabei handelt es sich um diejenigen Funktionen, in denen aufgrund des Tumors oder der Therapie im zeitlichen Verlauf vermutlich Defizite auftreten (Klein et al, 2012, Meyers & Brown, 2006). Basierend auf Befunden, die besagen, dass die durch eine Strahlentherapie oder eine Chemotherapie induzierten kognitiven Einschränkungen mit fronto-kortiko-subkortikalen Dysfunktionen zusammenhängen, wurden Richtlinien erstellt, die die Domänen der Aufmerksamkeit, der Exekutivfunktionen, des Lernens und des Abrufs von neuen Informationen, sowie die psychomotorische Geschwindigkeit als besonders sensitiv bezüglich einer Abbildung von Behandlungseffekten definieren (Correa et al, 2004, Wefel et al, 2004). Zudem sind insbesondere Gedächtnistests, welche einen verzögerten Abruf von bedeutungsvollem Wortmaterial und die Reaktionszeit beim Wiedererkennen von Bildern erfassen, sensitive Maße für die Identifizierung einer kortikalen Strahlenschädigung (Armstrong et al, 2012).

Der Bereich *Lernen und Gedächtnis* ist von zentraler Bedeutung, wobei hier die Enkodierung und Speicherung von neuem Material fokussiert werden sollte. Caine et al (2012) empfehlen anstelle einer Aufgabe zum freien Abruf des Lernmaterials die computergestützte Anwendung eines Paradigmas zur Wiedererkennung mit kontinuierlicher Darbietung der Stimuli. Hierdurch könne die Notwendigkeit einer mündlichen oder schriftlichen Antwortgabe umgangen werden. Durch den Wegfall des üblichen „Verzögerungsintervalls" ergebe sich zudem ein zeitökonomischer Vorteil (Caine et al, 2012).

Dadurch, dass der Proband entscheiden muss, ob ein präsentierter Stimulus bereits zuvor gezeigt worden ist, wird *Lernen* definiert als Diskriminierungsfähigkeit zwischen wiederholtem und neuem Material. Darüber hinaus sind sowohl das Arbeitsgedächtnis (initiale Verarbeitung des Materials, Kurzzeitgedächtnis) als auch das Langzeitgedächtnis involviert (Buchsbaum et al, 2011).

Ferner sind Reaktionszeittests in der Lage, sechs Monate nach einer Strahlentherapie Aufmerksamkeitsdefizite aufzudecken (Vigliani et al, 1996). Mittels spezifisch ausgewählter Testverfahren kann sogar zwischen Patienten mit niedriggradigen und hochgradigen Gehirntumoren unterschieden werden (Costello et al, 2004). Zusammenfassend sind Testverfahren, die Leistungen aus den Bereichen der Aufmerksamkeit, der Exekutivfunktionen und des Gedächtnisses erfassen, am sensitivsten hinsichtlich der Abbildung von gehirntumorassoziierten kognitiven Funktionsstörungen (Giovagnoli, 2012). So bestehen auch Korrelationen zwischen der Leistung in verbalen Gedächtnistests und der Überlebenszeit (Meyers et al, 2000b).

Von verschiedenen Autoren (Witgert & Meyers, 2011, Correa, 2010, Wefel et al, 2004, Correa et al, 2004, Taphoorn & Klein, 2004) wurden kognitive Funktionsbereiche definiert, die besonders sensitiv sein sollen für die Abbildung von Behandlungseffekten oder subtilen kognitiven Veränderungen, die Gehirntumor-Patienten häufig erleben. Zu diesen kognitiven Domänen gehören:

- Aufmerksamkeit (u.a. Beachtung relevanter Reize, Umschalten zwischen Aufgaben)
- Verarbeitungsgeschwindigkeit
- Exekutivfunktionen (u.a. Interferenzanfälligkeit)
- Lernen und Gedächtnis
- psychomotorische bzw. motorische Geschwindigkeit

Lageman et al (2010) konnten neben der Verarbeitungsgeschwindigkeit und des Verbalgedächtnisses im Sinne des Wiedererkennens und Abrufens von Wortlisten auch die Visuokonstruktion im Sinne des Abzeichnens von Figuren als sensitive kognitive Domänen hinsichtlich der Erfassung kognitiver Beeinträchtigungen bei Gehirntumor-Patienten definieren. Im Bereich der Aufmerksamkeitsfunktionen, die durch tumorspezifische Therapie besonders beeinträchtigt werden, ist speziell der Subtest *Alertness* aus der Testbatterie zur Aufmerksamkeitsprüfung (TAP, Zimmermann & Fimm, 2009) als sensitives Maß zur Erfassung therapieassoziierter kognitiver Dysfunktionen zu nennen (Scherwath et al, 2008). Ferner erwies sich auch das Figuralgedächtnis als sensitiv für kognitive Leistungsveränderungen im Rahmen einer tumorspezifischen Behandlung (Armstrong et al, 2002).

Auf der Grundlage von zahlreichen Studien, die mittels unterschiedlicher neuropsychologischer Testverfahren, mit retro- und prospektiven Untersuchungsdesigns, sowie mit und ohne neuropsychologische Baseline-Untersuchung vor einer spezifischen Therapie die kognitiven Leistungen von Patienten erfassten, wurde von Correa et al (2007b) eine kognitive Testbatterie bestehend aus standardisierten Testverfahren für prospektive Untersuchungen bei Patienten mit PZNSL empfohlen. Die Veränderung spezifischer kognitiver

Leistungen in diesen Studien stellte das Kriterium für eine nachgewiesene Sensitivität zur Abbildung neurotoxischer Behandlungseffekte dar. Diese Testbatterie umfasst fünf standardisierte Testverfahren, eignet sich für den Einsatz in kollaborativen Studien und deckt die vier sensitiven kognitiven Funktionsbereiche der Aufmerksamkeit, der Exekutivfunktionen, des Gedächtnisses und der psychomotorischen Geschwindigkeit ab (Correa et al, 2007b). Konkret wurden Aufmerksamkeit, Exekutivfunktionen, psychomotorische Geschwindigkeit bzw. Verarbeitungsgeschwindigkeit und das Arbeitsgedächtnis über die *Zahlenspanne* (Wechsler, 1997), den *Trail Making Test - Teil A und B* (Reitan & Wolfson, 1985), sowie den *Brief Test of Attention* (Schretlen et al, 1996) erhoben. Das Verbalgedächtnis sollte über den *Hopkins Verbal Learning Test -Revised* (Benedict et al, 1998) und das motorische Tempo über den *Grooved Pegboard Test* (Heaton et al, 1991) erfasst werden.

Meyers & Brown (2006) schlugen eine ähnliche Testbatterie vor, die bereits erfolgreich in Studien eingesetzt wurde und etablierte und standardisierte Testverfahren umfasste und sich in verschiedenen klinischen Studien als sensitiv für die neurotoxischen Effekte der Gehirntumor-Therapie erwiesen hatte. Dabei wurden Gedächtnisleistungen über den *Hopkins Verbal Learning Test* (Benedict et al, 1998), die visuo-motorische Geschwindigkeit über den *Trail Making Test - Teil A* (Lezak et al, 2004), die Exekutivfunktionen über den *Trail Making Test - Teil B* (Lezak et al, 2004) und die Wortflüssigkeit und verbale Produktivität über den *Controlled Oral Word Association Test* (Benton & Hamsher, 1989) erfasst.

Zu den Testverfahren, die als sensitiv zur Erfassung von Behandlungseffekten gelten, zählen zudem die *Blockspanne* (WMS-R; Härting et al, 2000), die *phonematische und semantische Wortflüssigkeit*, der Abruf der *Rey-Osterrieth Complex Figure* (*ROCF*, Rey & Osterrieth, 1993, Lezak, 1995) als Maß für das episodische Gedächtnis und der *Rey Auditory Verbal Learning Test* (*AVLT*, Rey, 1941, 1964, Schmidt, 1996) zur Erfassung der Lernleistung (Giovagnoli, 2012).

1.6 Konfundierende Faktoren bei der Beurteilung kognitiver Leistungen

Obwohl in zunehmendem Maße postuliert wird, dass primäre Gehirntumoren und ihre Behandlung zu kognitiven Funktionsstörungen führen, ist das gesicherte Wissen über ihre Auftretenshäufigkeit, ihre Form, Schwere und ihre Ursachen begrenzt. Die Attribuierung kognitiver Funktionsstörungen auf die Therapie allein führt zu einer Überschätzung ihrer Inzidenz (Klein, 2012). Gehirntumor-Patienten leiden präoperativ häufig an symptomatischen *epileptischen Anfällen*, die vom tumorangrenzenden Hirngewebe ausgehen, und in der Regel vor und nach der Operation antikonvulsiv behandelt werden. Derartige symptomatische epileptische Anfälle, die alleine bereits kognitive

Funktionsstörungen verursachen, führen zusammen mit ihrer antikonvulsiven Behandlung mit *Antiepileptika* zu zusätzlichen neuropsychologischen Defiziten (Klein et al, 2002, Klein et al, 2003, Dodrill, 2002, Correa et al, 2007a). Zur Anfallsprophylaxe werden häufig die Antiepileptika Levetiracetam, Valproinsäure und Phenytoin eingesetzt, die die kognitiven Leistungen herabsetzen (Drane & Meador, 2002, Meador, 2002). Treten postoperativ weiterhin epileptische Anfälle auf, ist eine dauerhafte antikonvulsive Therapie erforderlich. Die antiepileptische Behandlung kann zu einer Verlangsamung der psychomotorischen Geschwindigkeit und Beeinträchtigungen der Aufmerksamkeitsfunktionen, des Arbeitsgedächtnisses und der Exekutivfunktionen führen. Hierdurch kann es dann zu Auswirkungen auf die Gedächtnisleistungen kommen, da sie die Effizienz des Enkodierens und des Abrufs reduzieren (Meador, 2002, Correa, 2010), auch dann, wenn der Tumor unter Kontrolle ist (Klein et al, 2012). Dabei können die durch Antiepileptika hervorgerufenen kognitiven Funktionsstörungen stärker ausgeprägt sein als die strahleninduzierten Störungen (Klein et al, 2002). Das Risiko hierfür wird durch eine Polytherapie und hohe Dosen der Antiepileptika erhöht (Loring et al, 2007). Dabei verursachen die Wirkstoffe Carbamazepin, Phenytoin und Valproinsäure aus der Gruppe der klassischen Antiepileptika verhältnismäßig geringe Funktionsstörungen hinsichtlich der psychomotorischen Geschwindigkeit, der Aufmerksamkeit, sowie des Lernens und des Gedächtnisses (Loring et al, 2007, Meador, 2006). Im Vergleich dazu haben die neuen Antiepileptika Lamotrigin, Levetiracetam, Gabapentin und Pregabalin ein noch günstigeres kognitives Nebenwirkungsprofil (Brunbech & Sabers, 2002, Meador et al, 2007, Dinapoli et al, 2009). So wurden in alten Studien (z.B. Klein et al, 2002) die Gehirntumor-Patienten ganz überwiegend antikonvulsiv mit Carbamazepin behandelt, da es gegen fokale epileptische Anfälle die beste Wirksamkeit aufwies. Allerdings war es mit kognitiven Nebenwirkungen aus dem Bereich der Aufmerksamkeit und des Gedächtnisses verbunden. Heute wird Levetiracetam (Handelsname Keppra®) eingesetzt, wodurch kognitive Funktionsstörungen in dieser Weise in deutlich reduziertem Umfang auftreten.

Das neue Antiepileptikum Topiramat ist mit einem sehr großen Risiko für kognitive Nebenwirkungen verbunden, wobei hier insbesondere die Sprachfunktionen (z.B. Wortflüssigkeit) beeinträchtigt werden (Kockelmann et al, 2003, Ortinski & Meador, 2004, Meador, 2006). Antiepileptika können auch mit erhöhter Fatigue verbunden sein (Struik et al, 2009), die wiederum schlechtere kognitive Leistungen bedingen kann. Zudem kann Valproinsäure die Wirkung von Zytostatika, z.B. Temozolomid verstärken (Weller et al, 2011) und gleichzeitig die kognitiven Nebenwirkungen erhöhen.

Darüber hinaus erleben Tumorpatienten eine deutlich erhöhte *psychische Belastung*, die sich vor und nach der operativen Intervention in einer in etwa gleichermaßen ausgeprägten depressiven Symptomatik äußert und postoperativ mit kognitiven Beeinträchtigungen, v.a. in den Bereichen des Verbalgedächtnisses und der Wortflüssigkeit korreliert (Talacchi et al, 2011). Patienten mit einer schweren reaktiven Depression können dabei noch deutlichere kognitive Einschränkung aufweisen. Um das Ausmaß einer vorliegenden Depressivität beurteilen zu können, werden standardmäßig Depressions-Inventare (z.B. Beck-Depressions-Inventar, BDI; Hautzinger et al, 1994) zeitgleich mit der kognitiven Leitsungserfassung erhoben.

Schließlich gilt es zu beachten, dass Veränderungen der kognitiven Leistungsfähigkeit meist bereits zum Ausgangszeitpunkt (Baseline) vor einer therapeutischen Intervention bestehen (Laack et al, 2005). Somit stellt der *kognitive Ausgangsbefund* eine weitere potentielle konfundierende Variable dar. In diesem Zusammenhang muss auch erwähnt werden, dass z.B. Defizite im Bereich der Verarbeitungsgeschwindigkeit wesentlich zu Defiziten in anderen kognitiven Funktionsbereichen, z.B. den Exekutivfunktionen, beitragen können, selbst wenn es sich dabei nicht um geschwindigkeitsabhängige Testverfahren handelt (Caine et al, 2012).

In großen klinischen Serien zur Untersuchung der kognitiven Leistungsfähigkeit bei Gehirntumor-Patienten (z.B. Klein et al, 2002) wurden diejenigen Faktoren identifiziert, die einen stärkeren und weniger starken Einfluss auf die kognitiven Leistungen haben. Dabei stellten sich die genannten Einflussfaktoren als die stärksten konfundierenden Variablen heraus, wobei Antiepileptika den Haupteinflussfaktor repräsentierten.

2 Fragestellung

2.1 Kritik an bisherigen Untersuchungen

Aufgrund verbesserter therapeutischer Ansätze nehmen die Überlebenszeiten von Patienten mit Gehirntumoren zu. Dadurch wird die Lebensqualität, die nach einer tumorspezifischen Therapie resultiert, immer relevanter (Taphoorn & Klein, 2012). Eine wesentliche Determinante der Lebensqualität stellt dabei die kognitive Leistungsfähigkeit dar und mit ihr die Fähigkeit, Aktivitäten des täglichen Lebens adäquat zu bewältigen. Eine zuverlässige Beurteilung der kognitiven Leistungen, insbesondere auch im Langzeitverlauf im Sinne der potentiellen langfristigen Neurotoxizität nach einer klinisch notwendigen tumorspezifischen Therapie, ist daher essentiell, um die Risiken spezifischer Therapiemodalitäten zu evaluieren. Diese Evaluation ist für Patienten mit potentiell langen Überlebenszeiten, wie Patienten mit niedriggradigen Gliomen, besonders relevant. Dennoch erfolgte sie bislang nur unzureichend.

Die Variabilität hinsichtlich Art, Ausmaß und Häufigkeit von therapie-assoziierten kognitiven Funktionsstörungen bei Patienten mit Gliomen ist im Hinblick auf die derzeitige Studienlage hoch und kann mit zahlreichen methodischen Unterschieden und Konfundierungen erklärt werden, die eine Vergleichbarkeit der Daten erschweren und somit derzeit keine eindeutigen Schlussfolgerungen hinsichtlich einer tatsächlichen Neurotoxizität erlauben. Häufig besteht kein allgemein akzeptierter Konsens zu Fragen der optimalen Therapiemodalität oder dem Zeitpunkt und der Abfolge verschiedener Therapien (Schiff et al, 2007). Zudem stammen wichtige klinische Studien aus einer Zeit, in der die heutige MRT-Bildgebung oder moderne Bestrahlungstechniken noch nicht eingesetzt wurden. Sehr häufig fehlen Daten zum Einfluss einer tumorspezifischen Therapie auf die Lebensqualität, so dass aussagekräftige Studien eine Rarität darstellen.

Darüber hinaus bestehen innerhalb der Studien Unterschiede und Vermischungen hinsichtlich der untersuchten und miteinander verglichenen Therapiemodalitäten (z.B. Ganzhirnbestrahlung oder fokale Bestrahlung eines begrenzten Gehirnvolumens), der eingesetzten Chemotherapeutika und Strahlendosen, oder der methodischen Erfassung kognitiver Funktionsstörungen z.B. durch den Einsatz ungeeigneter insensitiver Testinstrumente (Brown et al 2006, Corn et al, 2009). Darüber hinaus variiert der Zeitpunkt der Follow-up-Untersuchungen im Krankheitsverlauf, und es handelt sich oft um retrospektive Untersuchungsdesigns, sowie kleine Patientenkollektive (Correa, 2010, Meyers & Wefel, 2003, Scoccianti et al, 2012, Tallet et al, 2012, Klein et al, 2012) oder den Einsatz veralteter Behandlungsmethoden, wie z.B. die Ganzhirnbestrahlung bei der Behandlung von Gliomen. Aber auch die häufigen Rezidive und

Tumorprogressionen, sowie die kurzen Überlebenszeiten der Patienten mit hochgradigen Tumoren erschweren die Beurteilung von Häufigkeit, Beginn und Verlauf der verzögert auftretenden kognitiven Funktionsstörungen nach einer Strahlen- und/oder Chemotherapie (Bosma et al, 2007). Zudem ist die hohe Ausfallquote der Patienten aufgrund der eingeschränkten Compliance bei der Anwendung ausführlicher zeitintensiver Testbatterien zu berücksichtigen, so dass die Abnahme der Patientenzahl während des Follow-up keine Seltenheit darstellt (Liu et al, 2009). Die Verzerrung durch den Ausfall der Patienten erschwert die Aufdeckung von Veränderungen im Follow-up und stellt dadurch eine deutliche Beschränkung in der Aussagekraft von Längsschnitt-Studien bei Gehirntumor-Patienten dar (Correa et al, 2012). Die meisten Therapiestudien schlossen darüber hinaus keine neuropsychologische Baseline-Untersuchung vor der spezifischen Behandlung ein (Scoccianti et al, 2012, Correa et al, 2012, Harder et al, 2004, Khan & Dicker, 2013, Gibson & Monje, 2012). Nur ausgehend von dieser Baseline-Untersuchung kann beurteilt werden, ob und in welchem Ausmaß unterschiedliche Behandlungsmodalitäten die neuro-kognitiven Funktionen beeinflussen und kurz- oder langfristig neurotoxisch wirken (Meyers & Brown, 2006). Außerdem bedienen sich die Studien eines großen Spektrums an Testverfahren, wobei Umfang und Kombination der eingesetzten Testverfahren ebenso heterogen sind wie die Zuordnung einzelner Testverfahren zu verschiedenen kognitiven Domänen, da es keine Standards für den konsistenten Gebrauch neuropsychologischer Testverfahren im neuroonkologischen Forschungskontext gibt (Caine et al, 2012).

Zudem werden Ausmaß und Veränderung einer kognitiven Beeinträchtigung auf unterschiedlichste Weise definiert (Harder et al, 2004, Correa et al, 2009, Correa et al, 2012, Armstrong et al, 2002). Insgesamt bedarf es großer kollaborativer und prospektiver langfristiger Verlaufsstudien mit eingeschlossener neuro-psychologischer Untersuchung, um den Zusammenhang zwischen Krank-heitskontrolle, Behandlungsmodalität, Überlebenszeit, kognitiver Leistungs-fähigkeit und Lebensqualität zu evaluieren (Correa et al, 2012) und die Kritikpunkte der bestehenden Studien auszuräumen. Ein solches langfristiges Design wird derzeit im Rahmen des Deutschen Gliomnetzwerkes (German Glioma Network, GGN) einem Verbundprojekt der Deutschen Krebshilfe, bereits realisiert.

Im Rahmen dieser großen klinischen Therapiestudien in der Neuroonkologie besteht zudem Bedarf an einer neuropsychologischen Testbatterie, die in der Lage ist, kognitive Funktionen bei Patienten mit Gehirntumoren praktikabel, zeitökonomisch, Compliance-förderlich und zuverlässig zu erfassen, und zwar einerseits mit dem Fokus auf denjenigen Funktionen, die durch therapie-assoziierte Schädigungen besonders beeinflusst werden, und andererseits in Anlehnung an diejenigen Testverfahren, die als besonders sensitiv hinsichtlich der Abbildung von Therapieeffekten gelten (Correa et al, 2004, Taphoorn & Klein, 2004, Wefel et al, 2004, Meyers & Brown, 2006, Correa et al, 2007b, Correa, 2010, Witgert & Meyers, 2011, Klein et al, 2012, Armstrong et al, 2012, Giovagnoli, 2012). Zudem soll sich die Testbatterie für den Einsatz in onkologischen klinischen Therapiestudien an großen Kollektiven eignen. Das bereits existierende computergestützte Testinstrument NeuroCogFX (Fliessbach et al, 2006, Hoppe et al, 2009) könnte zu diesem Zweck eingesetzt werden. Es wurde allerdings noch nicht auf seine Eignung für die Anwendung bei Patienten mit Gehirntumoren überprüft.

Einen anderen neuroonkologischen Forschungsbereich stellt die Optimierung der Therapie von PZNSL dar. Bei der Behandlung von PZNSL ist die kombinierte Behandlung aus WBRT und Chemotherapie mit vorteilhaften Ansprech- und Überlebensraten für die Patienten verbunden (Abrey et al, 1998, DeAngelis et al, 2002), bei allerdings hohem Risiko für neurotoxische Spätfolgen (Abrey et al, 2000, Harder et al, 2004, Fisher et al, 2005, O'Brien et al, 2006), so dass vor diesem Hintergrund eine Vermeidung der WBRT-Komponente angestrebt werden sollte. Eine Alternative bietet die Kombination aus einer systemischen und intraventrikulären HD-MTX-Polychemotherapie, die mit einer vergleichsweise langen Gesamtüberlebenszeit verbunden ist (Schlegel et al, 2001, Pels et al, 2003). Jedoch ist die intrathekale Chemotherapie hinsichtlich ihrer Neurotoxizität ebenfalls nicht unumstritten (Weigel et al, 2004). Da jedoch bei Behandlungsansätzen ohne WBRT von einer geringeren Neurotoxizität ausgegangen wird (Batchelor & Loeffler, 2006), ist es notwendig, diese kombinierte systemische und intraventrikuläre Polychemotherapie zu evaluieren und eine Untersuchung ihrer potentiellen langfristigen Neurotoxizität im Sinne kognitiver Funktionsstörungen bei Patienten mit PZNSL durchzuführen. Dabei ist das Ziel, den Wert dieser Therapie für den Erhalt der Lebensqualität zu beurteilen.

2.2 Herleitung der eigenen Fragestellungen

Vor dem Hintergrund einer Optimierung von Therapien, die den möglichst langen Erhalt einer guten Lebensqualität zum Ziel haben sollten, besteht großer Bedarf an einer genauen Bestimmung vom Ausmaß und Verlauf potentieller kognitiver Leistungseinschränkungen nach tumorspezifischen Therapien bei Gliomen und PZNSL.

Daraus ergeben sich folgende konkrete Fragestellungen:

Fragestellung - Herleitung der eigenen Fragestellungen

1. Eignet sich die neuropsychologische Testbatterie NeuroCogFX als Instrument zur Erfassung kognitiver Leistungen und Funktionsstörungen bei Patienten mit Gehirntumoren?

An einem Kollektiv von 103 Patienten mit primären und sekundären Tumoren des Gehirns (95 Gliome, 3 Medulloblastome, 1 PZNSL, 1 Meningeom, 1 Germinom, 2 zerebrale Metastasen) soll untersucht werden, ob die computerbasierte Testbatterie NeuroCogFX (Fliessbach et al, 2006, Hoppe et al, 2009) ein sensitives, praktikables, reliables und valides Testinstrument zur Erfassung kognitiver Funktionsstörungen bei Patienten mit Gehirntumoren darstellt. Ferner soll überprüft werden, inwiefern es sich als Testinstrument zur Erfassung kognitiver Leistungsdefizite eignet und Leistungsveränderungen abbilden kann, und damit seinen Einsatz als standardisiertes und sensitives neuropsychologisches Messinstrument im Rahmen prospektiver klinischer Therapiestudien im Bereich der Neuroonkologie rechtfertigt.

2. Lässt sich das neuropsychologische Testinstrument NeuroCogFX in einem großen klinischen Verbund einsetzen? Welche mittelfristigen therapieassoziierten kognitiven Funktionsstörungen können in diesem Verbund damit erfasst werden?

Mittels einer multi-zentrischen und insgesamt 92 Gliom-Patienten umfassenden Studienpopulation soll die Anwendbarkeit der computergestützten Testbatterie NeuroCogFX in einem großen klinischen Verbundprojekt, dem Deutschen Gliomnetzwerk, untersucht werden.

Im Rahmen eines prospektiven Untersuchungsdesigns sollen unter der Kontrolle mehrerer potentieller, die kognitiven Leistungen konfundierenden Faktoren (z.B. Effekte der histologischen Tumorcharakteristika, Effekte der Art der operativen Intervention oder Nebenwirkungen von Medikamenten, v.a. Antiepileptika), möglichst reine neurotoxische Behandlungseffekte abgebildet werden, die sich nach einer tumorspezifischen ausschließlichen Strahlentherapie, einer ausschließlichen Chemotherapie oder einer kombinierten Strahlen- und Chemotherapie mittelfristig, d.h. im Verlauf von 2 Jahren bei Gliom-Patienten manifestieren. Dabei haben die Gliom-Patienten nachgewiesenermaßen keinen Progress ihres Gehirntumors. Auf diese Weise sollen kognitive Auswirkungen unterschiedlicher klinisch-therapeutischer Interventionen während eines mittelfristigen Beobachtungszeitraums von maximal 2 Jahren nach einer postoperativen Baseline-Untersuchung, die vor Beginn der tumorspezifischen Therapie stattfand, möglichst konfundierungsfrei erfasst werden. Das Ziel besteht in der Beurteilung der mittelfristigen therapieassoziierten Neurotoxizität verschiedener adjuvanter Therapiemodalitäten im Rahmen der Behandlung von Gliomen, mit einem Schwerpunkt auf der Untersuchung der strahleninduzierten Neurotoxizität, die als unumstritten gilt. Die Veränderungen der kognitiven Leistungen im mittelfristigen zeitlichen Verlauf von maximal 2 Jahren sollen maximal kontrolliert werden, indem jeder eingeschlossene Patient im Verlauf seine eigene Kontrolle darstellt.

3. *Lässt sich die strahlentherapieassoziierte Neurotoxizität, die bei der kombinierten Strahlen- und Chemotherapie von Primären ZNS-Lymphomen häufig auftritt, durch die Anwendung einer ausschließlichen Polychemotherapie vermeiden? Lässt sich das Erreichen dieses Ziels durch longitudinale psychometrische Testungen belegen? Lässt sich neuropsychologisch nachweisen, dass die Patienten nicht unter einer späten therapieassoziierten Neurotoxizität im Sinne kognitiver Funktionsstörungen leiden, nachdem sie mit einer ausschließlichen Polychemotherapie behandelt wurden?*

Durch die Behandlung von PZNSL-Patienten mit einer ausschließlichen Polychemotherapie ohne Strahlentherapie soll die durch eine kombinierte Strahlen- und Chemotherapie hervorgerufene Neurotoxizität vermieden werden. In einer ursprünglich 65 Patienten umfassenden Studie, sollten 19 PZNSL-Patienten nach einem langen Beobachtungszeitraum nach Beendigung der primären Polychemotherapie ausführlich neuropsychologisch untersucht werden. Insbesondere sollte der Aspekt der langfristigen Verlaufsbeobachtung Berücksichtigung finden, um die Frage nach einer potentiellen späten therapieassoziierten Neurotoxizität nach der Behandlung mit einer systemischen und intraventrikulären Polychemotherapie zu beantworten. Dabei sollte herausgearbeitet werden, ob und in welchem Ausmaß sich die kognitiven Leistungen dieser Patienten über einen Zeitraum von mehreren Jahren verändern. Es wird erwartet, dass die Polychemotherapie nicht mit schwerwiegenden neurotoxischen Folgen im Sinne kognitiver Funktionsstörungen verbunden ist.

Entsprechend dieser drei Fragestellungen stellt die vorliegende Arbeit die Ergebnisse von insgesamt 3 Projekten dar, die folgendermaßen bezeichnet werden:

Teilprojekt I: Validierung von NeuroCogFX
Teilprojekt II: Mittelfristige Neurotoxizität bei Gliomen
Teilprojekt III: Polychemotherapie bei PZNSL

3 Material und Methoden

3.1 Neuropsychologische Testbatterien

3.1.1 Teilprojekt I: Validierung von NeuroCogFX

3.1.1.1 NeuroCogFX

Charakterisierung der Testbatterie

Das hinsichtlich seiner psychometrischen Eigenschaften zu überprüfende neuropsychologische Testinstrument trägt den Namen NeuroCogFX und ist eine von der Klinik für Epileptologie der Universitätsklinik Bonn entwickelte computergestützte neuropsychologische Testbatterie. Dabei sollte die Testbatterie insbesondere im Rahmen von längsschnittlichen Verlaufsuntersuchungen innerhalb von Therapiestudien sowie im Rahmen der individuellen Verlaufsdiagnostik bei neurologischen Erkrankungen einsatzfähig sein. Die Testbatterie enthält acht Untertests, die normalerweise in einer festgelegten Reihenfolge durchlaufen werden und eine neuropsychologische Leistungsmessung der Bereiche Kurzzeitgedächtnis, Arbeitsgedächtnis, psychomotorische Geschwindigkeit, selektive Aufmerksamkeit, verbales und figurales Gedächtnis und Wortflüssigkeit realisieren (Fliessbach et al, 2006, Hoppe et al, 2009).

Die Probanden sitzen zur Bearbeitung der Aufgaben vor dem Computer-Bildschirm. Die Computertastatur wird dabei so positioniert, dass der Proband mit seiner dominanten Hand möglichst bequem die Leertaste der Tastatur bedienen kann. Mit Ausnahme des Untertests *Ziffernspanne*, bei dem die Antworten über die Zifferntasten erfasst werden und der Untersuchungsleiter gegebenenfalls unterstützend eingreifen kann, werden bei allen anderen Untertests die Reaktionen und Antworten über die Leertaste der Computertastatur registriert. Im Hinblick auf Patienten mit motorischen Einschränkungen wurde die Leertaste als Standard-Reaktionstaste festgelegt. Im Untertest zur Wortflüssigkeit geben die Probanden ihre Antworten mündlich und der Testleiter registriert korrekte Antworten ebenfalls über die Leertaste der Tastatur. Vor jedem Untertest erscheinen kurze schriftliche Instruktionen auf dem Computerbildschirm. Diese können im Falle von Verständnisschwierigkeiten durch mündliche Instruktionen des Testleiters ergänzt werden. Dem *Two back-Test* ist eine beispielhafte Demonstration der Aufgabenstellung und der korrekten Reaktionen vorangestellt, welche bei Bedarf beliebig oft zur Sicherstellung des Aufgabenverständnisses gezeigt werden kann. Die anderen Untertests werden unmittelbar nach der Instruktion ohne weitere Übung durchgeführt. Die Abfolge der Untertests ist durch das Programm festgelegt.

Zum Zweck der Verminderung von Übungs- und Lerneffekten wird in den Untertests *Verbales Gedächtnis* und *Figurales Gedächtnis* bei jeder Testdurchführung Lernmaterial präsentiert, welches entweder nach dem Zufallsprinzip aus einem Pool ausgewählt wird oder einer von sechs vordefinierten Lernlisten entstammt.

Im Untertest *Wortflüssigkeit* wird ebenfalls nach dem Zufallsprinzip einer der drei Buchstaben „K", „P" oder „S" durch das Programm ausgewählt. Auf diese Weise wird der Forderung nach dem Vorhandensein von Paralleltestversionen Rechnung getragen, wobei die Struktur der Aufgaben identisch ist und lediglich das verwendete Wort-, Buchstaben- und Figurenmaterial variiert. Eine detaillierte Beschreibung findet sich im Handbuch.

Normierung

Die Normierung oder Standardisierung zählt zu den Gütekriterien eines Testverfahrens. Dabei dienen Normwerte dazu, die individuellen Testleistungen einer Person zu den Leistungen einer altersentsprechenden Vergleichsgruppe in Bezug zu setzen und zu beurteilen und die Leistungen in verschiedenen Untertests zu vergleichen. Ein Normwert gibt dabei an, wie viele Standardabweichungen (SD) der Wert einer einzelnen Person vom Gruppenmittelwert entfernt liegt. Hierfür werden die Einzelwerte z.B. in z-Werte mit einem Mittelwert von 0 und einer SD von 1 oder in Standardwerte (SW) mit einem Mittelwert von 100 und einer SD von 10 oder in Perzentile (Prozentrangwerte) transformiert. Der Prozentrang (PR) gibt an, wieviel Prozent der Vergleichs eine schlechtere oder gleich gute Leistung im Vergleich zum individuellen Testwert erreichen. Dabei entspricht ein PR = 16 einem Wert, der eine SD unterhalb des Mittelwertes der Vergleichs-Stichprobe liegt. Ein SW = 90 entspricht darüber hinaus einem PR = 16.

Normdaten liegen von 244 gesunden Probanden vor und beziehen sich auf eine Altersspanne zwischen 16 und 75 Jahren (Fliessbach et al, 2006).

Darstellung der NeuroCogFX-Untertests

NeuroCogFX umfasst acht Untertests, welche in einer vorgegebenen Reihenfolge durchlaufen werden und folgende kognitive Funktionen erfassen: verbales Kurzzeitgedächtnis, Arbeitsgedächtnis, Alertness im Sinne der allgemeinen Reagibilität bzw. Reaktionsbereitschaft, selektive Aufmerksamkeit, Interferenzanfälligkeit im Sinne der kognitiven Umstellfähigkeit, verbales Lernen und Wiedererkennen, figurales Lernen und Wiedererkennen und phonematisch-literale Wortflüssigkeit (Fliessbach et al, 2006).

In Tabelle 2 sind die durch NeuroCogFX erfassten kognitiven Funktionsbereiche, sowie kurze Beschreibungen der computerisierten Aufgaben, die registrierten Ergebnisparameter, sowie die normierten Testparameter zusammengestellt. Anschließend werden die einzelnen Untertests hinsichtlich ihrer konkreten Aufgabenstellung sowie in ihrer zeitlichen Abfolge innerhalb von NeuroCogFX beschrieben.

Material und Methoden - Neuropsychologische Testbatterien

Tabelle 2: NeuroCogFX: Untertests, erfasste Funktionsbereiche, Aufgabenstellungen und Ergebnismaße.

Untertest	**Neuropsychologischer Funktionsbereich**	**Aufgabe**	**Ergebnismaß**	**Normiert**
Ziffernspanne	Verbales Kurzzeitgedächtnis	Sukzessive Darbietung einer Zahlenfolge. Unmittelbare Wiedergabe mittels Zifferntasten. Zunehmende Schwierigkeit nach korrekten Antworten.	▪ Punkte: Anzahl korrekter Wiedergaben ▪ Spanne: maximale Länge der korrekt wiedergegebenen Ziffernfolgen	Punkte
Two back-Test	Aufmerksamkeit, Arbeitsgedächtnis	Kontinuierliche Darbietung einzelner Ziffern. Möglichst schnelles Reagieren (Leertaste), wenn die gezeigte Ziffer mit der vorletzten Ziffer identisch ist.	▪ Punkte: Anzahl korrekter Reaktionen abzüglich falscher Reaktionen ▪ Median der Reaktionszeiten bei korrekten Reaktionen	Punkte
Reaktionszeit	Alertness, Reaktionsbereitschaft	Reaktion auf das Erscheinen eines blauen Kreises (Leertaste).	▪ Median der Reaktionszeiten (RZ)	RZ
Wahlreaktion 1	Selektive Aufmerksamkeit	Reaktion auf das Erscheinen eines blauen Kreises (Leertaste), Ignorieren der gelben Kreise (Go/NoGo).	▪ Median der Reaktionszeiten bei korrekten Reaktionen ▪ Anzahl der richtigen Reaktionen ▪ Anzahl der Fehlreaktionen	RZ
Wahlreaktion 2	Selektive Aufmerksamkeit, Interferenzanfälligkeit, kognitive Flexibilität und Umstellfähigkeit	Änderung der Regel: Reaktion auf das Erscheinen eines gelben Kreises (Leertaste), Ignorieren der blauen Kreise (Go/NoGo).	▪ Median der Reaktionszeiten bei korrekten Reaktionen ▪ Anzahl der richtigen Reaktionen ▪ Anzahl der Fehlreaktionen	RZ

Material und Methoden - Neuropsychologische Testbatterien

Fortsetzung Tabelle 2: NeuroCog FX: Untertests, erfasste Funktionsbereiche, Aufgabenstellungen und Ergebnismaße.

Untertest	Neuropsychologischer Funktionsbereich	Aufgabe	Ergebnismaß	Normiert
Verbales Gedächtnis	Verbales Lernen und Wiedererkennen	Wortlistenlernen: 3 Lerndurchgänge, 12 Wörter. Ja/Nein-Wiedererkennenstest (Test-Items : Distraktor-Items 1:2) nach jedem Lerndurchgang. Verzögertes Wiedererkennen nach dem Untertest Figurales Gedächtnis. Ja = Leertaste, Reaktionszeit-Intervall: 2 Sekunden.	▪ Anzahl der korrekt wiedererkannten Test-Items (Hits) in jedem Durchgang ▪ Anzahl der falschen "Ja"-Klassifikationen (Fehlreaktionen, Falscher Alarm, FA) in jedem Durchgang ▪ Gesamtpunktwert: Gesamtzahl Hits abzüglich Gesamtzahl FA/2 ▪ Median der Reaktionszeiten für alle Hits ▪ Median der Reaktionszeiten für alle FA	Hits – FA/2
Figurales Gedächtnis	Figurales Lernen und Wiedererkennen	Analog zum Untertest Verbales Gedächtnis. 3 Lerndurchgänge, 7 Schachbrettmuster mit 4 hervorgehobenen gelben Feldern in einer 3x3 Matrix.	▪ Analog zum Untertest Verbales Gedächtnis	Hits – FA/2
Wortflüssigkeit	Phonematisch-literale Wortflüssigkeit	Mündliche Produktion von möglichst vielen Wörtern beginnend mit dem Buchstaben "P" ("K" oder "S" in parallelen Testversionen).	▪ Punkte: Anzahl korrekt produzierter Wörter	Punkte

Anmerkungen: **RZ** = Reaktionszeit in Millisekunden, FA = Falscher Alarm; Falsch positive Reaktion

Ziffernspanne

Im Untertest *Ziffernspanne* zur Erfassung des verbalen Kurzzeitgedächtnisses werden einzelne Ziffern einer Ziffernfolge sukzessive (eine Ziffer pro Sekunde) auf dem Bildschirm dargeboten. Der Proband soll sich die Ziffernfolge einprägen und die Ziffernfolge unmittelbar durch Drücken entsprechender Zifferntasten auf der Computertastatur reproduzieren. Bei erfolgreicher Reproduktion steigt die Schwierigkeit durch eine Zunahme der Länge der Ziffernfolge an. Dabei steigt die Länge der dargebotenen Ziffernfolge bei korrekter Reproduktion von ausgehenden drei Ziffern um jeweils eine Ziffer an und erreicht eine maximale Länge von neun Ziffern. Für jede Länge einer Ziffernanzahl sind zwei Versuche vorgesehen. Eine korrekte Reproduktion einer konkreten Ziffernfolgenlänge reicht aus, um zur nächst längeren Ziffernfolge voranzuschreiten. Wird die Ziffernfolge falsch reproduziert, erfolgt ein erneuter Versuch derselben Länge. Scheitern beide Reproduktionsversuche derselben Länge wird der Untertest abgebrochen. Die Rückmeldung zur Richtigkeit der reproduzierten Ziffernfolge erfolgt unmittelbar nach Bestätigung der Eingabe mittels der Leertaste. Als normiertes Ergebnismaß dient die Anzahl korrekter Wiedergaben als Punktwert (Ziffernspanne – Punkte). Darüber hinaus wird die Ziffernspanne als maximale Länge der korrekt wiedergegebenen Ziffernfolge als Ergebnismaß ausgegeben (Ziffernspanne – Länge). Der Test ist eine visuelle Adaptation des Tests *Zahlenspanne vorwärts* aus der Wechsler Memory Scale-Revised (WMS-R, Härting et al, 2000). Abbildung 3 zeigt die Bildschirmdarbietung zum oben beschriebenen Test.

Material und Methoden - Neuropsychologische Testbatterien

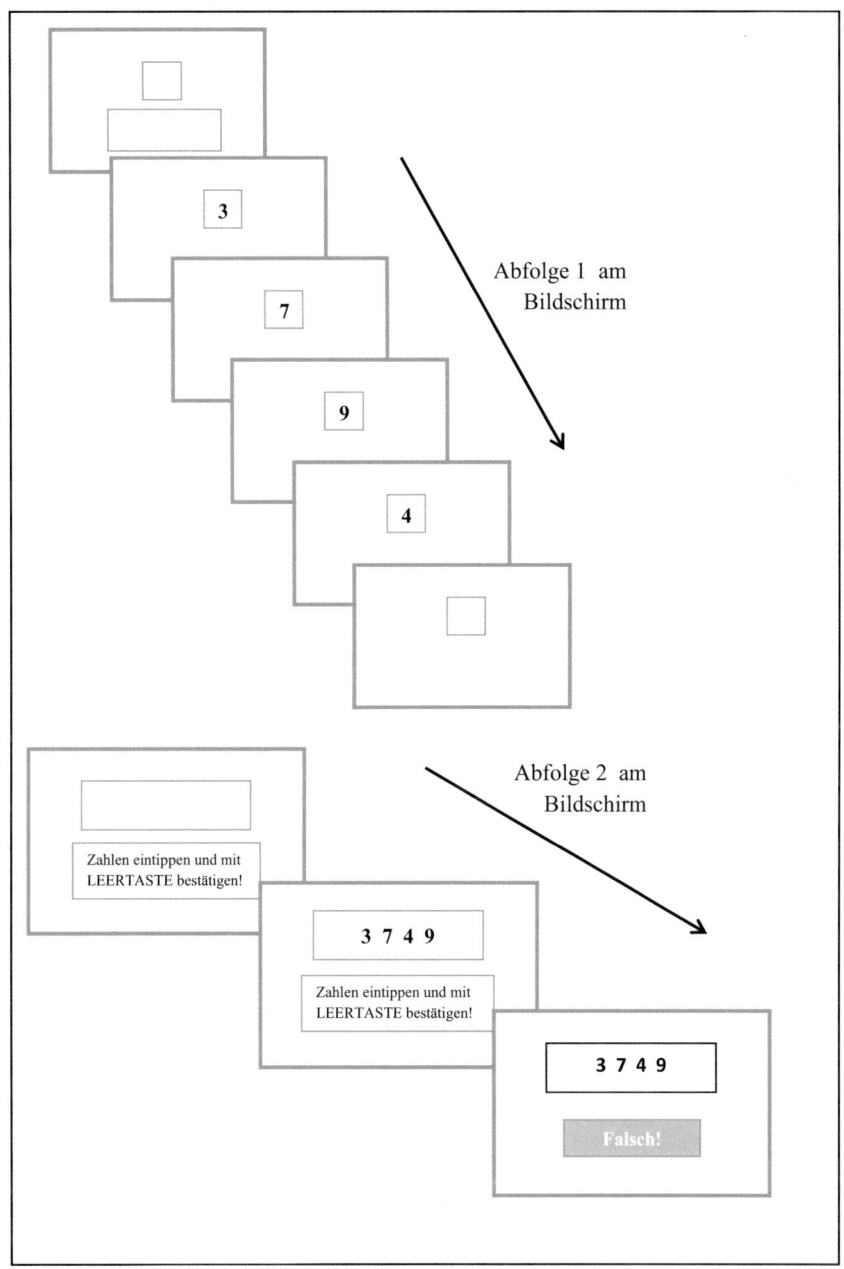

Abbildung 3: Bildschirmdarbietung aus dem Untertest *Ziffernspanne.*

Two back-Test

Im *Two back-Test* zur Untersuchung des verbalen Arbeitsgedächtnisses werden einzelne Ziffern kontinuierlich auf dem Bildschirm dargeboten, wobei alle zwei Sekundenn eine neue Ziffer auf dem Bildschirm erscheint. Der Proband soll schnellstmöglich durch Tastendruck reagieren, wenn die gezeigte neue Ziffer mit der jeweils vorletzten gezeigten Ziffer identisch ist (two back = engl.: „zwei zurück"). Für die korrekte Bearbeitung der Aufgabe sind die kurzzeitige Speicherung und Manipulation der dargebotenen Informationen erforderlich. Das normierte Ergebnismaß stellt in diesem Untertest der Punktwert dar, welcher sich aus der Anzahl der richtigen Reaktionen (Two back – Punkte) abzüglich der falschen Reaktionen (Two back – Fehler) ergibt (Two back – Punkte minus Fehler). Darüber hinaus werden durch den Computer die medianen Reaktionszeiten bei korrekten Reaktionen (Two back – Reaktionszeit) als weiteres Ergebnismaß ausgegeben. Zum besseren Verständnis und zur Sicherstellung des richtigen Verständnisses der Aufgabenstellung wird auf dem Bildschirm eine Aufgabendemonstration vor der eigentlichen Testdurchführung präsentiert.

Reaktionszeit

Der Untertest *Reaktionszeit* erfasst die „Alertness" im Sinne einer basalen Aufmerksamkeitsleistung und allgemeinen Reaktionsgeschwindigkeit, wobei der Proband schnellstmöglich durch Tastendruck auf die Leertaste reagieren soll, wenn auf dem Bildschirm ein blauer Kreis erscheint. Dabei soll die Fähigkeit erfasst werden, auf einen einfachen visuellen Reiz schnellstmöglich zu reagieren. Das normierte Ergebnismaß ist hierbei der Median der Reaktions-zeiten (Reaktionszeit – Reaktionszeit) in Millisekunden, wobei der Median dem Mittelwert aufgrund der meist schiefen Verteilung der Reaktionszeiten vorgezogen wurde. Die Intention des Tests besteht in einer Erfassung der psychomotorischen Geschwindigkeit, wobei lange Reaktionszeiten auf eine allgemeine Verlangsamung oder auf Schwierigkeiten bei der Aufgaben-bearbeitung hindeuten können. Die psychomotorische Geschwindigkeit wird dabei im Zusammenhang mit der Geschwindigkeit der Verarbeitung kognitiver Prozesse und Informationen, sowie der Informationsweiterleitung und deren motorischer Antwort erfasst. Der Test ähnelt in seiner Aufgabenstellung dem Untertest *Alertness* aus der Testbatterie zur Aufmerksamkeitsprüfung (TAP, Zimmermann & Fimm, 2009).

Wahlreaktion 1

In Weiterführung zu der zuvor beschriebenen einfachen Reaktionszeit-Aufgabe wird im Untertest *Wahlreaktion 1* die selektive Aufmerksamkeit erfasst und meint die selektive korrekte und schnelle Reaktion auf einen relevanten Reiz bei gleichzeitiger Unterdrückung einer unerwünschten Reaktion auf einen irrelevanten Reiz. Der Proband soll bei Darbietung von blauen und gelben Kreisen derart reagieren, dass er beim Erscheinen eines blauen Kreises mittels Tastendruck schnellstmöglich reagiert (Go) und die Reaktion auf die gelben Kreise unterdrückt (NoGo). Diese Reaktionsanforderung entspricht dem klassischen Go/NoGo-Paradigma. Als normiertes Ergebnismaß dient der Median der Reaktionszeiten bei korrekten Reaktionen in Millisekunden (Wahlreaktion 1 – Reaktionszeit). Neben den Reaktionszeiten werden zusätzlich die Anzahl der richtigen Reaktionen (Wahlreaktion 1 – Richtige Reaktionen) und die Anzahl der Fehlreaktionen (Wahlreaktion 1 – Fehlreaktionen) als Maß für die Inhibitionsfähigkeit bei der Reaktion auf die irrelevanten gelben Kreise als weitere Ergebnismaße ausgegeben. In den nachfolgenden Analysen wird außerdem ein Parameter zur Erfassung der fehlerkorrigierten selektiven Aufmerksamkeitsleistung betrachtet werden (Wahlreaktion 1 – Richtige Reaktionen minus Fehlreaktionen).

Wahlreaktion 2

Im Untertest *Wahlreaktion 2* wird die Interferenzanfälligkeit des Probanden untersucht, indem sich die Aufgabenstellung der vorangegangenen Aufgabe umkehrt, so dass nun durch Tastendruck schnellstmöglich auf das Erscheinen der gelben Kreise reagiert werden soll (Go) und die Reaktion auf die zuvor relevanten blauen Kreise unterdrückt werden muss (NoGo). Das Ergebnis liefert einen Hinweis auf die Interferenzanfälligkeit bzw. die Fähigkeit, kurzfristig kognitiv flexibel zu reagieren, da eine rasche Umstellung auf eine entgegengesetzte Aufgabenanforderung erforderlich ist. Diese Reaktionsanforderung entspricht dem umgekehrten Go/NoGo-Paradigma. Auch in diesem Untertest ist der Median der Reaktionszeiten bei korrekten Reaktionen das normierte Ergebnismaß (Wahlreaktion 2 – Reaktionszeit). Darüber hinaus werden zusätzlich die Anzahl der richtigen Reaktionen (Wahlreaktion 2 – Richtige Reaktionen) und die Anzahl der Fehlreaktionen bei der Reaktion auf die nun irrelevanten blauen Kreise (Wahlreaktion 2 – Fehlreaktionen) im Sinne der Inhibitionsfähigkeit als weitere Ergebnismaße ausgegeben. In den nachfolgenden Analysen wird außerdem ein Parameter zur Erfassung der fehlerkorrigierten Interferenzanfälligkeit (Wahlreaktion 2 – Richtige Reaktionen minus Fehlreaktionen) betrachtet werden.

Darüber hinaus wird ein weiterer Leistungsparameter als Mittelwert der medianen Reaktionszeiten aus den Untertests *Reaktionszeit, Wahlreaktion 1* und *Wahlreaktion 2* berechnet (Mittlere Reaktionszeit).

Verbales Gedächtnis

Das Verbalgedächtnis im Sinne des Lernens und Wiedererkennens verbalen Materials wird mittels des Untertests *Verbales Gedächtnis* überprüft. Hierbei bekommt der Proband im Sinne des Wortlistenlern-Paradigmas in 3 Lerndurchgängen jeweils eine Wortliste, bestehend aus 12 Wörtern (aus sechs vordefinierten Listen oder nach dem Zufallsprinzip aus einem Pool ausgewählt) dargeboten, die er sich bestmöglich einprägen soll. Das Lernen erfolgt über eine visuelle Darbietung, wobei jeweils ein Wort pro Sekunde auf dem Bildschirm präsentiert wird und die zu lernenden Wörter nacheinander und in den drei Lerndurchgängen jeweils in derselben Reihenfolge dargeboten werden. Unmittelbar nach jedem Lerndurchgang wird die Lernleistung durch einen Wiedererkennenstest erfasst. Wenn der Proband eines der auf dem Bildschirm dargebotenen Wörter als Element der gelernten Wortliste identifiziert, muss er durch Tastendruck (Leertaste) schnellstmöglich reagieren (Ja/nein-Wiedererkennenstest). Das maximale Zeitintervall für die Reaktion beträgt zwei Sekunden. Dabei beträgt das Verhältnis zwischen den Wörtern der Lernliste und den Distraktoren 1:2. In den Wiedererkennens-Durchgängen werden jeweils dieselben Distraktoren präsentiert, wobei lediglich die Wortabfolge verschiedenartig realisiert ist. Nach einem mehrminütigen Intervall, welches durch den Untertest *Figurales Gedächtnis* ausgefüllt wird, erfolgt ein vierter verzögerter Wiedererkennenstest, dem allerdings keine Präsentation der Lernliste mehr vorgeschaltet ist, so dass das Wiedererkennen nun allein auf der Erinnerung an die gelernten Begriffe basiert. Als normiertes Ergebnismaß dient die Differenz zwischen der Gesamtzahl der korrekt wiedererkannten Test-Items (Hits) in allen vier Durchgängen und der Hälfte der Gesamtzahl der Fehlreaktionen (Falscher Alarm, FA) in allen vier Durchgängen (Verbales Gedächtnis – Gesamtzahl Hits minus Gesamtzahl Falscher Alarm/2). Dabei sind „Hits" als korrekt bestätigte Lern-Items und „Fehlreaktionen" (Falscher Alarm) als fälschlicherweise bestätigte Distraktoren definiert. Die zahlenmäßige Halbierung der Fehlreaktionen trägt dem 1:2 Häufigkeitsverhältnis zwischen Lern-Items und Distraktoren Rechnung. Darüber hinaus werden die medianen Reaktionszeiten für die Gesamtzahl aller „Hits" sowie die medianen Reaktionszeiten für die Gesamtzahl aller „Fehlreaktionen" als weitere Ergebnismaße ausgegeben. In den weiteren Analysen werden die Lernleistung (Verbales Gedächtnis – Gesamtzahl Hits Durchgang 1 bis 3), die verzögerte Wiedererkennensleistung im verzögerten vierten Durchgang (Verbales Gedächtnis – Hits verzögert), sowie die beiden durch Fehlreaktionen korrigierten Parameter (Verbales Gedächtnis – Hits minus FA Durchgang 1 bis 3 und Verbales Gedächtnis – Hits minus FA verzögert) berücksichtigt.

Der Untertest *Verbales Gedächtnis* stellt eine Adaptation an den *Verbalen Lern- und Merkfähigkeitstest* (VLMT, Helmstaedter et al, 2001) dar. Der Wörter-Pool dieser Aufgabe umfasst 72 Lernlisten-Wörter und 140 Distraktoren, die der CELEX Datenbank des Max-Planck-Institutes für Neurolinguistik, Nijmegen, Niederlande entnommen sind.

Figurales Gedächtnis

Im Untertest *Figurales Gedächtnis* wird das Figuralgedächtnis im Sinne des Lernens und Wiedererkennens figuralen Materials untersucht. Analog zum Untertest *Verbales Gedächtnis* werden hier 7 verschiedene Figuren in Form von Schachbrettmustern (4 hervorgehobene gelbe Quadrate aus 3x3 blauen Feldern) in jeweils drei Lerndurchgängen dargeboten. Der Proband hat die Aufgabe, sich die Muster bestmöglich einzuprägen. Dabei kann der Untersuchungsleiter zwischen sechs vordefinierten Listen oder einer zufälligen Auswahl an Mustern aus einem Pool wählen. Das Lernen der Muster erfolgt über die visuelle Darbietung, wobei ein Muster pro zwei Sekunden präsentiert wird. Die Lernleistung des figuralen Materials wird ebenfalls unmittelbar nach jedem der drei Lerndurchgänge mittels einer Wiedererkennensaufgabe (ja/nein) erfasst. Durch das Drücken der Leertaste gibt der Proband an, dass er ein Muster wiedererkennt. Für jede Reaktion hat er dabei maximal zwei Sekunden Zeit. Das Verhältnis zwischen den zu lernenden Items und den Distraktoren beträgt auch hier 1:2. In den verschiedenen Wiedererkennensdurchgängen werden dieselben Distraktoren dargeboten, die Abfolge der Muster wird allerdings variiert. Der verzögerte Wiedererkennensdurchgang erfolgt nach einem mehrminütigen Intervall, welches durch den verzögerten Wiedererkennenstest des Untertests *Verbales Gedächtnis* ausgefüllt wird. Auch die Ergebnisparameter entsprechen denen aus dem Untertest *Verbales Gedächtnis*. Der Pool, aus dem die Items entstammen, umfasst 126 mögliche Muster, davon 42 potentiell zu lernende Muster und 84 Distraktoren.

Wortflüssigkeit

Die phonematisch-literale *Wortflüssigkeit* wird auf die Weise erhoben, dass der Proband innerhalb einer Minute möglichst viele Wörter mit einem spezifischen Anfangsbuchstaben, welcher auf dem Bildschirm dargeboten wird, generieren und mündlich nennen soll. Dabei sind alle Wortarten, auch Eigennamen und Fremdwörter, erlaubt, allerdings keine Zahlen, Konjugationen oder Deklinationen. Der Testleiter registriert mittels Tastendruck jedes korrekt genannte Wort. Durch das Programm wird der Anfangsbuchstabe zufällig zwischen „K", „P" oder „S" ausgewählt. Während der Bearbeitungszeit sind auf dem Bildschirm der Anfangsbuchstabe und die verbleibende Bearbeitungszeit sichtbar. Die den Exekutivfunktionen zuzuordnende Aufgabe beinhaltet Prozesse der Problemlösung, des divergenten Denkens und der kognitiven Flexibilität. Das normierte Ergebnismaß stellt der Punktwert im Sinne der

Anzahl der richtig genannten Wörter (Wortflüssigkeit – Punkte) dar. Der Untertest *Wortflüssigkeit* wurde in Anlehnung an den „Untertest 6" aus dem Leistungsprüfsystem (LPS, Horn, 1983) entwickelt, mit dem Unterschied, dass die Wörter nicht schriftlich, sondern mündlich generiert werden, um auch Patienten mit motorischen Einschränkungen eine Durchführung der Aufgabe zu ermöglichen.

Ergebnisdarstellung

Die Ergebnisdarstellung erfolgt in Form eines Leistungsprofils und enthält zum einen – separat für jeden Untertest – eine Darstellung der Testrohwerte, d.h. der Anzahl der korrekten Reaktionen (bzw. des erreichten Punktwertes), der Fehlreaktionen, und der medianen Reaktionszeiten. Zum anderen werden auf der Grundlage der Normierung für gesunde Probanden (Fließbach et al, 2006) für jeden Untertest die entsprechenden normierten Testparameter in Form von altersbezogenen (gemäß vier Altersgruppen) PR-Werten und Standardwerten (SW) angegeben. Die altersbezogenen Normdaten sind in das Programm integriert. Die altersbezogenen PR-Werte und SW werden zusätzlich in graphischer Profilform ausgegeben.

3.1.1.2 Validierungs-Testbatterie

Die standardisierten etablierten Testverfahren, welche zur Validierung von NeuroCogFX herangezogen wurden, beinhalteten sowohl Papier-Bleistift-Tests als auch computergestützte Testverfahren. Die Gesamtheit dieser Testverfahren stellt die „Validierungs-Testbatterie" dar. Sie erfasst folgende kognitive Funktionen: *Psychomotorische Geschwindigkeit, Aufmerksamkeit und Exekutivfunktionen, verbales und visuell-räumliches Kurzzeitgedächtnis, verbales und visuell-räumliches Arbeitsgedächtnis, verbales und figurales mittelfristiges Gedächtnis*, sowie *Wortflüssigkeit*. Die einzelnen Testverfahren sind in Tabelle 3 einschließlich der verwendeten Leistungsparameter aufgeführt. Eine ausführliche Beschreibung der Testverfahren findet sich bei Strauss, Sherman & Spreen (2006).

Tabelle 3: Validierungs-Testbatterie zur Überprüfung der Validität der NeuroCogFX-Untertests.

Kognitiver Funktionsbereich	Etabliertes Testverfahren/ Erfasste Leistungen	Untertest	Leistungsparameter
Psychomotorische Geschwindigkeit	Testbatterie zur Aufmerksamkeitsprüfung (TAP)[1]	Alertness ohne Warnton	• Median der Reaktionszeiten (in ms)
		Alertness mit Warnton	• Median der Reaktionszeiten (in ms)
	Erfasst Reaktionsgeschwindigkeit und Reaktionsbereitschaft bzw. Reaktionsverlangsamung		• Mittlere Reaktionszeit: Mittelwert der Reaktionszeiten der Bedingungen mit und ohne Warnton (in ms)
Aufmerksamkeit und Exekutivfunktionen	Aufmerksamkeits-Belastungs-Test (d2)[2]		• Gesamtzahl bearbeiteter Reize • Fehler • Gesamtzahl minus Fehler
	Erfasst selektive Aufmerksamkeit und konzentrative Belastbarkeit		
	Trail Making Test (TMT)[3]	Teil A	• Bearbeitungszeit (in s)
	Erfasst Verarbeitungsgeschwindigkeit		
	Trail Making Test (TMT)[3]	Teil B	• Bearbeitungszeit (in s)
	Erfasst kognitive Flexibilität, Umstellfähigkeit des Denkens, Aufmerksamkeitsteilung		
Kurzzeitgedächtnis verbal	Wechsler Memory Scale-Revised (WMS-R)[4]	Zahlenspanne vorwärts	• Punktwert gemäß WMS-R
visuell-räumlich	Wechsler Memory Scale-Revised (WMS-R)[4]	Blockspanne vorwärts	• Punktwert gemäß WMS-R
Arbeitsgedächtnis verbal	Wechsler Memory Scale-Revised (WMS-R)[4]	Zahlenspanne rückwärts	• Punktwert gemäß WMS-R
visuell-räumlich	Wechsler Memory Scale-Revised (WMS-R)[4]	Blockspanne rückwärts	• Punktwert gemäß WMS-R

Material und Methoden - Neuropsychologische Testbatterien

Fortsetzung Tabelle 3: Validierungs-Testbatterie zur Überprüfung der Validität der NeuroCogFX-Untertests.

Kognitiver Funktionsbereich	Etabliertes Testverfahren/ Erfasste Leistungen	Untertest	Leistungsparameter
Verbalgedächtnis	Rey Auditory Verbal Learning Test (AVLT)[5] Erfasst Lernen, Konsolidierung und freien verzögerten Abruf (Gedächtnisleistung) von sprachlichem Wortlistenmaterial		• Anzahl korrekt wiedergegebener Wörter nach Lerndurchgang 1 • Anzahl korrekt wiedergegebener Wörter nach Lerndurchgang 5 • Gesamtzahl der korrekt wiedergegebenen Wörter nach den Lerndurchgängen 1 bis 5: Lernen Durchgang 1 bis 5 • Anzahl korrekt wiedergegebener Wörter nach 30-minütiger Verzögerung: Verzögerter Abruf • Verlust korrekt wiedergegebener Wörter über die Zeit: Konsolidierung
Figuralgedächtnis	Rey-Osterrieth Complex Figure Test (ROCF)[6] Erfasst Wahrnehmungsorganisation, Visuokonstruktion und freien verzögerten Abruf (Gedächtnisleistung) einer komplexen geometrischen Figur		• Punktwert Kopie • Punktwert Verzögerter Abruf • Verzögerter Abruf/Kopie: Gedächtnisquotient
Semantische Wortflüssigkeit	Kessler Demenz-Test[7]	Aufgabe "Supermarkt"	• Anzahl korrekt produzierter Wörter

[1] Zimmermann & Fimm, 2009; [2] Brickenkamp, 2001; [3] Reitan, 1958, Reitan, 1992, Lezak, 1995; [4] Härting et al, 2000; [5] Rey, 1941, 1964, Schmidt, 1996; [6] Rey & Osterrieth, 1993, Lezak, 1995; [7] Kessler et al, 1988

3.1.2 Teilprojekt II: Mittelfristige Neurotoxizität bei Gliomen

Die in diesem Teilprojekt verwendete Testbatterie NeuroCogFX wurde in Abschnitt 3.1.1.1 bereits ausführlich beschrieben. Ansonsten kamen in diesem Projekt keine weiteren Testverfahren zum Einsatz.

Selektion der neuropsychologischen Testparameter

Zum Zweck einer möglichst genauen Beurteilung der potentiell therapie-assoziierten kognitiven Leistungsveränderungen, wurden aus den mit NeuroCogFX erfassten 8 kognitiven Funktionsbereichen zunächst 9 und anschließend weitere 19 Testparamter nach bestimmten Kriterien extrahiert. Einerseits wurden die 9 normierten NeuroCogFX-Parameter herangezogen. Diese lagen jeweils in Form von altersbezogenen, und auf einer gesunden Normstichprobe basierenden, PR-Werten der 8 NeuroCogFX-Untertests vor (vgl. Tabelle 2). Die PR-Werte beruhen auf der ursprünglichen Normierung und Validitätsanalyse von NeuroCogFX (Fliessbach et al, 2006) und sind klar belegte, zuverlässige und aussagekräftige Testparameter für die zu untersuchende Fragestellung. Andererseits wurden zusätzlich 19 aussagekräftige Rohwert-Parameter und verrechnete Rohwert-Parameter aus den NeuroCogFX-Untertests ausgewählt. Diese Testparameter sind vor dem Hintergrund einer neuropsychologischen Expertise interessant, da sie die interessierenden kognitiven Funktionen gut repräsentieren. Die Wahl dieser Testparameter wurde auf der Grundlage der Ergebnisse der Validitätsanalyse von NeuroCogFX (Teilprojekt I) sowie auf der Basis von normierten Testparametern etablierter Testverfahren getroffen.

Die Prozenträngen und Rohwert-Parameter sind in Anlehnung an die faktorenanalytische Struktur von NeuroCogFX (vgl. Tabelle 9) sowie in Anlehnung an die zur Erfassung von Therapieeffekten relevanten und empfohlenen kognitiven Domänen (Correa et al, 2004, Wefel et al, 2004, Correa et al, 2007b) folgenden Funktionsbereichen zugeordnet:

- Psychomotorische Geschwindigkeit, Aufmerksamkeit und Exekutivfunktionen (Inhibitionsfähigkeit)
- Verbales Gedächtnis und Wortflüssigkeit
- Kurzzeit- und Arbeitsgedächtnis
- Figurales Gedächtnis

Die in den weiteren Analysen verwendeten Rohwert-Parameter sind in Tabelle 4 zusammengefasst.

Tabelle 4: Auflistung der extrahierten Rohwert-Parameter aus den NeuroCogFX-Untertests und der etablierten Testverfahren, die als Grundlage für die Extraktion dienten.

Kognitiver Funktionsbereich	Parameter aus NeuroCogFX-Untertests	Anlehnung an etablierte Testverfahren
Psychomotorische Geschwindigkeit, Aufmerksamkeit und Exekutivfunktionen (Inhibitionsfähigkeit)	Einfache Reaktion – Zeit (mediane RZ)	Alertness (TAP)
	Einfache Reaktion – Prozentrang (mediane RZ)	
	Wahlreaktion 1 – Zeit (mediane RZ)	Go/NoGo (TAP)
	Wahlreaktion 1 – Fehler[1]	
	Wahlreaktion 1 – Prozentrang (mediane RZ)	
	Wahlreaktion 2 – Zeit (mediane RZ)	Go/NoGo (TAP)
	Wahlreaktion 2 – Fehler[1]	
	Wahlreaktion 2 – Prozentrang (mediane RZ)	
Verbales Gedächtnis und Wortflüssigkeit	Verbales Gedächtnis – Lernen[2] (Durchgang 1 bis 3)	VLMT
	Verbales Gedächtnis – Intrusionen (Lernen)[3]	
	Verbales Gedächtnis – Verzögertes Wiedererkennen (Durchgang 4)	
	Verbales Gedächtnis – Intrusionen (Verzögertes Wiedererkennen)[4]	
	Verbales Gedächtnis – Konsolidierung[5]	
	Verbales Gedächtnis – Prozentrang (Gesamtzahl Hits minus Gesamtzahl Falscher Alarm/2)	
	Wortflüssigkeit – Punkte (korrekt genannte Wörter)	RWT
	Wortflüssigkeit – Prozentrang (Punkte)	
Kurzzeit- und Arbeitsgedächtnis	Ziffernspanne – Punkte	Zahlenspanne vorwärts (WMS-R)
	Ziffernspanne – Prozentrang (Punkte)	
	Ziffernspanne – Prozentrang (Länge)	
	Two back – Fehler[6]	Two back-Test (TAP)
	Two back – Auslassungen[7]	
	Two back – Prozentrang (Punkte minus Fehler)	

Fortsetzung Tabelle 4: Auflistung der extrahierten Rohwert-Parameter aus den NeuroCogFX-Untertests und der etablierten Testverfahren, die als Grundlage für die Extraktion dienten.

Kognitiver Funktionsbereich	Parameter aus NeuroCogFX-Untertests	Anlehnung an etablierte Testverfahren
Figurales Gedächtnis[8]	Figurales Gedächtnis – Lernen[2] (Durchgang 1 bis 3)	
	Figurales Gedächtnis – Intrusionen (Lernen)[3]	
	Figurales Gedächtnis – Verzögertes Wiedererkennen (Durchgang 4)	
	Figurales Gedächtnis – Intrusionen (Verzögertes Wiedererkennen)[4]	
	Figurales Gedächtnis – Konsolidierung[5]	
	Figurales Gedächtnis – Prozentrang (Gesamtzahl Hits minus Gesamtzahl Falscher Alarm/2)	

TAP: Testbatterie zur Aufmerksamkeitsprüfung (Zimmermann & Fimm, 2009); VLMT: Verbaler Lern- und Merkfähigkeitstest (Helmstaedter et al, 2001); RWT: Regensburger Wortflüssigkeitstest (Aschenbrenner et al, 2000); WMS-R: Wechsler Memory Scale - Revised (Härting et al, 2000); RZ: Reaktionszeit

[1]Fehlreaktionen sind Reaktionen auf nicht-kritische Reize. Anzahl der Fehlreaktionen als Zeichen einer mangelnden Reaktionshemmung; Maß für Einschränkungen der Aufmerksamkeit oder der Inhibitionsfähigkeit im Sinne der mangelnden Unterdrückung eines inadäquaten Verhaltensimpulses.
[2]Gesamtzahl der korrekt wiedererkannten Wörter aus den Lerndurchgängen 1 bis 3.
[3]Fehlreaktionen/Falscher Alarm in den Lerndurchgängen 1 bis 3.
[4]Fehlreaktionen/Falscher Alarm im Durchgang 4.
[5]Differenz zwischen der Wiedererkennensleistung in Lerndurchgang 3 und der Wiedererkennensleistung im verzögerten Durchgang 4.
[6]Maß für eingeschränktes Arbeitsgedächtnis und gestörte Aufmerksamkeit (Zimmermann & Fimm, 2009).
[7]Häufigkeit des Ausbleibens einer erforderlichen Reaktion auf einen kritischen Reiz (max. erreichbarer Punktwert 10 abzüglich des erreichten Punktwertes); Maß für Unaufmerksamkeit und Indikator für gestörte selektive Aufmerksamkeit (Zimmermann & Fimm, 2009).
[8]Parameter äquivalent zu Parametern des Verbalen Gedächtnisses.

Die neuropsychologischen Daten wurden im Rahmen des „Zentralprojektes 5" des Deutschen Gliomnetzwerkes (German Glioma Network, GGN, http://www.gliomnetzwerk.de/), einem Verbundprojekt der Deutschen Krebshilfe, bestehend aus neurologischen und neurochirurgischen klinischen Kompetenzzentren mit der Testbatterie NeuroCogFX erhoben. Das „GGN-Zentralprojekt 5" ist ein Teilprojekt innerhalb des GGN und untersucht die langfristige therapieassoziierte Neurotoxizität bei Patienten mit Gliomen im Rahmen einer kognitiven Leistungserfassung. Innerhalb dieses Projektes werden in den teilnehmenden klinischen Zentren Patienten mit der histopathologisch gesicherten Diagnose eines Glioms im Verlauf alle sechs bis zwölf Monate mit NeuroCogFX untersucht. Das „GGN-Zentralprojekt 5", einschließlich der darin durchgeführten Untersuchungen, wurde von der Neurologischen Klinik der Universitätsklinik Knappschaftskrankenhaus Bochum unter Leitung der Autorin dieser Dissertation koordiniert. Unter Leitung der Autorin wurden ebenso die multizentrisch erhobenen Daten akquiriert, abgerufen, zentral gesammelt und zentral verarbeitet. Zudem koordinierte sie die Abläufe und stellte die ordnungsgemäße Durchführung der Untersuchungen mit NeuroCogFX sicher, indem sie Studien- und Forschungsassistentinnen supervidierte, die unter Anleitung der Autorin die Untersuchungen durchführten. In der Verantwortung der Autorin lag zudem die Sicherstellung der regelmäßigen und kontinuierlichen Durchführung der Untersuchungen in den teilnehmenden Zentren. Zudem erfolgte unter der Leitung der Autorin dieser Arbeit die Zusammenarbeit mit den Studien- und Forschungsassistentinnen und sie stellte die multizentrische Kooperation sicher.

3.1.3 Teilprojekt III: Polychemotherapie bei PZNSL

Die angewandten neuropsychologischen Testverfahren setzten sich aus etablierten neuropsychologischen Testverfahren und aus Testverfahren aus der computergestützten Testbatterie NeuroCogFX zusammen. Diese Kombination erfolgte mit dem Ziel, mehrere kognitive Funktionsbereiche möglichst umfassend abzubilden, um möglichst aussagekräftige Kategorienwerte für die einzelnen Funktionsbereiche zu erhalten. Die standardisierten neuropsychologischen Papier-Bleistift-Tests sollten in Kombination mit den NeuroCogFX-Untertests folgende kognitiven Funktionsbereiche psychometrisch erfassen:

- **Aufmerksamkeits- und Exekutivfunktionen**: *Trail Making Test - Teil A* und *Teil B* (Reitan, 1992), Untertest *Two back-Test* aus NeuroCogFX
- **Kurzzeit- und Arbeitsgedächtnis**: Untertest *Ziffernspanne* aus NeuroCogFX, *Zahlenspanne vorwärts und rückwärts* sowie *Blockspanne vorwärts und rückwärts* entsprechend der revidierten Fassung der Wechsler Memory Scale (WMS-R, Härting et al, 2000)
- **Verbalgedächtnis**: Lernen und verzögerter Abruf aus dem Rey Auditory Verbal Learning Test (*AVLT*, Schmidt, 1996), Untertest *Verbales Gedächtnis* aus NeuroCogFX
- **Figuralgedächtnis**: Untertest *Figurales Gedächtnis* aus NeuroCogFX
- **Visuokonstruktion**: Mosaiktest aus der deutschen Fassung der revidierten Wechsler Adult Intelligence Scale (WAIS-R, Tewes, 1991)
- **Wortflüssigkeit**: Untertest *Wortflüssigkeit* aus NeuroCogFX, Semantische Wortflüssigkeitsaufgabe „Supermarkt" aus dem *Demenz-Test* (Kessler et al, 1988)
- **Psychomotorische Geschwindigkeit**: Untertests *Reaktionszeit*, *Wahlreaktion 1* und *Wahlreaktion 2* aus NeuroCogFX

Die neuropsychologische Datenerhebung erfolgte in einer einmaligen Untersuchungssitzung und erstreckte sich etwa über eine Zeitdauer von 90 Minuten. Die NeuroCogFX-Untertests wurden in Abschnitt 3.1.1.1 ausführlich dargestellt. Der Großteil der etablierten neuropsychologischen Testverfahren wurde in Abschnitt 3.1.1.2 ebenfalls bereits beschrieben. Außerdem wurde noch der Mosaiktest eingesetzt, der im Folgenden genauer erklärt wird.

Mosaiktest

Der Mosaiktest entstammt der deutschen Fassung der revidierten Version der Wechsler Adult Intelligence Scale (WAIS-R, Tewes, 1991) und erfordert vom Probanden das Nachlegen vorgegebener Muster. Der Proband muss dabei Würfel mit unterschiedlich gemusterten Seitenflächen so zusammensetzen, dass die vorgegebenen Muster entstehen. Für die Bearbeitung gibt es jeweils Zeitgrenzen und die Komplexität der Muster markiert die zunehmende Aufgabenschwierigkeit. Die Anzahl der innerhalb der Zeitgrenzen richtig nachgelegten Muster dient als Maß für die Fähigkeit, abstrakte visuelle Muster zu analysieren und zu konstruieren. Ferner werden nonverbale Begriffsbildung, visuelle Wahrnehmung und Organisation, visuell-motorische Koordination, die Fähigkeit zur Figur-Grund-Differenzierung sowie das räumliche Vorstellungsvermögen erfasst.

3.2 Patienten

3.2.1 Teilprojekt I: Validierung von NeuroCogFX

3.2.1.1 Reliabilitäts-Analyse von NeuroCogFX

Für die Analyse der Reliabilität von NeuroCogFX bei Patienten mit Gehirntumoren wurden Untersuchungsergebnisse von Patienten herangezogen, die in der Neurologischen Klinik der Universitätsklinik Knappschaftskrankenhaus Bochum, in der Klinik für Neurochirurgie des Universitätsklinikums Carl Gustav Carus der Technischen Universität Dresden, in der Neurochirurgischen Universitätsklinik der LMU München, in der Universitätsklinik für Neurochirurgie der Universität Bonn, in der Neurochirurgischen Klinik der Universität Hamburg und in der Klinik für Neurochirurgie der Universität Tübingen mit NeuroCogFX untersucht worden waren. Die Untersuchungen erfolgten im Rahmen des „Zentralprojektes 5" des Deutschen Gliomnetzwerkes. Das „GGN-Zentralprojekt 5", einschließlich der darin durchgeführten Untersuchungen, wird von der Neurologischen Klinik der Universitätsklinik Knappschaftskrankenhaus Bochum unter Leitung der Autorin dieser Dissertation koordiniert.

Reliabilität bezieht sich auf die Genauigkeit eines Testverfahrens und definiert seine Konsistenz im Sinne einer Stabilität der Testwerte über die Zeit (Caine et al, 2012). Wenn ein Test wiederholt am selben Patienten durchgeführt wird, sollte er zu jedem Untersuchungszeitpunkt ähnliche Ergebnisse erbringen, sofern in der Zwischenzeit keine Veränderung eingetreten ist, die ein anderes Ergebnis bedingt. Diese Form der Reliabilität wird als Retest-Reliabilität bezeichnet. Ein Test mit einer Reliabilität von 0.70 besagt, dass 30% der Variabilität eines Testwertes auf den Messfehler zurückzuführen ist, welcher selbst verschiedene Fehlerquellen widerspiegelt (Caine et al, 2012).

Für die Reliabilitäts-Analyse wurden von allen, bis zum Zeitpunkt der Datenauswertung in das „GGN-Zentralprojekt 5" eingeschlossenen Patienten, retrospektiv diejenigen Patienten betrachtet, die in einem Zeitraum von 12 Monaten zweimal mit NeuroCogFX untersucht worden waren. Die Patienten mussten darüber hinaus folgende Voraussetzungen erfüllen: Zum Zeitpunkt der Untersuchung sowie in den Intervallen zwischen den Untersuchungen bestand kein Hinweis für einen Tumorprogress. Darüber hinaus durfte während und zwischen den Untersuchungen keine tumorspezifische Therapie erfolgen, mit Ausnahme der oralen Einnahme des Chemotherapeutikums Temozolomid. Ansonsten durfte keine weitere medizinische Intervention erfolgen. Die Auswertung der Daten dieses Patientenkollektivs erfolgte retrospektiv.

3.2.1.2 Validitäts-Analyse von NeuroCogFX

Zur Analyse der konvergenten Validität (Konstruktvalidität) von NeuroCogFX für Patienten mit Gehirntumoren wurden Patienten mit der histologisch gesicherten Diagnose eines Gehirntumors in der Neurologischen Klinik der Universitätsklinik Knappschaftskrankenhaus Bochum, in der Neurochirurgischen Klinik der Heinrich-Heine-Universität Düsseldorf und in der Neurologischen Universitätsklinik der Eberhard-Karls-Universität Tübingen im Zeitraum zwischen April 2004 und November 2006 rekrutiert und von der Autorin der vorliegenden Dissertation untersucht. Die Patienten mussten folgende Voraussetzungen erfüllen: sie mussten älter als 18 Jahre sein und ihre initiale tumorspezifische Therapie musste zum Zeitpunkt der Untersuchung bereits abgeschlossen sein. Die orale Einnahme des Chemotherapeutikums TMZ stellte hierbei kein Ausschlusskriterium dar. Zudem wurden nur Patienten untersucht, bei denen zum Untersuchungszeitpunkt seit mindestens 6 Monaten keine aktive Tumorerkrankung, d.h. kein Tumorprogress oder Tumorrezidiv nachgewiesen worden war. Als Ausschlusskriterien wurden eine Parese der dominanten oberen Extremität, eine schwere Sehstörung, eine Dysphasie oder Apraxie sowie ein Alter <18 Jahre und >80 Jahre definiert.

Validität bezieht sich auf das Ausmaß, in dem ein Test misst, was er messen soll und hängt dabei von dem Zweck ab, den ein Test erfüllen soll (Caine et al, 2012). Dabei besteht die Voraussetzung für die Validität eines Tests in seiner Reliabilität. Für kognitive Testverfahren ist die Konstruktvalidität bzw. die konvergente Validität von besonderer Bedeutung. Sie erfasst das Ausmaß, in dem ein Test ein spezifisches kognitives Konstrukt oder Konzept misst (Caine et al, 2012). Im Rahmen der Konstruktvalidierung wird geprüft, inwiefern ein Testverfahren die gleichen Ergebnisse erbringt wie vergleichbare etablierte Testverfahren, die dasselbe Konstrukt, z.B. die gleiche kognitive Funktion, erfassen.

Die Patienten wurden taggleich bzw. mit nur geringem zeitlichen Abstand mit NeuroCogFX sowie einer umfassenden Testbatterie aus etablierten standardisierten neuropsychologischen Testverfahren untersucht. Die Testverfahren der ausführlichen Testbatterie sind in Tabelle 3 aufgeführt und in Abschnitt 3.1.1.2 ausführlich beschrieben.

3.2.2 Teilprojekt II: Mittelfristige Neurotoxizität bei Gliomen

Zur Untersuchung der mittelfristigen therapieassoziierten Neurotoxizität innerhalb eines 2-Jahres-Beobachtungszeitraums wurden Daten von Gliom-Patienten ausgewertet, die innerhalb des „GGN-Zentralprojektes 5" prospektiv neuropsychologisch untersucht worden waren. Die Verfasserin dieser

Dissertation koordinierte dieses Zentralprojekt, supervidierte die Datenerhebung, stellte die Kontinuität der Datenerhebung sicher und akquirierte die erhobenen Daten.

Alle in das „GGN-Zentralprojekt 5" eingeschlossenen Patienten erfüllten folgende Voraussetzungen: sie waren mindestens 18 Jahre alt und wiesen im Mini Mental Status Test (MMST, Folstein et al, 1975) einen Wert von mindestens 20/30 Punkten auf. In der Vorgeschichte bestand keine psychiatrische Erkrankung, die Patienten verfügten über normales oder korrigiertnormales Sehvermögen und beherrschten die deutsche Sprache fließend.

Die Diagnose eines Glioms wurde histopathologisch bereits für den Einschluss der Patienten in das GGN durch das neuropathologische Kompetenzzentrum der Universitätsklinik Düsseldorf gesichert und war obligatorische Voraussetzung für den Einschluss der Gehirntumor-Patienten in das Projekt.

Eingeschlossen in das „GGN-Zentralprojekt 5" wurden Patienten mit einer „günstigen" Prognose, d.h. mit einem zu erwartenden mehrjährigen Krankheitsverlauf: Patienten mit niedriggradigen Gliomen WHO-Grad I und II sowie mit anaplastischen Gliomen WHO- Grad III. Zudem wurden Patienten mit einem Gliomblastoma multiforme WHO-Grad IV eingeschlossen, wenn sie bei Diagnosestellung < 45 Jahre alt waren und eine günstige Prognose mit einer erwarteten Lebensdauer von > 1 Jahr aufwiesen. Bedingung für eine Studienteilnahme war darüber hinaus die schriftliche Einwilligung der Patienten zur pseudonymisierten Verwendung ihrer diagnose- und therapiespezifischen Daten innerhalb des GGN. Die Zustimmung des Ethik-Komitees lag für das gesamte „GGN-Zentralprojekt 5" vor. Im „GGN-Zentralprojekt 5" erfolgen neuropsychologische Untersuchungen der Patienten standardmäßig mittels der Testbatterie NeuroCogFX, zunächst nach einer operativen Intervention, die entweder der Entfernung des Tumorgewebes (Resektion) oder der Diagnosestellung (Biopsie) dient (Baseline), und anschließend regelmäßig in zeitlichen Abständen zwischen 6 und 12 Monaten (Follow-up-Untersuchungen). In Abhängigkeit vom Tumorgrad und der Tumorentität erhielten die Patienten postoperativ eine adjuvante Therapie, die entweder aus einer ausschließlichen Strahlentherapie (Radiotherapie, RT), einer kombinierten Strahlen- und Chemotherapie (RChT) oder einer ausschließlichen Chemotherapie (ChT) bestand. Oder die Patienten wurden, im Falle von einigen niedriggradigen Gliomen, ohne adjuvante Therapie lediglich im Verlauf beobachtet. Die „beobachteten" Patienten stellen in der vorliegenden Arbeit neben den drei Behandlungsgruppen *Strahlentherapie* (RT), *Kombinationstherapie* (kombinierte Strahlen- und Chemotherapie, RChT) und *Chemotherapie* (ChT) eine vierte Behandlungsgruppe *Beobachtung* dar, da diese Patienten eine Behandlung im Sinne von potentieller antiepileptischer Medikation, regelmäßigen MRT-Untersuchungen und Nachsorge-Untersuchungen erhalten. Die

Beobachtung der Patienten im „GGN-Zentralprojekt 5" endete definitionsgemäß, wenn ein Patient einen Tumorprogress oder ein Tumorrezidiv aufwies. Die neuropsychologischen Untersuchungen mit NeuroCogFX wurden in den neurologischen und neurochirurgischen Kliniken der teilnehmenden Zentren (Neurologische Klinik der Universitätsklinik Knappschaftskrankenhaus Bochum, Klinik für Neurochirurgie des Universitätsklinikums Carl Gustav Carus der Technischen Universität Dresden, Neurochirurgische Universitätsklinik der LMU München, Universitätsklinik für Neurochirurgie der Universität Bonn, Neurochirurgische Klinik der Universität Hamburg, Neurochirurgische Klinik der Heinrich-Heine-Universität Düsseldorf, Klinik für Neurochirurgie der Universität Tübingen) von angelernten Studienassistenten und der Verfasserin dieser Dissertation durchgeführt. Die Supervision der Studienassistentinnen erfolgte ebenfalls durch die Verfasserin dieser Dissertation. Die Untersuchungen erfolgten dabei in störungsarmen Untersuchungsräumen in den Kliniken der jeweiligen Zentren.

Analysierte Patienten

Innerhalb des GGN wurden alle Patienten des „GGN-Zentralprojektes 5" mit mindestens zwei neuropsychologischen Untersuchungen betrachtet. Von diesen Patienten wurden anschließend diejenigen ausgewählt, bei denen eine neuropsychologische Untersuchung nach dem operativen Eingriff und vor Beginn der adjuvanten Therapie erfolgt war. Diese Untersuchung sollte als postoperative Baseline-Untersuchung dienen. Durch das Vorliegen dieser Baseline-Untersuchung nach dem operativen Eingriff sollten mögliche Verzerrungen der kognitiven Leistungen durch die operative Intervention minimiert werden, damit im Verlauf überwiegend die Therapie als potentieller leistungsbeeinflussender Faktor erfasst werden konnte. Für jeden Patienten mit einer postoperativen Baseline-Untersuchung wurde anschließend diejenige neuropsychologische Untersuchung aus den vorliegenden Untersuchungszeitpunkten ausgewählt, die innerhalb eines Beobachtungszeitraums von etwa 2 Jahren nach der postoperativen Baseline-Untersuchung stattgefunden hatte und ein maximales Untersuchungsintervall aufwies. Um einen Einfluss des Tumorwachstums auf die kognitiven Leistungen zu vermeiden, durften die Patienten weder im Zeitraum zwischen den beiden ausgewählten neuropsychologischen Untersuchungen noch bis mindestens 3 Monate nach der zweiten neuropsychologischen Untersuchung einen Tumorprogress oder ein Tumorrezidiv aufweisen. Um dem Umstand Rechnung zu tragen, dass die unterschiedlichen Therapiemodalitäten unterschiedlich lange andauern, wurde zum Zweck der besseren Vergleichbarkeit bei Patienten, die eine alleinige Strahlentherapie erhalten hatten, das 2-Jahres-Beobachtungsintervall nach Beendigung der Strahlentherapie angesetzt. Bei Patienten mit einer alleinigen Chemotherapie sollte der vordefinierte Zeitraum etwa 10 Wochen nach dem operativen Eingriff einsetzen. Bei einer kombinierten Strahlen- und Chemotherapie wurde der Beginn des Beobachtungsintervalls 7 Wochen nach Beginn dieser Therapie angesetzt.

3.2.3 Teilprojekt III: Polychemotherapie bei PZNSL

Die an Teilprojekt III teilnehmenden Patienten entstammten dem ursprünglichen, 65 Patienten umfassenden Patientenkollektiv einer Phase II-Studie (Pels et al, 2003), welche zur Beurteilung der Wirksamkeit einer systemischen und intraventrikulären Polychemotherapie durchgeführt wurde. Die in diese Phase II-Studie eingeschlossenen Patienten waren zwischen September 1995 und Dezember 2001 nach einem spezifischen Chemotherapie-Protokoll behandelt worden. Die Behandlung bestand aus einer systemischen Chemotherapie mit hochdosiertem MTX und Ara-C, die mit der Gabe von Dexamethason, Vinca-Alkaloiden, Ifosfamid und Cyclophosphamid kombiniert wurden. Zusätzlich zu dieser intravenös verabreichten Chemotherapie erhielten die Patienten eine intraventrikuläre Chemotherapie, indem ihnen über ein *Ommaya-Reservoir* MTX, Ara-C und Prednisolon verabreicht wurde (Pels et al, 2003). Ein Ommaya-Reservoir ist ein mit einem Katheter versehener Kunststoffbehälter, der unter die Kopfhaut implantiert wird, so dass der Katheter ins Vorderhorn eines der beiden Seitenventrikel gelegt werden kann. Durch Anstechen des Reservoirs mit einer Kanüle können Zytostatika direkt, durch Umgehung der Blut-Hirn-Schranke, in den Liquor cerebrospinalis abgegeben werden. Diese Darreichungsform wird als intrathekale Chemotherapie bezeichnet und unter dem Begriff der intraventrikulären Chemotherapie subsumiert. Keiner der Patienten erhielt eine Strahlentherapie. Die Besonderheit der beschriebenen Polychemotherapie bestand darin, dass sie die erste Therapie für Patienten mit PZNSL war, die auf eine Strahlentherapie verzichtete.

Das Patientenkollektiv der vorgenannten Phase II-Wirksamkeitsstudie bestand aus 65 Patienten mit einem histologisch gesicherten PZNSL. Das mediane Alter betrug 62 Jahre und variierte zwischen 27 und 75 Jahren, wobei 35 Patienten älter als 60 Jahre waren. Insgesamt waren 30 Patienten 60 Jahre alt oder jünger, so dass sich in dieser Gruppe ein medianes Alter von 52 Jahren ergab mit einer Varianz von 27 bis 60 Jahren (9 Patienten waren 50 Jahre alt oder jünger).

Alle Patienten dieser Phase II-Studie wurden im Zeitraum zwischen August und September 2007 telefonisch kontaktiert oder es wurden über den Hausarzt Informationen über den Gesundheitszustand der Patienten eingeholt. Insgesamt waren 21 der ursprünglich 65 chemotherapierten Patienten noch am Leben und konnten ausnahmslos telefonisch erreicht werden. Von diesen waren 17 Patienten zum Zeitpunkt der Diagnosestellung 60 Jahre alt oder jünger gewesen. Hinsichtlich tumorunabhängiger neurologischer Symptome ergab sich, dass ein

Patient eine sensorische Polyneuropathie aufwies, die auf die Chemotherapie zurückzuführen war. Ein anderer Patient litt unter einer Nekrose des Oberschenkelkopfes, die vermutlich durch die Therapie mit Kortikosteroiden bedingt war. Ein weiterer Patient zeigte eine progressive spinozerebelläre Ataxie, deren Beginn 5 Jahre nach der Chemotherapie lag und daher vermutlich nicht therapieassoziiert war. Die neuropsychologischen Untersuchungen der Patienten wurden von der Verfasserin der vorliegenden Dissertation durchgeführt. Von 13 der 21 Langzeit-Überlebenden des ursprünglichen PZNSL-Patientenkollektivs lagen neuropsychologische Ausgangsdaten vor, die zu einem Zeitpunkt vor der tumorspezifischen Behandlung sowie im Median 3 bis 4 Monate nach Beendigung der Therapie erhoben worden waren.

3.3 Statistische Auswertungsmethoden und Bewertungskriterien

3.3.1 Teilprojekt I: Validierung von NeuroCogFX

Im Folgenden werden die statistischen Methoden zur Untersuchung der Reliabilität und der Validität beschrieben.

Reliabilität

In Teilprojekt I wurden die Reliabilitäten der einzelnen NeuroCogFX-Untertests für Patienten mit Gehirntumoren im Sinne der Retest-Reliabilität (r_{12}) durch den Korrelationskoeffizienten der Produkt-Moment-Korrelation nach Pearson geschätzt. Hierfür wurden die NeuroCogFX-Testrohwerte der Gehirntumor-Patienten mit den Testrohwerten einer Wiederholungsmessung korreliert.

Unter Übungseffekten oder Testwiederholungseffekten versteht man Verbesserungen von Testleitungen, wenn der Test mehrfach durchgeführt wird. Dieser Effekt ist z.B. auf eine bessere Vertrautheit mit dem Test oder die Anwendung von effektiveren Bearbeitungsstrategien zurückzuführen (Caine, 2012). Übungseffekte können die Aufdeckung einer Leistungsveränderung erschweren. In der vorliegenden Arbeit wurden die Übungseffekte bei Gehirntumor-Patienten durch die Mittleren Differenzen (MD) zwischen den Gruppenmittelwerten der Testrohwerte und den Rohwerten der Testwiederholung geschätzt.

Das für die Reliabilitätsschätzung und die Schätzung der Übungseffekte herangezogene Patientenkollektiv wird in Abschnitt 4.1.1 beschrieben.

Material und Methoden - Statistische Auswertungsmethoden und Bewertungskriterien

Beurteilung individueller Leistungsveränderungen

Die statistische Beurteilung von Leistungsunterschieden zwischen den individuellen Testwerten eines Patienten, d.h. Veränderungen zwischen dem Test und der Testwiederholung hinsichtlich desselben Leistungsparameters, erfordert die Berechnung von Konfidenzintervallen, die wiederum auf kritischen Differenzen (Δ_{crit}) und Übungseffekten (Verschiebung des Erwartungswertes) des entsprechenden Testwertes beruhen (Krauth, 1995). Δ_{crit} bezieht sich dabei auf ein definiertes Signifikanzniveau α des Konfidenzintervalls und repräsentiert eine Form der Reliabilität dieses Maßes. Mittels der Retest-Reliabilitäten und der mittleren Leistungsdifferenzen zwischen der ersten und der zweiten Messung können für jedes Ergebnismaß kritische Differenzen Δ_{crit} berechnet werden (Krauth, 1995). Als „kritische Differenz" bezeichnet man jene Differenz zwischen zwei Testrohwerten, deren Überschreitung statistische Signifikanz anzeigt. Auf der Grundlage der Messgenauigkeit und der durchschnittlichen Übungseffekte wurden somit für die einzelnen Untertests in der Gruppe der Gehirntumor-Patienten kritische Differenzen berechnet, um zu definieren, wie groß eine individuelle Leistungsdifferenz zwischen dem ersten Testzeitpunkt und dem zweiten Testzeitpunkt sein muss, um eine statistisch signifikante und damit klinisch bedeutsame Verschlechterung oder Verbesserung der Leistung anzuzeigen.

Die Berechnung von Δ_{crit} wurde folgendermaßen hergeleitet:

$\Delta_{crit} = \pm\ z_\alpha * SE\Delta$ mit dem Standardfehler der Veränderung $SE\Delta = SD_{Test} * (2 * (1-rr))^{1/2}$ und SD_{Test} als Standardabweichung des jeweiligen Testwertes.

Δ_{crit} wurde mit α = 0.10 bei einem $z_\alpha = \pm 1.64$ berechnet und die Reliabilität rr durch die Pearson Produkt-Moment-Korrelation zwischen Testwert und Re-Testwert r_{12} geschätzt.

Damit ergibt sich folgende Berechnungsformel für Δ_{crit}:

$\Delta_{crit} = (\pm 1.64) * SD_{Test} * (2 * (1-r_{12}))^{1/2}$

Das 90%-Konfidenzintervall für jeden Testwert wurde anschließend berechnet durch MD ± Δ_{crit} mit MD als Differenz zwischen Testwert und Re-Testwert auf Gruppenniveau, wobei MD als Schätzmaß für den wahren Übungseffekt herangezogen wurde. Im Ergebnisteil werden die äußeren Grenzen der Konfidenzintervalle angegeben, die beschreiben, wie groß ein Unterschied zwischen Rohwerten sein muss, um eine signifikante Verschlechterung oder Verbesserung der Leistung anzuzeigen.

Validität

Die Untersuchung der konvergenten Validität der NeuroCogFX-Untertests, d.h. die Übereinstimmung zwischen den NeuroCogFX-Testergebnissen und den Testergebnissen der etablierten Testverfahren, wurde in Teilprojekt I durch verschiedene Herangehensweisen beurteilt:

Zunächst wurde die Validität anhand von Interkorrelationen zwischen den einzelnen Testparametern geschätzt. Dieses Vorgehen wurde mittels Produkt-Moment-Korrelationen nach Pearson realisiert, indem die Rohwerte der einander entsprechenden Untertests der beiden Testbatterien miteinander korreliert wurden. Hierbei erfolgten die Korrelationen zwischen denjenigen Untertests, die denselben kognitiven Funktionsbereich erfassen. Berichtet werden die Interkorrelationen zwischen den Rohwerten, so dass diese direkt mit den Retest-Reliabilitäten verglichen werden können.

Zudem wurde zur Ermittlung der konvergenten Validität (Konstruktvalidität), sowie mit dem Ziel, den funktionalen Zusammenhang zwischen den NeuroCogFX-Testparametern und den entsprechenden etablierten Testparametern zu untersuchen, eine Faktorenanalyse bzw. Hauptkomponentenanalyse (Principal Component Analysis, PCA) der Testrohwerte beider Testinstrumente durchgeführt. Die Faktorenanalyse verfolgt das Ziel, auf wenige zugrunde liegende Variablen bzw. Faktoren oder Komponenten zu schließen und die umfassenden kognitiven Konstrukte aufzudecken, die dem Korrelationsmuster der Untertests von NeuroCogFX zugrunde liegen. Mit Hilfe der Faktorenextraktion und anschließender Rotation der Faktoren mit einem Eigenwert >1 wurden Faktoren ermittelt, welche die Varianz der Variablen aufklären. Dabei erfolgte die Faktorenrotation nach dem Varimax-Kriterium mit Ausgabe der rotierten Ladungsmatrix. Im Hinblick auf fehlende Werte wurde ein listenweiser Fallausschluss vorgenommen, so dass die Faktorisierung nur auf Personen basiert, die in allen ausgewählten Variablen einen gültigen Wert aufwiesen. Auf diese Weise konnten schließlich die Daten von insgesamt 35 Patienten für die weiteren Analysen verwendet werden. Durch das Rotationsverfahren Varimax können die erhaltenen Werte interpretiert werden, indem die Faktoren den Daten entgegen gedreht werden, bis nur noch wenige Faktoren mit hoher Ladung übrig sind, wodurch ein besseres inhaltliches Verständnis der Faktoren erzielt wird. Die Ladung eines Faktors definiert dabei, wie stark eine Variable mit diesem Faktor korreliert.

Dargestellt werden im Ergebnisteil die endgültigen Ergebnisse der Faktorenanalyse einschließlich der sortierten Ladungen und Kommunalitäten der ausreichend benannten Variablen, sowie die Eigenwerte und Varianzanteile der rotierten Faktoren. Dabei sind die Variablen, die ähnliche Konstrukte erfassen, gemeinsam auf eigenen Faktoren gruppiert.

Material und Methoden - Statistische Auswertungsmethoden und Bewertungskriterien

Das für die Validitäts-Überprüfung der NeuroCogFX-Untertests herangezogene Patientenkollektiv wird in Abschnitt 4.1.3 ausführlich beschrieben. Die zur Überprüfung der Validität verwendete ausführliche Testbatterie aus etablierten neuropsychologischen Testverfahren ist in Abschnitt 3.1.1.2 ausführlich dargestellt.

Bestimmung diagnostischer Schwellenwerte

Im Rahmen der Bestimmung der Kriteriumsvalidität von NeuroCogFX wurden, unter Verwendung der Normdaten der ursprünglichen Normierungs-Studie (Fliessbach et al, 2006) und der veröffentlichten Normdaten der etablierten Testverfahren, schließlich Maße für die Sensitivität und Spezifität der einzelnen Untertests von NeuroCogFX in ihrem entsprechenden Funktionsbereich berechnet. Dies sollte dem Ziel dienen, eine diagnostische Klassifikation bezüglich einer vorliegenden Beeinträchtigung korrekt vorzunehmen. Hierfür wurde ein Vergleich angestellt zwischen der Klassifikation „beeinträchtigt" vs. „nicht beeinträchtigt" auf der Grundlage von NeuroCogFX und der Kategorisierung auf der Grundlage von etablierten Testverfahren.

Sensitivität definiert dabei das Ausmaß, in dem ein Test korrekt diejenigen Patienten identifiziert, deren kognitive Funktionen sich seit einem früheren Zeitpunkt verändert haben. Damit impliziert die Sensitivität eines Tests seine Fähigkeit, tatsächlich Kranke als krank zu erkennen. Spezifität hingegen definiert das Ausmaß, in dem ein Test diejenigen Patienten nicht als verändert definiert, deren kognitive Leistungen stabil geblieben sind. Damit impliziert die Spezifität eines Tests seine Fähigkeit, tatsächlich Gesunde als gesund zu identifizieren (McFall & Treat, 1999, Caine et al, 2012).

Diesem Vorgehen wurde die Annahme zugrunde gelegt, dass ein funktionales Defizit zuverlässig durch einen (alterskorrigierten) unterdurchschnittlichen Testwert in etablierten Testverfahren angezeigt wird und die etablierten Testverfahren damit die Diagnose eines pathologischen Befundes sichern (Fließbach et al, 2006). Taphoorn & Klein (2012) und Correa et al (2012) befürworten ein Vorgehen, nach dem eine kognitive Beeinträchtigung in klinischen Studien als Testwert $\leq$ 1.5 SD unterhalb des Mittelwertes der altersbezogenen Normalverteilung dieses Tests definiert wird. Ebenso wurde in der vorliegenden Studie ein Standardwert (SW) von SW $\leq$ 85 (d.h. 1.5 SD unterhalb des Mittelwertes) als „defizitäre" Leistung in den verwendeten Tests definiert. Dementsprechend wurde die Leistung eines Patienten in einer kognitiven Domäne als „defizitär" klassifiziert, wenn der Testwert in dem entsprechenden etablierten Testverfahren dieser Domäne einen SW $\leq$ 85 aufwies. Anschließend wurden bezugnehmend auf die zugehörigen etablierten Testverfahren Sensitivität und Spezifität für das Erkennen der so definierten

„Defizite" durch die Testergebnisse aus den entsprechenden NeuroCogFX-Untertests berechnet. Zusätzlich zu diesen a priori Schwellen wurde die Zuordnungsgüte mittels Grenzwertoptimierungskurven, sog. ROC-Kurven (Receiver Operating Characteristic Curves, ROC) berechnet. Diese schätzen die Güte der Zuordnung über das Zusammenspiel von Sensitivität und Spezifität der Testparameter. Die Fläche unter der Kurve quantifiziert dabei den diagnostischen Informationswert des Testverfahrens, unabhängig von der Wahl des Trennwertes zur diagnostischen Zuordnug (McFall & Treat, 1999). Andererseits ermöglicht dieses Vorgehen eine Schätzung der Sensitivität und der Spezifität mit Bezug auf verschiedene Cut-off-Werte.

Das für diese Berechnungen herangezogene Patientenkollektiv wird in Abschnitt 4.1.3 und die verwendete ausführliche Testbatterie aus etablierten neuropsychologischen Testverfahren wird in Abschnitt 3.1.1.2 ausführlich dargestellt. Die Analysen wurden mittels SPSS 20.0 durchgeführt.

3.3.2 Teilprojekt II: Mittelfristige Neurotoxizität bei Gliomen

Bei der Beschreibung der Stichprobe wurden zunächst die vier verschiedenen Therapiebedingungen *Strahlentherapie* (RT), *Chemotherapie* (ChT), *Kombinationstherapie* (RChT) oder *Beobachtung* (keine adjuvante Therapie, mit abwartender Haltung) separat betrachtet und miteinander verglichen. Um Unterschiede hinsichtlich des Einflusses der RT herauszuarbeiten, wurden zudem die beiden Therapiegruppen, die eine Strahlentherapie erhalten hatten (RT und RChT), zusammengefasst und unter der Bezeichnung RT^+ weitergehend analysiert. Gleichfalls wurden die beiden Gruppen, die keine Strahlentherapie erhalten hatten (ChT und Beobachtung), zusammengefasst und unter der Bezeichnung RT^- weitergehend untersucht.

Zur Überprüfung von Gleichheit oder Ungleichheit der Mittelwerte zwischen den vier Behandlungsgruppen (RT, RChT, ChT und Beobachtung) sowie zwischen den Gruppen RT^+ und RT^- im Rahmen der Stichprobenbeschreibung wurden bei vorausgesetzter Varianzenhomogenität Zwei-Stichproben-T-Tests für unabhängige Stichproben bzw. einfaktorielle Varianzanalysen durchgeführt. Eine Prüfung auf Varianzenhomogenität zwischen den Gruppen erfolgte mittels Levene-Test. Bei einem nicht signifikanten Unterschied wurde Varianzengleichheit angenommen, und im Folgenden der T-Test zur Analyse herangezogen.

Zur Analyse von Häufigkeitsunterschieden zwischen den Gruppen wurde der Exakte Test nach Fisher herangezogen, wenn beide Variablen jeweils nur zwei Ausprägungen besaßen. Andernfalls wurde der Chi-Quadrat-Test nach Pearson durchgeführt. Für die Analyse der Häufigkeitsunterschiede wurden die entsprechenden Variablen folgendermaßen dichotomisiert: WHO-Grad (niedriggradige vs hochgradige Gliome), Tumorlateralisation (links vs rechts), Resektionsausmaß (Gross Total Resektion oder Subtotale Resektion vs Teilresektion oder Biopsie), Tumorlokalisation (frontal vs nicht frontal) bzw. (temporal vs nicht temporal).

Hinsichtlich möglicher Gruppenunterschiede in den kognitiven Leistungen wurde in Bezug auf die unabhängige Variable *Therapie* eine Varianzanalyse berechnet. Dabei wurden die Differenzwerte zwischen den beiden Messzeitpunkten (t2 – t1) als abhängige Variablen berechnet, wobei generell ein Wert > 0 eine Verbesserung der Leistung und ein Wert < 0 eine Verschlechterung bedeutet. Für die Leistungsparameter *Fehler*, *Auslassungen*, *Intrusionen* und *Reaktionszeiten* bedeutet hingegen ein Wert > 0 eine Verschlechterung der Leistung und ein Wert < 0 eine Verbesserung der Leistung. Die Variable *Therapie* wurde dabei einmal vierfach abgestuft (RT, RChT, ChT, Beobachtung) und einmal zweifach abgestuft (RT^+, RT^-) in der Analyse berücksichtigt. Berichtet werden jeweils die F-Werte, die Freiheitsgrade (df) und die p-Werte. Die Ergebnisse wurden bei Unterschreitung eines Signifikanzniveaus von $\alpha = 5\%$ als aussagekräftig eingestuft. Allerdings werden im vorliegenden Projekt auch Ergebnisse im statistischen Trendbereich ($\alpha = 10\%$ Irrtumswahrscheinlichkeit) berichtet, wenn die Effekte für die Fragestellung von Bedeutung sind. Darüber hinaus wird teilweise zusätzlich der partielle Eta-Quadrat-Koeffizient als Maß für die beobachtete Effektstärke angegeben. Die Analyse wurde mittels SPSS 22.0 durchgeführt.

Bezüglich der hoch aufgelösten zeitlichen Verläufe wurde für die neun PR-Skalen eine Varianzanalyse für messwiederholte Daten berechnet. Es wurden die Zeitpunkte als Innersubjekt-Vergleichsvariablen definiert, die dichotome Therapievariable (RT^+ vs. RT^-) als Zwischensubjektvariable. Die Analyse wurde mittels SPSS 22.0 durchgeführt. Aus der Ergebnismatrix wurde das univariate Modell ausgewählt, berichtet werden die F-Werte, die nach Greenhouse und Geisser korrigierten Freiheitsgrade und p-Werte.

Zur Analyse der bestehenden kognitiven Defizite und ihrer Veränderungen über die Zeit im Hinblick auf mögliche Gruppenunterschiede wurden zunächst die PR-Skalen in dichotome Variablen überführt. Dabei wurden die in Teilprojekt I definierten Cut-off-Werte in Anlehnung an Hoppe et al (2009) zur Definition des Vorliegens eines kognitiven Defizits herangezogen. Damit ergab sich für jeden Patienten zu den beiden Messzeitpunkten entweder das Vorliegen eines kognitiven Defizits oder kein kognitives Defizit. Vier mögliche Verläufe waren demnach möglich, wobei hier zwei verschiedene Analysen durchgeführt wurden. Einmal wurden die Patienten betrachtet, welche zum ersten Zeitpunkt kein kognitives Defizit aufgewiesen hatten. Es wurden die beiden Ausprägungen

"Unverändert" und "Verschlechtert" gebildet und für die Gruppenvergleiche für alle unabhängigen Variablen verwendet. Analog dazu wurden die Patienten mit einem kognitiven Defizit zum ersten Messzeitpunkt hinsichtlich der beiden Ausprägungen "Unverändert" und "Verbessert" betrachtet. Zwischen den jeweiligen Gruppenvariablen wurde jeweils das Quotenverhältnis (Odds Ratio, OR) berechnet, als Verhältnis der relativen Häufigkeiten:

$$OR = \frac{\frac{p(\text{Gleichbleibend}) \text{ in Gruppe } 1}{p(\text{Verschlechterung}) \text{ in Gruppe } 1}}{\frac{p(\text{Gleichbleibend}) \text{ in Gruppe } 2}{p(\text{Verschlechterung}) \text{ in Gruppe } 2}} \text{ bzw. } \frac{\frac{p(\text{Gleichbleibend}) \text{ in Gruppe } 1}{p(\text{Verbesserung}) \text{ in Gruppe } 1}}{\frac{p(\text{Gleichbleibend}) \text{ in Gruppe } 2}{p(\text{Verbesserung}) \text{ in Gruppe } 2}}$$

Zusätzlich werden Konfidenzintervalle für die Quotenverhältnisse angegeben.

Von einem bedeutsamen Unterschied der Quoten zwischen den Gruppen wird ausgegangen, wenn beide Grenzen oberhalb oder unterhalb von 1 liegen. Das jeweilige Irrtumsniveau bei der Annahme eines Unterschieds der Quoten würde entsprechend dem Niveau des Konfidenzintervalls 0.05 betragen. Damit im Falle einer leeren Zelle die Odds Ratios dennoch berechnet werden können (die Quote 1/0 würde einen Fehler erzeugen) werden die absoluten Häufigkeiten in den entsprechenden Vier-Felder-Tafeln jeweils um 0.5 erhöht.

3.3.3 Teilprojekt III: Polychemotherapie bei PZNSL

Die Untersuchung der langfristigen Neurotoxizität nach einer Polychemotherapie bei Patienten mit PZNSL wurde in Teilprojekt III zunächst über die Erstellung eines kognitiven Leistungsprofils zum Zeitpunkt der späten Verlaufsuntersuchung sowie anschließend über die Analyse des kognitiven Leistungsverlaufs nach erhaltener Chemotherapie realisiert. Hierfür wurden zusätzlich zu den Daten des späten Follow-up neuropsychologische Testergebnisse herangezogen, die vor der Polychemotherapie und nach der Polychemotherapie im Rahmen der Phase II-Studie (Pels et al, 2003) bereits erhoben worden waren (Fliessbach et al, 2005). Die in die Auswertung einfließenden drei Untersuchungszeitpunkte werden im Folgenden als Zeitpunkt *Vor der Therapie*, als Zeitpunkt *Nach der Therapie* und als *Späte Verlaufsuntersuchung* bezeichnet. Um eine möglichst gute Vergleichbarkeit zwischen den Testleistungen zu den unterschiedlichen Untersuchungszeitpunkten herzustellen, wurden die Testrohwerte der *Späten Verlaufsuntersuchung* eines jeden Patienten auf der Grundlage veröffentlichter Normdaten gesunder Kontrollprobanden in SW umgewandelt, mit einem Mittelwert von 100 und einer SD von 10. Dabei wurde darauf geachtet, solche Normdaten heranzuziehen, die den einzelnen Patienten hinsichtlich

Alter und, wenn verfügbar, auch hinsichtlich Geschlecht und Ausbildungsniveau entsprachen. Auf der Basis der SW ergab sich damit ein Referenzbereich von $90 \leq SW \leq 110$, welcher als normwertig einzustufen war. Standardwerte, welche zwei SD unterhalb des Mittelwertes einzustufen waren ($SW \leq 80$), entsprachen Werten, welche nur bei weniger als etwa 2.5% der Vergleichsstichprobe gesunder Erwachsener auftreten, und damit eine defizitäre Leistung indizieren.

Darstellung des kognitiven Leistungsstatus zum Zeitpunkt der Späten Verlaufsuntersuchung

Zur Darstellung des kognitiven Leistungsprofils der Patientengruppe zum Zeitpunkt der späten Verlaufsuntersuchung wurden mittlere SW für jeden einzelnen der zuvor definierten kognitiven Funktionsbereiche berechnet, indem die SW aller verfügbaren Testparameter, die diesen Funktionsbereich konstituierten, gemittelt wurden. Im Hinblick auf eine Untersuchung der statistisch bedeutsamen Unterscheidung zur Leistung der gesunden Vergleichsgruppe, wurden die Testleistungen (mittlere SW) der Patientengruppe auf eine Abweichung vom Wert 100 (mittlere Testleistung der gesunden Vergleichsgruppe) mittels Ein-Stichproben-T-Test bei einem Konfidenzintervall von 95% analysiert. In diese Analyse fanden alle Patienten Eingang, die zum Zeitpunkt der späten Verlaufsuntersuchung neuropsychologisch untersucht wurden.

Darstellung individueller Teilleistungen

Aufgrund der Tatsache, dass ein Durchschnittswert immer auch Defizite bei einzelnen Patienten überlagern kann, wurden einzelne Patienten mit defizitären Leistungen gemäß Definition, d.h. mit einem $SW \leq 80$ separat betrachtet. Im Ergebnisteil ist die Anzahl dieser Patienten getrennt für die einzelnen Funktionsbereiche aufgeführt.

Darstellung des langfristigen Leistungsverlaufs

Zur Darstellung des langfristigen Verlaufs der kognitiven Leistungen wurde separat für jeden der drei Untersuchungszeitpunkte und getrennt für jeden kognitiven Funktionsbereich ein mittlerer SW berechnet, indem die pro Zeitpunkt und Funktionsbereich verfügbaren SW gemittelt wurden. Da sich die verwendeten psychometrischen Testverfahren zwischen den verschiedenen Untersuchungszeitpunkten leicht voneinander unterschieden, wurden nur einander entsprechende und hinsichtlich der durch sie erfassten Konstrukte vergleichbare Testergebnisse bzw. Leistungsparameter in die Berechnung der mittleren Werte der kognitiven Funktionsbereiche einbezogen. Hierdurch sollte sichergestellt werden, dass die Zusammensetzung der mittleren SW der Funktionsbereiche zu den drei Untersuchungszeitpunkten eine maximale Vergleichbarkeit aufweist (eine ausführliche Beschreibung der Testverfahren, die zu den früheren Untersuchungszeitpunkten verwendet worden waren, findet sich bei Fliessbach et al, 2005).

Hinsichtlich der Untersuchung einer statistisch bedeutsamen Abweichung von der Leistung der gesunden Vergleichsgruppe, wurden die Testleistungen der Patientengruppe für jeden kognitiven Funktionsbereich und für jeden Untersuchungszeitpunkt auf eine Abweichung vom Wert 100 mittels Ein-Stichproben-T-Test bei einem Konfidenzintervall von 95% analysiert. In dieser Analyse fanden alle Patienten Eingang, für die neuropsychologische Untersuchungsergebnisse zu allen drei Untersuchungszeitpunkten vorlagen, wobei die Gruppengröße und individuelle Zusammensetzung der Gruppen zwischen den Untersuchungszeitpunkten und den kognitiven Funktionsbereichen variierte, da einzelne Testergebnisse nicht verfügbar waren.

Zur Beurteilung signifikanter Leistungsveränderungen im zeitlichen Verlauf wurden für jeden kognitiven Funktionsbereich getrennt paarweise T-Tests für abhängige Stichproben mit einem Vertrauensintervall von 95% zwischen jeweils allen Untersuchungszeitpunkten durchgeführt. Hierdurch sollte geprüft werden, ob zwischen den Mittelwerten der kognitiven Leistungen zum Zeitpunkt *Vor der Therapie*, zum Zeitpunkt *Nach der Therapie* und zum Zeitpunkt der *Späten Verlaufsuntersuchung* ein signifikanter Unterschied besteht. Bei den hierfür erforderlichen multiplen paarweisen Einzelvergleichen erfolgte eine Korrektur um die Anzahl der T-Tests, die pro Datenreihe innerhalb dieser Analyse gerechnet wurden. Diese Korrektur erfolgte gemäß Bonferroni in Form einer Alpha-Niveau-Adjustierung, wobei das α-Niveau von 5% durch die Anzahl der pro Datenreihe durchgeführten Paarvergleiche dividiert wurde. Die einzelnen Vergleiche wurden anschließend bei dem so adjustierten α getestet. Die Ergebnisse wurden in diesen Fällen α-adjustiert berichtet und dementsprechend markiert.

Diese Analyse ermöglichte die Darstellung eines intraindividuellen Leistungsverlaufs, da für jeweils einen Einzelvergleich zwischen zwei Untersuchungszeitpunkten die gleiche und maximal größte Gruppenzusammensetzung gewählt wurde. Um signifikante Leistungsveränderungen einzelner Patienten zwischen den drei Untersuchungszeitpunkten aufzudecken, wurden diejenigen Unterschiede zwischen den Testleistungen als signifikante Veränderung definiert, die größer als eine SD waren. Dies entsprach einem $\Delta SW \geq 10$. Hinsichtlich des individuellen Leistungsstatus zu den verschiedenen Untersuchungszeitpunkten, wurden $SW \leq 80$ als defizitäre Leistung angenommen. Die Ergebnisse wurden bei Unterschreitung eines Signifikanzniveaus von $\alpha = 5\%$ als aussagekräftig eingestuft. Sämtliche statistischen Auswertungen wurden mittels SPSS 20.0 durchgeführt.

4 Ergebnisse

4.1 Teilprojekt I: Validierung von NeuroCogFX

4.1.1 Patienten der Reliabilitäts-Analyse

Insgesamt konnten Datensätze von 49 Patienten, darunter 23 Frauen, gewonnen und in die Auswertung einbezogen werden. Die Patienten hatten ein medianes Alter von 39 Jahren, wobei das Alter zwischen 20 und 52 Jahren variierte. Fünf Patienten (10%) hatten ein Gliom WHO-Grad I, 27 Patienten (55%) ein Gliom WHO-Grad II, 15 Patienten (31%) ein Gliom WHO-Grad III und 2 Patienten (4%) ein Gliom WHO-Grad IV. Die klinischen Charakteristika der 49 Gliom-Patienten sind in Tabelle 5 dargestellt. Die Patienten wurden innerhalb von 12 Monaten zweimal mit NeuroCogFX untersucht, wobei das durchschnittliche Testwiederholungs-Intervall 30 Wochen betrug und mit einer SD von 12 Wochen zwischen 3 und 52 Wochen variierte.

Ergebnisse - Teilprojekt I: Validierung von NeuroCogFX

Tabelle 5: Klinische Charakteristika der 49 Patienten der Reliabilitäts-Analyse.

Tumorhistologie	Anzahl Patienten	Alter (in Jahren) Md (range)	Therapie				Zeitintervall zw. Therapiebeginn und erster Untersuchung (in Monaten) Md (range)
			RT	ChT	RChT	Keine	
Glioblastom, WHO-Grad IV	2[a]	36, 39			2		2, 13
Astrozytom, WHO-Grad II	15[a]	40 (23-52)	3[b]	3	2	7	10 (0-66)
Astrozytom, WHO-Grad III	10	40 (22-49)	5	1	1	3	14 (3-28)
Oligodendrogliom/ Oligoastrozytom, WHO-Grad II	11	40 (23-50)		1[c]		10	62
Oligodendrogliom/ Oligoastrozytom, WHO-Grad III	5	38 (24-44)	1	1	2[d]	1	18 (5-21)
Andere Gliome[e]	6	29 (20-41)	1			5	31
Gesamtzahl der Patienten	49	39 (20-52)	10	6	7	26	13 (0-66)

Md: Median, range: Schwankungsbreite, RT: Strahlentherapie, ChT: Chemotherapie, RChT: Kombinierte Strahlen- und Chemotherapie.

[a] Ein Patient erhielt während des Retest-Intervalls oral verabreichtes Temozoloid
[b] Ein Patient wurde 38 Monate vor der ersten Untersuchung mit einer anderen ChT behandelt
[c] Der Patient wurde 141 Monate vor der ersten Untersuchung mit einer anderen ChT behandelt
[d] Ein Patient wurde 73 Monate vor der ersten Untersuchung mit RT und ChT behandelt
[e] n = 5 pilozytische Astrozytome WHO-Grad I, n = 1 Ependymom WHO-Grad II

Die Untersuchungen der Tumorpatienten wurden von Mitarbeitern der teilnehmenden Zentren des GGN durchgeführt. Sie hatten größtenteils keine spezifische neuropsychologische Ausbildung und waren Forschungs- oder Studienassistentinnen. Die Supervision erfolgte durch die Autorin der vorliegenden Promotionsschrift. Die Untersuchung der Patienten erfolgte in sitzender Position. Eine ruhige und reizarme Untersuchungsumgebung in den Räumlichkeiten der teilnehmenden klinischen Zentren wurde sichergestellt. Zudem wurden die Untersuchungsleiter instruiert, für optimale und konstante Lichtverhältnisse zu sorgen und damit eine optimale Untersuchungssituation zu schaffen. Der Testleiter war während der gesamten Untersuchung anwesend und es wurden keine Gruppentestungen durchgeführt.

Die lokalen Ethik-Kommittes der teilnehmenden Zentren stimmten der Studiendurchführung zu. Alle Patienten willigten zur Teilnahme an der Untersuchung sowie zur Auswertung ihrer Daten schriftlich ein.

4.1.2 Reliabilität und Übungseffekte

Die geschätzten Übungseffekte, d.h. die Differenzen der Gruppenmittelwerte zwischen den Testrohwerten der ersten Testung und den Rohwerten der Testwiederholung ($M_2 - M_1$), sowie die Schätzwerte der Reliabilität, die durch die Produkt-Moment-Korrelation nach Pearson (r_{12}) zwischen den Testrohwerten und den Rohwerten der Testwiederholung (Test-Retest-Korrelationen) berechnet wurden, sind für die Gliom-Patienten in Tabelle 6 dargestellt.

Bei vorläufiger deskriptiver Betrachtung der Rohwerte zeigten sich in der Gruppe der Gliom-Patienten Leistungsverbesserungen in allen Leistungsparametern mit Ausnahme der *Ziffernspanne*, der *Reaktionszeit* und der *Wahlreaktion 1* (Parameter: Richtige Reaktionen minus Fehlreaktionen). Nach Prüfung auf Signifikanz mittels paarweiser T-Tests ergaben sich allerdings nur in den Untertests *Two back-Test* (Parameter: Punkte minus Fehler) [$t(47) = 2.31$; $p = 0.025$], *Wahlreaktion 1* (Parameter: Reaktionszeit) [$t(48) = 2.87$; $p = 0.006$] und *Figurales Gedächtnis* (Parameter: Gesamtzahl Hits minus Gesamtzahl Falscher Alarm/2) [$t(47) = 2.53$; $p = 0.015$] signifikante Mittelwertunterschiede zwischen der ersten Untersuchung und der Testwiederholung, so dass nur hier von signifikanten Verbesserungen der Leistungen zwischen der ersten Testung und der Testwiederholung und damit von signifikanten Übungseffekten auszugehen ist. In der gesunden Kontrollgruppe (Fliessbach et al, 2006) ließen sich hingegen deskriptiv in allen Untertests Verbesserungen von der ersten zur zweiten Untersuchung abbilden. Diese erwiesen sich mit Ausnahme des *Two back-Tests* und des Untertests *Reaktionszeit* in allen Untertests als signifikante Mittelwertunterschiede, d.h. als signifikante Übungseffekte (Fliessbach et al,

2006). Bei einer dritten oder vierten Testwiederholung kam es in der Gruppe der gesunden Kontrollprobanden hingegen zu keiner weiteren signifikanten Leistungszunahme, mit Ausnahme von zwei Reaktionszeit-Subtests, bei denen die Leistungssteigerung zwischen der zweiten und der dritten Testdurchführung zu finden war (Fließbach et al, 2006). Insgesamt stellten sich in der Gruppe der Gehirntumor-Patienten die Übungseffekte in den meisten Untertests rein deskriptiv geringer dar als in der Gruppe der gesunden Kontrollprobanden. Nur im *Two back-Test* (Parameter: Punkte minus Fehler) und im Untertest *Wahlreaktion 1* (Parameter: Reaktionszeit) waren die Übungseffekte in der Gruppe der Gehirntumor-Patienten deskriptiv größer als bei den Gesunden.

Mit Ausnahme von zwei Leistungsparametern in zwei Untertests stellten sich in der Gruppe der Gliom-Patienten die Test-Retest-Korrelationen aller Untertests als signifikant ($p < 0.05$) dar und indizierten damit hohe Übereinstimmungen der Testergebnisse und damit eine hohe Reliabilität der meisten Testmaße (vgl. Tabelle 6). Dabei waren die Korrelationen für die *Zifferspanne* [r_{12} = 0.68 und r_{12} = 0.60], für das *Verbale Gedächtnis* [r_{12} = 0.84 und r_{12} = 0.67], für das *Figurale Gedächtnis* (Parameter: Gesamtzahl Hits minus Gesamtzahl Falscher Alarm/2, r_{12} = 0.68) und für die *Wortflüssigkeit* [r_{12} = 0.67] als mittelstark bis hoch einzustufen. Als mäßig stark waren die Test-Retest-Korrelationen der *Wahlreaktion 1* [r_{12} = 0.53 und r_{12} = 0.51] und als klein waren die Test-Retest-Korrelationen der *Reaktionszeit* [r_{12} = 0.30], der *Wahlreaktion 2* (Parameter: Reaktionszeit, r_{12} = 0.44) und des *Figuralen Gedächtnisses* (Parameter: Hits verzögert, r_{12} = 0.33) zu werten. Lediglich der *Two back-Test* (Parameter: Punkte minus Fehler, r_{12} = 0.23, $p > 0.05$) und die *Wahlreaktion 2* (Parameter: Richtige Reaktionen minus Fehlreaktionen, r_{12} = 0.27, $p > 0.05$) wiesen keine signifikanten Test-Retest-Korrelationen auf. Damit wurden insgesamt in der Gruppe der Gehirntumor-Patienten größtenteils mäßige bis hohe Test-Retest-Korrelationen erzielt, die zwischen r_{12} = 0.30 und r_{12} = 0.84 einzustufen waren und eine zufriedenstellende Reliabilität der Testparameter indizieren.

In der Gruppe der Gliom-Patienten ergaben sich deskriptiv für die Untertests *Two back-Test* (Parameter: Punkte minus Fehler, r_{12} = 0.23), *Reaktionszeit* [r_{12} = 0.30], *Wahlreaktion 2* (Parameter: Reaktionszeit, r_{12} = 0.44) und *Wortflüssigkeit* [r_{12} = 0.67] niedrigere Test-Retest-Korrelationen im Vergleich zur gesunden Kontrollgruppe (Fliessbach et al, 2006). Hingegen waren die Test-Retest-Korrelationen für das *Verbale Gedächtnis* (Parameter: Gesamtzahl Hits minus Gesamtzahl Falscher Alarm/2, r_{12} = 0.84) und das *Figurale Gedächtnis* (Parameter: Gesamtzahl Hits minus Gesamtzahl Falscher Alarm/2, r_{12} = 0.68) bei den Gliom-Patienten höher einzustufen als bei den gesunden Kontrollprobanden. Zusammenfassend stellten sich damit bei den Gliom-Patienten die Test-Retest-Korrelationen in den Reaktionszeitmaßen deskriptiv als niedriger (*Reaktionszeit, Wahlreaktion 2*) oder als gleich hoch (*Wahlreaktion 1*) im Vergleich zu den Gesunden dar.

Zudem sind für die Gliom-Patienten die berechneten kritischen Differenzen Δ_{crit} und die 90%-Konfidenzintervalle zur Beurteilung einer Leistungsveränderung in Tabelle 6 aufgeführt. Die Konfidenzintervalle geben dabei auf der Basis der kritischen Differenzen Δ_{crit} die äußeren Grenzen einer signifikanten individuellen Leistungsveränderung (Verschlechterung / Verbesserung) für die Test-Rohwerte der Gliom-Patienten an. Die kritischen Differenzen Δ_{crit} bezeichnen die Rohwert-Unterschiede, die als signifikante Veränderungen der individuellen Leistungen im Verlauf zwischen Test und Testwiederholung erachtet werden können. Anhand der angegebenen Intervalle und der kritischen Differenzwerte können die Leistungen einzelner Patienten zufallskritisch als unverändert, verbessert oder verschlechtert klassifiziert werden. Diese Methode gilt laut Helmstaedter et al (2001) mittlerweile auch international als Standard bei der Beurteilung von Wiederholungsmessungen und ist beispielhaft bei Sawrie et al (1996) beschrieben worden.

Ergebnisse - Teilprojekt I: Validierung von NeuroCogFX

Tabelle 6: Retest-Reliabilitäten, Übungseffekte und kritische Differenzen zur Beurteilung von Veränderungen in der Gruppe der Gliom-Patienten.

Testparameter NeuroCogFX	N	r_{12}	M_1 (SD)	M_2 (SD)	$M_2 - M_1{}^a$	90%-Δ_{crit}	90%-KI
Ziffernspanne – Punkte	49	0.68 ***	6.3 (2.5)	5.9 (2.9)	-0.4	3.3	-3/+4
Ziffernspanne – Länge	49	0.60 ***	5.4 (1.4)	5.1 (1.7)	-0.3	2	-2/+2
Two back – Punkte minus Fehler (max. 10)	48	0.23 ns	6.1 (4.7)	7.8 (3.3)	1.7 *	9.6	-11/+8
Reaktionszeit – Reaktionszeit (ms)	48	0.30 *	287 (70)	289 (102)	2	136.7	+135/-138
Wahlreaktion 1 – Reaktionszeit (ms)	49	0.53 ***	417 (108)	378 (92)	-39 **	170.8	+211/-131
Wahlreaktion 1 – Richtige Reaktionen minus Fehlreaktionen	49	0.51 ***	8.3 (1.7)	8.2 (1.9)	-0.1	2.8	-3/+3
Wahlreaktion 2 – Reaktionszeit (ms)	48	0.44 **	397 (87)	381 (90)	-16	151.4	+168/-135
Wahlreaktion 2 – Richtige Reaktionen minus Fehlreaktionen	48	0.27 ns	8.9 (1.2)	9.2 (1.1)	0.3	2.5	-3/+2
Verbales Gedächtnis – Gesamtzahl Hits minus Gesamtzahl Falscher Alarm/2 (max. 4=)	47	0.84 ***	37.0 (9.3)	38.0 (8.9)	1.0	8.8	-10/+8
Verbales Gedächtnis – Hits verzögert	48	0.67 ***	9.7 (2.9)	9.8 (3.0)	0.1	3.8	-4/+4
Figurales Gedächtnis – Gesamtzahl Hits minus Gesamtzahl Falscher Alarm/2 (max. 2=)	48	0.68 ***	11.6 (6.4)	13.5 (6.5)	1.9 *	8.4	-10/+7
Figurales Gedächtnis – Hits verzögert	49	0.33 *	3.8 (2.0)	4.2 (2.0)	0.3	3.8	-4/+3
Wortflüssigkeit – Punkte	47	0.67 ***	12.8 (6.1)	14.1 (5.6)	1.3	8.1	-9/+7

Ergebnisse - Teilprojekt I: Validierung von NeuroCogFX

Anmerkungen zu Tabelle 6

*** p < 0.001, ** p < 0.01, * p < 0.05, ns = nicht signifikant

Die Angaben beziehen sich auf 49 Patienten mit Gliomen, die innerhalb des Deutschen Gliomnetzwerkes mit NeuroCogFX untersucht wurden und deren Testergebnisse retrospektiv analysiert wurden, um die Retest-Reliabilität zu bestimmen.

[a] T-Test für gepaarte Stichproben bei Messwiederholung

r_{12} = Produkt-Moment-Test-Retest-Korrelation nach Pearson als Schätzwert der Reliabilität

M_1 = Gruppenmittelwert der ersten Testung, M_2 = Gruppenmittelwert der Testwiederholung

$M_2 - M_1$ = Übungseffekt, SD = Standardabweichung

Δ_{crit} = Kritische Differenz (Differenz der Punktwerte oder Reaktionszeiten, die als signifikante Verbesserung oder Verschlechterung zwischen Test und Testwiederholung zu werten ist)

KI = 90%-Konfidenzintervall für den Differenzwert der Testrohwerte (verschlechtert/verbessert)

ms = Millisekunden

4.1.3 Patienten der Validitäts-Analyse

Die Gruppe der Gehirntumor-Patienten konstituierte sich aus 54 Patienten, darunter 19 Frauen. Die Altersspanne der Patienten lag zwischen 24 und 67 Jahren bei einem medianen Alter von 47 Jahren. Zudem litten die Patienten unter verschiedenen Arten von Gehirntumoren und 8 Patienten nahmen zum Zeitpunkt der Untersuchung oral Temozolomid ein. Alle anderen Patienten erhielten zum Untersuchungszeitpunkt keine tumorspezifische Therapie. Ferner zeigte kein Patient über einen mindestens 6-monatigen Zeitraum vor der Untersuchung einen Hinweis für eine aktive Tumorerkrankung. Mit Ausnahme von 2 Patienten mit zerebralen Metastasen, hatten alle Patienten, und damit 96% der Patienten, primäre Gehirntumoren.

Die Verteilung der einzelnen Tumorentitäten stellte sich derart dar, dass 46 Patienten (85%) ein Gliom hatten, wobei 14 Patienten (30%) mit einem Glioblastom WHO-Grad IV, und 32 Patienten (70%) mit einem Gliom WHO-Grad II oder III diagnostiziert worden waren.

Die klinischen Charakteristika der 54 Patienten, deren Daten für die Validierung verwendet wurden, sind in Tabelle 7 dargestellt.

NeuroCogFX und die zur Validierung eingesetzten etablierten Testverfahren (vgl. Abschnitte 3.1.1.1 und 3.1.1.2) konnten bei 32 Patienten innerhalb einer Woche durchgeführt werden. Bei den übrigen 22 Patienten betrug das Zeitintervall zwischen den beiden Untersuchungen im Median 4 Wochen, wobei das Zeitintervall bei 20 Patienten 2 bis 10 Wochen umfasste und nur bei einem Patienten 24 Wochen und bei einem weiteren Patienten 26 Wochen betrug.

Ergebnisse - Teilprojekt I: Validierung von NeuroCogFX

Zwischen den beiden Untersuchungen waren alle Patienten hinsichtlich ihrer Tumorerkrankung vollkommen stabil.

In die Auswertung flossen keine Daten von Patienten mit ein, von denen mehr als zwei Untertests aus NeuroCogFX oder den etablierten Testverfahren fehlten. Aufgrund technischer Probleme oder aufgrund einer Zeitbegrenzung für die neuropsychologische Untersuchung konnten 15 Patienten einen Subtest und 4 Patienten zwei Subtests nicht vollständig bearbeiten.

Tabelle 7: Klinische Charakteristika der 54 Patienten der Validitäts-Analyse.

Tumorhistologie	Anzahl Patienten	Alter (in Jahren) Md (range)	Therapie			Zeitintervall zw. Beendigung der Therapie und Zeitpunkt der Untersuchung (in Monaten)[b] Md (range)
			RT	ChT	RChT	
Glioblastom, WHO-Grad IV	14	53 (24-67)	2		12	23 (1-110)
Astrozytom, WHO-Grad II	2	48 (43-53)	2			7
Astrozytom, WHO-Grad III	18	42 (21-64)	4	2	12	21 (1-121)
Oligodendrogliom/ Oligoastrozytom, WHO-Grad III	10	40 (30-65)	4	1	5	35 (20-55)
Andere Gliome und primäre Gehirntumoren[c]	8[a]	31 (23-48)	4		3	18 (8-56)
Zerebrale Metastasen	2	49 (34-64)			2	13 (2-23)
Gesamtzahl der Patienten	**54[a]**	**43 (21-67)**	**16**	**3**	**34**	**23 (1-121)**

Md: Median, range: Schwankungsbreite, RT: Strahlentherapie, ChT: Chemotherapie, RChT: kombinierte Strahlen- und Chemotherapie.

[a] Die Behandlungsangaben eines Patienten waren nicht verfügbar.
[b] Von 12 Patienten waren diesbezüglich keine Angaben verfügbar.
[c] n = 3 Medulloblastome WHO-Grad IV, n = 1 Primäres ZNS-Lymphom, n = 1 Ependymom WHO-Grad II, n = 1 Ependymom WHO-Grad III, n = 1 Meningeom WHO-Grad II, n = 1 Germinom

Die Gehirntumor-Patienten wurden von der Autorin der vorliegenden Dissertation neuropsychologisch untersucht. Dabei erfolgte die Untersuchung in sitzender Position in einer ruhigen und reizarmen Umgebung innerhalb der Räumlichkeiten der Universitätskliniken. Die Lichtverhältnisse wurden konstant und optimal eingestellt, um eine optimale Untersuchungssituation zu gewährleisten. Die Untersuchungsleiterin war während der gesamten Untersuchungsdauer anwesend. Gruppentestungen wurden nicht durchgeführt. Die lokalen Ethik-Kommittes stimmten der Studiendurchführung zu. Alle Patienten willigten zur Teilnahme an der Untersuchung sowie zur Auswertung ihrer Daten schriftlich ein.

4.1.4 Validität

Die Schätzungen der konvergenten Validität erfolgten auf der Basis von Produkt-Moment-Korrelationen nach Pearson. In Tabelle 8 sind die Korrelationskoeffizienten zwischen den NeuroCogFX-Testparametern und den korrespondierenden Parametern der etablierten Testverfahren für die Gehirntumor-Patienten dargestellt. Dabei sind die etablierten Verfahren denjenigen NeuroCogFX-Untertests zugeordnet, die gemäß der Testkonstruktion dieselbe kognitive Funktion erfassen sollen und daher miteinander verglichen wurden.

Insgesamt zeigten sich für die NeuroCogFX-Untertests überwiegend starke und hoch signifikante Korrelationen mit den korrespondierenden etablierten Testparametern [$0.33 \leq r \leq 0.81$, $p < 0.01$]. Dabei ergaben sich die stärksten Zusammenhänge für die Reaktionszeiten aus den Untertests zur Erfassung der psychomotorischen Geschwindigkeit und der selektiven Aufmerksamkeit (*Reaktionszeit*, *Wahlreaktion 1* und *Wahlreaktion 2*). Die schwächsten Korrelationen bestanden zwischen Parametern aus dem Untertest *Figurales Gedächtnis* und dem *Rey-Osterrieth Complex Figure Test* [$0.13 \leq r \leq 0.43$].

Einschränkend ist zu berücksichtigen, dass hinsichtlich des *Two back-Tests*, des *Verbalen Gedächtnisses* und des *Figuralen Gedächtnisses* teilweise keine Korrelationen mit Testparametern aus der etablierten Testbatterie zu konstatieren waren. Dies betraf hinsichtlich des *Two back-Tests* den Zusammenhang mit der Bearbeitungszeit im *Trail Making Test - Teil B*, hinsichtlich des *Verbalen Gedächtnisses* den Zusammenhang mit der Konsolidierungsleistung (Verlust von Durchgang 5 nach Durchgang 7) im *Rey Auditory Verbal Learning Test (AVLT)* und hinsichtlich des *Figuralen Gedächtnisses* den Zusammenhang mit verschiedenen Parametern aus dem *Rey-Osterrieth Complex Figure Test*. Dabei waren im letztgenannten Fall keine direkt vergleichbaren etablierten Testparameter in die Korrelationsanalyse eingeschlossen.

Ergebnisse - Teilprojekt I: Validierung von NeuroCogFX

Signifikante und als niedrig bis mittelhoch einzustufende Korrelationen mit den etablierten Testparametern ergaben sich für die Tests zur Erfassung des Kurzzeit- und Arbeitsgedächtnisses, namentlich den Untertest *Ziffernspanne* [$0.46 \leq r \leq 0.68, p < 0.01$] und den *Two back-Test* [$0.38 \leq r \leq 0.48, p < 0.05$], unter Berücksichtigung der oben genannten Ausnahme. Die Korrelationen des *Two back-Tests* (Parameter: Punkte minus Fehler) mit den Parametern aus dem *Aufmerksamkeits-Belastungs-Test d2*, und damit mit Maßen für die selektive Aufmerksamkeitsleistung [$r = 0.42, p < 0.01$] waren ähnlich hoch wie die Korrelationen mit der *Zahlenspanne rückwärts* (WMS-R), die ebenso wie der *Two back-Test* die verbale Arbeitsgedächtnisleistung erfassen soll [$r = 0.38, p < 0.01$]. Es zeigte sich keine signifikante Korrelation mit dem *Trail Making Test - Teil B* [$r = -0.23$], einem Test, der das Arbeitsgedächtnis im Sinne der Flexibilität und der exekutiven Handlungssteuerung erfassen soll. Hingegen zeigte sich aber eine schwache Korrelation mit der *Semantischen Wortflüssigkeit* [$r = 0.48, p < 0.05$], welche als Maß für die Problemlösefähigkeit ebenso wie das Arbeitsgedächtnis den Exekutivfunktionen zugerechnet wird.

Ebenso fanden sich signifikante mittelhohe bis hohe Korrelationen zwischen den Parametern der NeuroCogFX-Untertests zur Erfassung der psychomotorischen Geschwindigkeit und der selektiven Aufmerksamkeit (*Reaktionszeit*, *Wahlreaktion 1* und *Wahlreaktion 2*) mit der *Alertness* aus der TAP [$0.44 \leq |r| \leq 0.81, p < 0.001$]. Die Reaktionszeit im Untertest *Wahlreaktion 1* korrelierte stärker mit der Reaktionsschnelligkeit im Test *Alertness* (TAP) als mit geschwindigkeitsabhängigen Maßen zur Erfassung der selektiven Aufmerksamkeit aus dem *Aufmerksamkeits-Belastungs-Test d2*. Dieses Verhältnis lässt sich hingegen für die Reaktionszeit im Untertest *Wahlreaktion 2* nicht mehr erkennen. Hier korrelieren diese Parameter in etwa gleicher Höhe und hoch signifikant miteinander. Die Reaktionszeit im Untertest *Wahlreaktion 1* korrelierte etwas schwächer mit der Bearbeitungszeit im *Trail Making Test - Teil B* [$r = 0.35, p < 0.05$] als die Reaktionszeit im Untertest *Wahlreaktion 2* [$r = 0.41, p < 0.01$]. Hingegen war die Korrelation zwischen der Reaktionszeit in den Untertests *Wahlreaktion 1* und *Wahlreaktion 2* mit der Bearbeitungszeit im *Trail Making Test - Teil A* vergleichbar hoch und stark [$r = 0.42, p < 0.01$].

Für den Untertest *Verbales Gedächtnis* ergaben sich, mit Ausnahme des fehlenden Zusammenhangs zur Konsolidierungsleistung im *AVLT* (Verlust von Durchgang 5 nach Durchgang 7) überwiegend mittelhohe Korrelationen mit den übrigen etablierten Parametern des *AVLT* [$0.27 \leq |r| \leq 0.66, p < 0.05$]. Hierbei ist zu vermerken, dass die Konsolidierungsleistung im *AVLT* (Verlust von Durchgang 5 nach Durchgang 7) ebenfalls keine signifikante Korrelation zu der als „Konsolidierungs-Parameter" des NeuroCogFX-Untertests *Verbales Gedächtnis* definierten Differenz zwischen der Wiedererkennensleistung in Lerndurchgang 3 und der Wiedererkennensleistung im verzögerten Durchgang 4

Ergebnisse - Teilprojekt I: Validierung von NeuroCogFX

aufweist [$r = 0.02$, ns]. Darüber hinaus zeigt sich, dass die verzögerte Abrufleistung (Durchgang 7) im *AVLT*, ein äußerst sensitives Maß für die Diagnose einer vorliegenden Gedächtnisstörung (Helmstaedter et al, 2001), nur eine schwache Korrelation mit der verzögerten Wiedererkennensleistung (Parameter: Verbales Gedächtnis – Hits verzögert) im NeuroCogFX-Untertest *Verbales Gedächtnis* aufweist [$r = 0.33$, $p < 0.05$]. Die Korrelation wird höher und deutlich stärker, wenn die verzögerte Wiedererkennensleistung durch die Anzahl der „Falscher Alarm"-Reaktionen korrigiert wird [$r = 0.49$, $p < 0.001$] oder wenn zusätzlich das zahlenmäßige Verhältnis der zu lernenden Items zu den Distraktoren berücksichtigt wird (Parameter: Gesamtzahl Hits minus Gesamtzahl Falscher Alarm/2, $r = 0.52$, $p < 0.001$). Darüber hinaus weist die verzögerte Abrufleistung (Durchgang 7) im *AVLT* nur schwache Korrelationen mit der Anzahl der Intrusionen in den Lerndurchgängen 1 bis 3 [$r = -0.27$, $p < 0.05$] und mit der Anzahl der Intrusionen im verzögerten Wiedererkennensdurchgang [$r = -0.40$, $p < 0.01$] des Untertests *Verbales Gedächtnis* auf.

Die Korrelationen der Parameter des Untertests *Figurales Gedächtnis* mit den herangezogenen etablierten Parametern des *Rey-Osterrieth Complex Figure Tests* (*ROCF*) blieben mehrfach aus und waren ansonsten überwiegend gering und schwach [$0.28 \leq |r| \leq 0.43$, $p < 0.05$]. Der Parameter *Gesamtzahl Hits minus Gesamtzahl Falscher Alarm/2* korrelierte dabei mit der verzögerten Abrufleistung im *ROCF* mittelhoch [$r = 0.43$, $p < 0.01$] und mit dem Gedächtnisquotienten des *ROCF* [$r = 0.39$, $p < 0.01$] noch etwas schwächer. Darüber hinaus ergab sich für die *Wortflüssigkeit* eine mittelhohe Korrelation [$r = 0.50$, $p < 0.05$].

Tabelle 8: Korrelationskoeffizienten der Produkt-Moment-Korrelation nach Pearson zwischen NeuroCogFX-Testparametern und den neuropsychologischen Leistungsmaßen der korrespondierenden etablierten Testverfahren.

NeuroCogFX Untertest bzw. Testparameter	Etabliertes neuropsychologisches Leistungsmaß / Test aus Validierungs-Testbatterie	n	Korrelationskoeffizient
Ziffernspanne – Punkte	Zahlenspanne vorwärts – Punkte (WMS-R)	53	0.68***
	Zahlenspanne rückwärts – Punkte (WMS-R)	53	0.61***
	Blockspanne vorwärts – Punkte (WMS-R)	52	0.46**
	Blockspanne rückwärts – Punkte (WMS-R)	52	0.49***
Ziffernspanne – Länge	Zahlenspanne vorwärts – Punkte (WMS-R)	53	0.59***
	Zahlenspanne rückwärts – Punkte (WMS-R)	53	0.55***
Two back – Punkte minus Fehler	d2 – Gesamtzahl	43	0.42**
	d2 – Gesamtzahl minus Fehler	43	0.42**
	TMT B – Bearbeitungszeit	46	-0.23 ns
	Semantische Wortflüssigkeit (Supermarkt)	22	0.48*
	Zahlenspanne rückwärts – Punkte (WMS-R)	52	0.38**
Reaktionszeit – Reaktionszeit	Alertness ohne Warnton – Reaktionszeit (TAP)	47	0.71***
	Alertness mit Warnton – Reaktionszeit (TAP)	47	0.63***
Wahlreaktion 1 – Reaktionszeit	Alertness ohne Warnton – Reaktionszeit (TAP)	47	0.79***
	Alertness mit Warnton – Reaktionszeit (TAP)	47	0.79***
	d2 – Gesamtzahl	43	-0.46**
	d2 – Gesamtzahl minus Fehler	43	-0.47**
	TMT A – Bearbeitungszeit	51	0.42**
	TMT B – Bearbeitungszeit	46	0.35*
Wahlreaktion 1 – Fehlreaktionen	d2 – Gesamtzahl	43	-0.44**
	d2 – Fehler	43	-0.27 ns
	d2 – Gesamtzahl minus Fehler	43	-0.40**

Ergebnisse - Teilprojekt I: Validierung von NeuroCogFX

Fortsetzung Tabelle 8: Korrelationskoeffizienten der Produkt-Moment-Korrelation nach Pearson zwischen NeuroCogFX-Testparametern und den neuropsychologischen Leistungsmaßen der korrespondierenden etablierten Testverfahren.

NeuroCogFX Untertest bzw. Testparameter	Etabliertes neuropsychologisches Leistungsmaß / Test aus Validierungs-Testbatterie	n	Korrelationskoeffizient
Wahlreaktion 1 - Richtige Reaktionen minus Fehlreaktionen	Alertness ohne Warnton – Reaktionszeit (TAP)	47	-0.44***
	Alertness mit Warnton – Reaktionszeit (TAP)	47	-0.44***
	d2 – Gesamtzahl	43	0.49**
	d2 – Gesamtzahl minus Fehler	43	0.44**
	TMT A – Bearbeitungszeit	51	-0.42**
	TMT B – Bearbeitungszeit	46	-0.50***
Wahlreaktion 2 – Reaktionszeit	Alertness ohne Warnton – Reaktionszeit (TAP)	47	0.74***
	Alertness mit Warnton – Reaktionszeit (TAP)	47	0.71***
	d2 – Gesamtzahl	43	-0.64***
	d2 – Gesamtzahl minus Fehler	43	-0.60***
	TMT A – Bearbeitungszeit	51	0.42**
	TMT B – Bearbeitungszeit	46	0.41**
Wahlreaktion 2 – Fehlreaktionen	d2 – Gesamtzahl	43	-0.52***
	d2 – Fehler	43	-0.21 ns
	d2 – Gesamtzahl minus Fehler	43	-0.49**
Wahlreaktion 2 - Richtige Reaktionen minus Fehlreaktionen	Alertness ohne Warnton – Reaktionszeit (TAP)	47	-0.53***
	Alertness mit Warnton – Reaktionszeit (TAP)	47	-0.50***
	d2 – Gesamtzahl	43	0.61***
	d2 – Gesamtzahl minus Fehler	43	0.59***
	TMT A – Bearbeitungszeit	51	-0.45**
	TMT B – Bearbeitungszeit	46	-0.24 ns
Mittlere Reaktionszeit	Mittlere Reaktionszeit (TAP)	47	0.81***
Verbales Gedächtnis – Lernen	AVLT – Lernen Durchgang 1 bis 5	54	0.59***
Verbales Gedächtnis – Hits minus FA Durchgang 1 bis 3	AVLT – Lernen Durchgang 1 bis 5	54	0.62***
Verbales Gedächtnis – Hits Verzögert	AVLT – Verzögerter Abruf	52	0.33*
Verbales Gedächtnis – Hits minus FA Verzögert	AVLT – Verzögerter Abruf	52	0.49***
	AVLT – Konsolidierung	52	-0.04 ns

Ergebnisse - Teilprojekt I: Validierung von NeuroCogFX

Fortsetzung Tabelle 8: Korrelationskoeffizienten der Produkt-Moment-Korrelation nach Pearson zwischen NeuroCogFX-Testparametern und den neuropsychologischen Leistungsmaßen der korrespondierenden etablierten Testverfahren.

NeuroCogFX Untertest bzw. Testparameter	Etabliertes neuropsychologisches Leistungsmaß / Test aus Validierungs-Testbatterie	n	Korrelationskoeffizient
Verbales Gedächtnis – Gesamtzahl Hits minus Gesamtzahl Falscher Alarm/2	AVLT – Lernen Durchgang 1 bis 5	52	0.66***
	AVLT – Verzögerter Abruf	52	0.52***
	AVLT – Konsolidierung	52	-0.08 ns
Verbales Gedächtnis – Intrusionen (Lernen)	AVLT – Verzögerter Abruf	54	-0.27*
Verbales Gedächtnis – Intrusionen (Verzögertes Wiedererkennen)	AVLT – Verzögerter Abruf	52	-0.40**
Verbales Gedächtnis – Konsolidierung	AVLT – Konsolidierung	52	0.02 ns
Figurales Gedächtnis – Hits minus FA Durchgang 1 bis 3	Rey-Figur – Verzögerter Abruf	50	0.38**
	Rey-Figur – Gedächtnisquotient	50	0.35*
Figurales Gedächtnis – Hits verzögert	Rey-Figur – Verzögerter Abruf	50	0.15 ns
	Rey-Figur – Gedächtnisquotient	50	0.13 ns
Figurales Gedächtnis – Hits minus FA verzögert	Rey-Figur – Verzögerter Abruf	50	0.34*
	Rey-Figur – Gedächtnisquotient	50	0.32*
Figurales Gedächtnis – Gesamtzahl Hits minus Gesamtzahl Falscher Alarm/2	Rey-Figur – Kopie	50	0.18 ns
	Rey-Figur – Verzögerter Abruf	50	0.43**
	Rey-Figur – Gedächtnisquotient	50	0.39**
Figurales Gedächtnis – Intrusionen (Lernen)	Rey-Figur – Verzögerter Abruf	50	-0.23 ns
	Rey-Figur – Gedächtnisquotient	50	-0.22 ns
Figurales Gedächtnis – Intrusionen (Verzögertes Wiedererkennen)	Rey-Figur – Verzögerter Abruf	50	-0.29*
	Rey-Figur – Gedächtnisquotient	50	-0.28*
Wortflüssigkeit – Punkte	Semantische Wortflüssigkeit (Supermarkt)	22	0.50*

* $p < 0.05$, ** $p < 0.01$, *** $p < 0.001$, ns = nicht signifikant

Die Daten beziehen sich auf 54 Patienten mit Gehirntumoren, die im Detail in Tabelle 7 beschrieben sind.

Ergebnisse - Teilprojekt I: Validierung von NeuroCogFX

Die konvergente Validität wurde außerdem durch eine Faktorenanalyse bzw. Hauptkomponentenanalyse (mit Varimax-Rotation) der Testrohwerte der NeuroCogFX-Untertests sowie der etablierten Testverfahren bezüglich der Gruppe der 54 Gehirntumor-Patienten untersucht. Der Test zur Erfassung der Semantischen W*ortflüssigkeit* („Supermarkt") aus der Batterie der etablierten Testverfahren wurde von dieser Analyse aufgrund der hohen Anzahl fehlender Daten ausgeschlossen. In Tabelle 9 sind die Faktorladungen nach erfolgter Varimax-Rotation dargestellt. Durch die Analyse konnten entsprechend dem Kriterium „Eigenwert > 1" fünf Faktoren extrahiert werden.

Insgesamt waren alle NeuroCogFX-Parameter mit ihren korrespondierenden etablierten neuropsychologischen Testparametern assoziiert, wobei die drei Reaktionszeit-basierten NeuroCogFX-Parameter gemeinsam auf einen Faktor luden und alle anderen NeuroCogFX-Parameter mit Ausnahme der *Wortflüssigkeit* und des *Two back-Tests* jeweils auf unterschiedliche Faktoren luden.

Ein Faktor kann dabei interpretiert werden als „Psychomotorische Geschwindigkeit" (Faktor 1), welcher die normierten Reaktionszeit-basierten Parameter der Untertests *Reaktionszeit, Wahlreaktion 1* und *Wahlreaktion 2* mit Reaktionszeit-basierten Parametern der TAP (*Alertness ohne Warnton* und *Alertness mit Warnton*) zusammenfasst. Der Faktor „Aufmerksamkeit und Exekutivfunktionen und visuelles Kurzzeitgedächtnis" (Faktor 2) fasst den *Two back-Test* (Parameter: Punkte minus Fehler) mit den Testverfahren *Aufmerksamkeits-Belastungs-Test d2* (Parameter: Gesamtzahl minus Fehler), *Trail Making Test - Teil A, Trail Making Test - Teil B* und *Blockspanne vorwärts* (WMS-R) zusammen. Der normierte Parameter für das *Verbale Gedächtnis* lädt zusammen mit der Lernleistung und der verzögerten Abrufleistung aus dem *AVLT* auf einen Faktor. Da dieser Faktor auch den Untertest *Wortflüssigkeit* umfasst, wird er als „Verbalgedächtnis und Wortflüssigkeit" (Faktor 3) interpretiert. Der Faktor „Verbales Kurzzeitgedächtnis" (Faktor 4) umfasst die NeuroCogFX-Untertests *Ziffernspanne* und *Wortflüssigkeit* sowie das etablierte Testverfahren *Zahlenspanne vorwärts* (WMS-R). Schließlich bündelt der Faktor 5 die normierten Parameter der Untertests *Figurales Gedächtnis* und *Two back-Test,* sowie den verzögerten Abruf des etablierten Testverfahrens *ROCF* und wird als „Figuralgedächtnis" interpretiert. Die Parameter der NeuroCogFX-Untertests zeigten in allen Fällen plausible Ladungen auf die entsprechenden Faktoren.

Die faktorenanalytische Struktur entspricht den Interkorrelationen nach Pearson zwischen den Parametern der NeuroCogFX-Untertests und den Parametern der etablierten Testverfahren (vgl. Tabelle 8) mit einer Ausnahme: Der normierte Parameter des *Two back-Tests* (Punkte minus Fehler) korrelierte nicht mit der Bearbeitungszeit im *Trail Making Test - Teil B*.

Die Ergebnisse der Faktorenanalyse lassen sich Tabelle 9 entnehmen.

Ergebnisse - Teilprojekt I: Validierung von NeuroCogFX

Tabelle 9: Matrix der Faktorladungen aus der Hauptkomponenten-Analyse für die Test-Rohwerte mit anschließender Varimax-Rotation. Nur Ladungen ≥ 0.5 sind gesondert gekennzeichnet (grau hinterlegt).

Ladung auf Faktor/Komponente					Kommu-nalität	Etabliertes neuropsychologisches Testverfahren bzw. NeuroCogFX-Testparameter
1	2	3	4	5		
0.91	-0.19	-0.12	-0.06	-0.10	0.89	Alertness ohne Warnton – Reaktionszeit (TAP)
0.89	-0.17	-0.17	-0.07	-0.16	0.89	Alertness mit Warnton – Reaktionszeit (TAP)
0.85	-0.29	0.04	-0.08	-0.14	0.83	Reaktionszeit – Reaktionszeit (ms)[a]
0.81	0.01	-0.22	-0.22	-0.10	0.77	Wahlreaktion 1 – Reaktionszeit (ms)[a]
0.75	-0.06	-0.30	-0.32	0.04	0.75	Wahlreaktion 2 – Reaktionszeit (ms)[a]
0.08	**0.50**	0.34	0.06	**0.52**	0.64	Two back – Punkte minus Fehler[a]
-0.38	**0.64**	0.16	0.33	0.15	0.71	d2 – Gesamtzahl minus Fehler
0.11	**-0.81**	-0.32	0.11	0.14	0.80	TMT A – Bearbeitungszeit
0.14	**-0.82**	-0.29	-0.17	-0.10	0.82	TMT B – Bearbeitungszeit
-0.24	**0.66**	0.02	0.29	0.15	0.59	Blockspanne vorwärts – Punkte (WMS-R)
-0.40	0.02	**0.79**	0.17	0.14	0.83	Verbales Gedächtnis – Gesamtzahl Hits minus Gesamtzahl Falscher Alarm/2[a]
-0.12	0.13	**0.56**	**0.53**	0.08	0.63	Wortflüssigkeit – Punkte[a]
-0.16	0.32	**0.81**	-0.05	0.03	0.79	AVLT – Verzögerter Abruf
-0.11	0.39	**0.80**	0.13	0.23	0.87	AVLT – Lernen Durchgang 1 bis 5
-0.17	0.18	0.03	**0.84**	0.19	0.80	Ziffernspanne – Punkte[a]
-0.45	0.12	0.20	**0.68**	-0.12	0.74	Zahlenspanne vorwärts – Punkte (WMS-R)
-0.30	0.18	-0.01	-0.05	**0.74**	0.68	Figurales Gedächtnis – Gesamtzahl Hits minus Gesamtzahl Falscher Alarm/2[a]
-0.07	-0.07	0.23	0.26	**0.72**	0.65	Rey-Figur – Verzögerter Abruf
-0.004	0.36	-0.01	0.36	0.24	0.32	Rey-Figur – Kopie
4.34	3.05	2.82	2.09	1.67		Eigenwert der Faktoren nach der Rotation
22.84	16.06	14.86	11.02	8.81		Durch Faktoren aufgeklärter Varianzanteil in %[b]

ms = Millisekunden

Anmerkung zu Tabelle 9:

Faktor 1: Psychomotorische Geschwindigkeit
Faktor 2: Aufmerksamkeit und Exekutivfunktionen und visuelles Kurzzeitgedächtnis
Faktor 3: Verbalgedächtnis und Wortflüssigkeit
Faktor 4: Verbales Kurzzeitgedächtnis
Faktor 5: Figuralgedächtnis

[a] Test bzw. Parameter entstammt NeuroCogFX
[b] Anteil der erklärten Gesamtvarianz der einzelnen Faktoren nach der Rotation (Summe der quadrierten Ladungen nach der Rotation)
[c] Kommunalität: Summe der quadrierten Ladungen je Variable

Die Daten beziehen sich auf die 54 Patienten, die im Detail in Tabelle 7 beschrieben sind.

4.1.5 Identifikation diagnostischer Schwellenwerte

Zur Identifikation von diagnostischen Schwellenwerten spielen hinsichtlich der korrekten Klassifikation die Sensitivität und Spezifität eines Tests eine zentrale Rolle. Dabei drückt die diagnostische Sensitivität eines Testes die Wahrscheinlichkeit aus, mit der ein tatsächlich bestehendes Defizit, z.B. eine Leistungsbeeinträchtigung durch das Testverfahren auch diagnostiziert wird. Die diagnostische Spezifität eines Testes hingegen besagt, mit welcher Wahrscheinlichkeit ein nicht vorhandenes Defizit durch das Testverfahren als „kein Befund" identifiziert werden kann.

Signifikante Übereinstimmungen zwischen den normierten Parametern der NeuroCogFX-Untertests und den standardisierten konventionellen Testverfahren hinsichtlich der Aufdeckung von Leistungsdefiziten ergaben sich für die Psychomotorische Geschwindigkeit (Reaktionszeiten der Untertests *Reaktionszeit*, *Wahlreaktion 1* und *Wahlreaktion 2*), das verbale Kurzzeit- und Arbeitsgedächtnis (*Ziffernspanne, Two back-Test*), das *Verbale Gedächtnis* und die *Wortflüssigkeit*. Keine Übereinstimmung ergab sich hingegen für das *Figurale Gedächtnis*. Die Ergebnisse sind in Tabelle 10 dargestellt.

Ergebnisse - Teilprojekt I: Validierung von NeuroCogFX

Tabelle 10: Übereinstimmung zwischen NeuroCogFX-Untertests und etablierten Testverfahren bei der Aufdeckung von Defiziten.

NeuroCogFX Untertest	Etabliertes Testverfahren	Sensitivität (SW 85/Opt. Cut-off)	Spezifität (SW 85/Opt. Cut-off)	Optimaler Cut-off (SW)	ROC - Area (unter der Kurve)	Signifikanz
Ziffernspanne – Punkte	Zahlenspanne vorwärts (WMS-R)	0.44 / 0.89	0.86 / 0.61	93	0.78	**0.009**
Two back – Punkte minus Fehler	d2 – Gesamtzahl minus Fehler	0.40 / 0.70	0.91 / 0.76	88	0.73	**0.030**
Mittlere Reaktionszeiten	TAP – Mittlere Reaktionszeiten	0.80 / 0.80	0.96 / 0.96	85	0.93	**<0.001**
Verbales Gedächtnis – Gesamtzahl Hits minus Gesamtzahl Falscher Alarm/2	AVLT – Lernen Durchgang 1 bis 5	0.89 / 0.89	0.67 / 0.67	85	0.88	**<0.001**
Figurales Gedächtnis – Gesamtzahl Hits minus Gesamtzahl Falscher Alarm/2	Rey- Figur – Gedächtnisquotient	0.63 / 0.63	0.56 / 0.56	85	0.58	ns
Wortflüssigkeit – Punkte	Semantische Wortflüssigkeit – Punkte	0.67 / 1.0	0.68 / 0.63	88	0.82	**0.025**

SW = Standardwert, Opt. Cut-off = Optimaler Cut-off-Wert, ns = nicht signifikant

Die Daten beziehen sich auf 54 Patienten, die im Detail in Tabelle 7 beschrieben sind.

Ergebnisse - Teilprojekt I: Validierung von NeuroCogFX

Auf der Grundlage des festgelegten konventionellen Cut-off-Wertes von SW ≤ 85 (d.h. 1.5 SD unterhalb des Mittelwertes), welcher als Trennkriterium zwischen einer defizitären und einer nicht-defizitären Leistung definiert wurde, ergab sich eine zufriedenstellende Klassifikation mit ausgeglichener Sensitivität und Spezifität für die Reaktionszeiten (Mittlere Reaktionszeiten der Untertests *Reaktionszeit, Wahlreaktion 1* und *Wahlreaktion2*) und das *Verbale Gedächtnis*. Für den Untertest *Zifferspanne* ergab sich eine eher niedrige Sensitivität bei diesem Cut-off-Wert. Diese könnte verbessert werden, indem ein höherer Cut-off-Wert definiert würde, wobei hierdurch noch immer eine vernünftig hohe Spezifität aufrechterhalten werden könnte. In gleicher Weise könnte für den *Two back-Test* bei einer geringfügigen Erhöhung des Cut-off-Wertes die Sensitivität verbessert werden, und die Spezifität ebenfalls auf einem guten Niveau erhalten bleiben. Vergleichbares ist für die *Wortflüssigkeit* zu beobachten. Für das *Figurale Gedächtnis* zeigte sich keine signifikante Übereinstimmung.

Der Untertest *Verbales Gedächtnis* erzielte die höchste Sensitivität für die Diagnose eines Defizits im Bereich des Lernens verbalen Materials (Sensitivität 0.89 bei einer Spezifität von 0.67). Darüber hinaus wies auch die M*ittlere Reaktionszeit*, die sich aus den Reaktionszeiten der Untertests *Reaktionszeit, Wahlreaktion 1* und *Wahlreaktion 2* zusammensetzte, eine ebenfalls hohe Sensitivität (Sensitivität 0.80) für die Diagnose einer psychomotorischen Verlangsamung bei gleichzeitig sehr hoher Spezifität (Spezifität 0.96) auf.

Bei einem Trennkriterium von SW ≤ 85 ergab sich für das verbale Kurzzeitgedächtnis (*Zifferspanne*) und das verbale Arbeitsgedächtnis (*Two back-Test*) eine geringe Sensitivität (0.44 bzw. 0.40) im Sinne einer hohen Rate an nicht identifiziert betroffenen Patienten. Allerdings war in diesem Fall die Rate der fälschlich als beeinträchtigt klassifizierten Patienten verhältnismäßig gering (0.86 bzw. 0.91). Die diagnostische Brauchbarkeit dieser beiden Untertests im Sinne einer höheren Sensitivität und damit einer höheren Rate an korrekt diagnostizierten Defiziten im Bereich des Kurzzeit- und Arbeitsgedächtnisses, könnte gesteigert werden, wenn das Trennkriterium auf SW ≤ 93 bzw. SW ≤ 88 heraufgesetzt würde. Im Fall des *Two back-Tests* würde hierdurch eine Balance zwischen Sensitivität und Spezifität erreicht.

Insgesamt sind für die Untertests *Zifferspanne, Two back-Test*, die *Mittlere Reaktionszeit* (Untertests *Reaktionszeit, Wahlreaktion 1* und *Wahlreaktion 2*), das *Verbale Gedächtnis* und die *Wortflüssigkeit* vorteilhafte diagnostische Eigenschaften festzustellen bei Festlegung eines Trennkriteriums von 85 ≤ SW ≤ 93.

4.1.6 Praktikabilität

Die Akzeptanz des Testinstrumentes NeuroCogFX durch die Patienten war ebenso wie seine Praktikabilität als gut zu bezeichnen. In der Gruppe der Gehirntumor-Patienten wurde der Test mit einer medianen Durchführungsdauer von 28 Minuten bei einer Varianz von 16 bis 51 Minuten angewendet. Zwei Patienten konnten den *Two back-Test* aufgrund von Verständnisschwierigkeiten bezüglich der Instruktion nicht bearbeiten. Bei zwei weiteren Patienten konnten die Gedächtnisaufgaben aufgrund technischer Probleme nicht durchgeführt werden, nachdem die entsprechende Taste der Computertastatur zu lange gedrückt gehalten wurde. Abgesehen von diesen Ausnahmen wurde NeuroCogFX von allen Patienten ohne Schwierigkeiten vollständig bearbeitet. In der Gruppe der gesunden Kontrollprobanden lag die mediane Durchführungsdauer bei 24 Minuten mit einer Varianz von 18 bis 30 Minuten.

4.2 Teilprojekt II: Mittelfristige Neurotoxizität bei Gliomen

4.2.1 Patienten

Insgesamt wurden 92 Patienten mit der histopathologischen Diagnose eines Glioms ausgewertet. Die Gehirntumoren waren zwischen Oktober 2000 und März 2010 diagnostiziert worden und alle Patienten hatten sich einem operativen Eingriff unterzogen. Eine Tumorresektion war bei 75 Patienten (81%) durchgeführt worden. 17 Patienten (19%) hatten eine Biopsie erhalten, wobei die Biopsie bei 3 Patienten offen und bei 14 Patienten stereotaktisch erfolgte.

Bei 39 Patienten (42%) war ein Astrozytom WHO-Grad II oder III, bei 9 Patienten (10%) ein Oligodendrogliom WHO-Grad II oder III, bei 20 Patienten (22%) ein Oligoastrozytom WHO-Grad II oder III, bei 11 Patienten (12%) ein GBM WHO-Grad IV und bei 8 Patienten (9%) ein Gliom WHO-Grad I diagnostiziert worden. Bei 3 Patienten (3%) war ein anderes Gliom WHO-Grad II diagnostiziert worden und bei 2 Patienten (2%) war keine eindeutige Angabe zur Diagnose erhältlich. Damit hatten 43 Patienten (47%) ein niedriggradiges Gliom WHO-Grad I oder II und 47 Patienten (51%) ein hochgradiges Gliom WHO-Grad III oder IV.

Das mediane Alter der Patientengruppe lag zum Zeitpunkt des operativen und für die Diagnosestellung relevanten Eingriffs bei 34.9 Jahren (18.3 – 55.0 Jahre). 82 Patienten (89%) waren Rechtshänder, 3 Patienten (3%) Linkshänder und 7 Patienten (8%) gaben eine Beidhändigkeit an. Es befanden sich 51 Männer (55%) und 41 Frauen (45%) in der Gruppe. Von den eingeschlossenen Patienten hatten 14 Patienten (15%) eine 9-jährige Schulbildung, 34 Patienten (37%) eine 10-jährige Schulbildung und 44 Patienten (48%) hatten Abitur mit angeschlossenem Studium.

56 Patienten erhielten eine adjuvante Therapie. Insgesamt wurden 11 Patienten (12%) mit einer ausschließlichen Strahlentherapie, 21 Patienten (23%) mit einer ausschließlichen Chemotherapie, 24 Patienten (26%) mit einer kombinierten Strahlen- und Chemotherapie und 36 Patienten (39%) ohne postoperative adjuvante Behandlung (Beobachtung) in die Auswertungen einbezogen.

In Tabelle 11 sind die soziodemographischen und klinischen Charakteristika der Patienten, getrennt nach Behandlungsgruppen, aufgeführt.

Die RChT-Gruppe (n = 24) bestand aus 11 Patienten mit einer konkomitanten RChT, 3 Patienten mit einer konkomitanten RChT und anschließender adjuvanter ChT, sowie 10 Patienten mit RT und anschließender adjuvanter ChT.

Alle Patienten hatten eine postoperative neuropsychologische Baseline-Untersuchung vor der Einleitung der postoperativen adjuvanten Therapie erhalten. Die in das Teilprojekt II einfließenden neuropsychologischen Untersuchungen erfolgten im Zeitraum zwischen April 2005 und Januar 2014.

Bei 2 Patienten mit der postoperativen histopathologischen Diagnose eines diffusen Astrozytoms WHO-Grad II wurde zunächst eine abwartende Haltung eingenommen. Erst als die Patienten zu einem späteren Zeitpunkt einen Tumorprogress entwickelten, wurde die potentiell neurotoxische RT eingeleitet. Daher lag bei einem Patienten aus der RT-Gruppe zum Zeitpunkt der neuropsychologischen Baseline-Untersuchung die Diagnosestellung 21 Monate und bei dem anderen Patienten 15 Monate zurück.

Bei 6 Patienten wurde nach der histopathologischen Sicherung der Diagnose eines WHO-Grad II-Glioms (n = 5 diffuse Astrozytome, n = 1 Oligodendrogliom) zunächst eine abwartende Haltung eingenommen, bis die Tumoren in Form eines WHO-Grad III-Glioms rezidivierten. Dann erfolgte eine erneute Resektion mit der für das Teilprojekt II relevanten Diagnosestellung und im Anschluss eine adjuvante RChT.

Ergebnisse - Teilprojekt II: Mittelfristige Neurotoxizität bei Gliomen

Tabelle 11: Soziodemographische und klinische Charakteristika der Patienten, getrennt nach Behandlungsgruppen.

Charakteristika der Patientengruppe	Behandlungsgruppe				p-Wert[§]	p-Wert[#]
	Strahlentherapie n=11	Kombinierte Strahlen- und Chemotherapie n=24	Chemotherapie n=21	Beobachtung n=36		
Alter zum Zeitpunkt der OP (Jahre)						
Median (range)	26.0 (18.3 – 50.1)	38.0 (28.1 – 55.0)	38.4 (20.2 – 52.4)	31.1 (19.5 – 54.6)	0.006**	0.336
Männliches Geschlecht	6 (55%)	15 (63%)	13 (62%)	17 (47%)	0.609	0.524
Schulbildung						
Hauptschule	1 (9%)	4 (17%)	3 (14%)	6 (17%)		
Mittlere Reife	2 (18%)	11 (46%)	7 (33%)	14 (39%)		
Abitur und Studium	8 (73%)	9 (38%)	11 (52%)	16 (44%)		
Schulbildung (Jahre)						
Mittelwert (SD)	12.1 (1.6)	11.0 (1.7)	11.4 (1.7)	11.1 (1.7)	0.293	0.852
Operative Intervention						
Resektion	7 (64%)	22 (92%)	14 (67%)	32 (89%)	0.022*	> 0.5
Biopsie (offen oder stereotaktisch)	4 (36%)	2 (8%)	7 (33%)	4 (11%)		
Resektionsausmaß						
Gross Total Resektion	3 (27%)	7 (29%)	7 (33%)	21 (58%)	0.057[a]	0.499[a]
Subtotale Resektion	2 (18%)	10 (42%)	4 (19%)	8 (22%)		
Teilresektion	2 (18%)	5 (21%)	3 (14%)	3 (8%)		

Ergebnisse - Teilprojekt II: Mittelfristige Neurotoxizität bei Gliomen

Fortsetzung Tabelle 11: Soziodemographische und klinische Charakteristika der Patienten, getrennt nach Behandlungsgruppen.

Charakteristika der Patientengruppe	Strahlentherapie n=11	Behandlungsgruppe Kombinierte Strahlen- und Chemotherapie n=24	Chemotherapie n=21	Beobachtung n=36	p-Wert§	p-Wert#
Histologische Diagnose[1]					0.123[c]	0.044*[c]
Astrozytärer Tumor	9 (82%)	20 (83%)	9 (43%)	15 (42%)		
Oligodendroglialer Tumor		3 (13%)	3 (14%)	3 (8%)		
Oligoastrozytärer Tumor	1 (9%)	1 (4%)	9 (43%)	9 (25%)		
WHO-Grad[2]					0.766[d]	0.484[d]
I + II	5 (46%)	1 (4%)	6 (29%)	31 (91%)		<0.001***[b]
III	6 (55%)	12 (50%)	15 (71%)	3 (9%)		
IV		11 (46%)				
Tumorlokalisation						
Frontal	2 (18%)	7 (29%)	8 (38%)	18 (50%)		
Temporal	3 (27%)	9 (38%)	7 (33%)	8 (22%)		
Parietal	2 (18%)		3 (14%)	1 (3%)		
Okzipital			1 (5%)			
Kleinhirn, Hirnstamm, 4. Ventrikel	1 (9%)			1 (3%)		
Fronto-temporal	1 (9%)	6 (25%)		1 (3%)		
Temporo-parietal		2 (8%)	1 (5%)	1 (3%)		
Temporo-okzipital				1 (3%)		
Parieto-okzipital				1 (3%)		
Fehlende Information	2 (18%)		1 (5%)	4 (11%)		

Ergebnisse - Teilprojekt II: Mittelfristige Neurotoxizität bei Gliomen

Fortsetzung Tabelle 11: Soziodemographische und klinische Charakteristika der Patienten, getrennt nach Behandlungsgruppen.

Charakteristika der Patientengruppe	Behandlungsgruppe				p-Wert§	p-Wert#
	Strahlentherapie	Kombinierte Strahlen- und Chemotherapie	Chemotherapie	Beobachtung		
	n=11	n=24	n=21	n=36		
Tumorlateralisation					0.101e	0.664e
Links	8 (73%)	10 (42%)	11 (42%)	16 (44%)		
Rechts	1 (9%)	14 (58%)	10 (48%)	18 (50%)		
Mittellinie				1 (3%)		
Bilateral	2 (18%)					
Fehlende Information				1 (3%)		
Auftreten epileptischer Anfälle vor OP[3]	6 (13%)	14 (30%)	13 (28%)	13 (28%)		
Einnahme Antiepileptika zur 1. NPSY	8 (73%)	14 (58%)	12 (57%)	15 (42%)	0.132	0.085
Einnahme Antiepileptika zur 2. NPSY	6 (55%)	9 (38%)	12 (57%)	14 (39%)	0.405	> 0.5
Zeitintervall 1. und 2. NPSY (Monate)					0.081	0.023*
Mittelwert (SD)	17.0 (7.0)	19.7 (6.9)	16.2 (6.3)	15.4 (6.0)		
Median (range)	16.7 (5.9 – 28.1)	21.1 (8.0 – 31.1)	15.4 (6.2 – 27.6)	14.9 (6.0 – 24.9)		
Zeitintervall OP und 1. NPSY (Monate)					0.053	0.774
Mittelwert (SD)	3.5 (7.2)	0.3 (0.1)	0.5 (0.7)	2.1 (4.6)		
Median (range)	0.3 (0.03 – 20.7)	0.2 (0.03 – 0.7)	0.3 (0.1 – 3.6)	0.2 (0.03 – 24.3)		

Ergebnisse - Teilprojekt II: Mittelfristige Neurotoxizität bei Gliomen

Fortsetzung Tabelle 11: Soziodemographische und klinische Charakteristika der Patienten, getrennt nach Behandlungsgruppen.

Charakteristika der Patientengruppe	Behandlungsgruppe				p-Wert[§]	p-Wert[#]
	Strahlentherapie	Kombinierte Strahlen- und Chemotherapie	Chemotherapie	Beobachtung		
	n=11	n=24	n=21	n=36		
Erkrankungsdauer (Erstdiagnose bis 2. NPSY, in Monaten)						
Mittelwert (SD)	20.7 (8.7)	25.4 (16.4)	27.1 (20.9)	18.2 (7.9)	0.090	0.437
Median (range)	20.3 (6.4 – 37.0)	21.7 (8.0 – 82.2)	19.0 (6.5 – 80.8)	17.0 (6.1 – 43.9)		

NPSY: Neuropsychologische Untersuchung mit NeuroCogFX, SD: Standardabweichung

[#] Vergleich zwischen RT+ und RT- mittels T-Test bzw. mittels Exaktem Test nach Fisher
[§] Vergleich zwischen den 4 Behandlungsgruppen (RT, RChT, ChT, Beobachtung) mittels Einfaktorieller ANOVA bzw. Chi-Quadrat-Test nach Pearson
[1] n = 8 andere Gliome WHO-Grad I und II, n = 2 Fehlende Information
[2] n = 2 Fehlende Information
[3] n = 15 Fehlende Information
[a] Vergleich der Häufigkeiten hinsichtlich Resektionsausmaß (Gross Total Resektion/Subtotale Resektion vs Teilresektion/Biopsie)
[b] Vergleich der Häufigkeiten hinsichtlich WHO-Grad (niedriggradige Gliome, WHO-Grad I und II vs hochgradige Gliome, WHO-Grad III und IV)
[c] Vergleich der Häufigkeiten hinsichtlich frontaler Tumorlokalisation (frontal vs nicht frontal)
[d] Vergleich der Häufigkeiten hinsichtlich temporaler Tumorlokalisation (temporal vs nicht temporal)
[e] Vergleich der Häufigkeiten hinsichtlich Tumorlateralisation (links vs rechts); *p < 0.05, ** p < 0.01, *** p < 0.001

Bei 4 Patienten wurde nach der histopathologischen Sicherung der Diagnose eines WHO-Grad II-Glioms (n = 2 diffuse Astrozytome, n = 2 Oligoastrozytome) ebenfalls zunächst eine abwartende Haltung eingenommen, bis die Tumoren in Form eines WHO-Grad III-Glioms rezidivierten. Dann erfolgte in 3 Fällen eine erneute Resektion und in einem Fall eine Biopsie mit der für das Teilprojekt II relevanten Diagnosestellung und im Anschluss eine ChT.

Damit erfolgte in insgesamt 10 Fällen die neuropsychologische Baseline-Untersuchung unmittelbar nach der zweiten Operation, die aufgrund eines Tumorrezidivs nach zunächst abwartender Haltung durchgeführt wurde und für die Diagnosestellung in Teilprojekt II ausschlaggebend war.

In der Beobachtungsgruppe hatten 3 Patienten vor dem zum Einschluss in die vorliegende Studie führenden operativen Eingriff bereits einen operativen Eingriff (Resektion oder Biopsie) ihres Tumors in der Vorgeschichte erhalten, jedoch ansonsten keine tumorspezifische Therapie erhalten.

Keiner der eingeschlossenen Patienten hatte zu einem früheren Zeitpunkt bereits eine adjuvante tumorspezifische Therapie erhalten, so dass bei allen Patienten die neuropsychologische Baseline-Untersuchung ausnahmslos vor der nichtoperativen tumorspezifischen Therapie stattfand.

In der RChT-Gruppe fand bei 6 Patienten die zweite neuropsychologische Untersuchung noch während der adjuvanten ChT statt.

Das mediane Zeitintervall zwischen der ersten und der zweiten neuropsychologischen Untersuchung betrug für die gesamte Patientengruppe 16.6 Monate (5.9 – 31.1 Monate). Das mediane Zeitintervall zwischen dem operativen Eingriff und der ersten neuropsychologischen Untersuchung betrug 7 Tage (1 – 720 Tage). Bei 81 Patienten (88%) war das Intervall kürzer als 90 Tage, bei 8 Patienten (9%) variierte das Intervall zwischen 90 und 270 Tagen, bei einem Patienten betrug das Intervall 450 Tage, bei einem anderen 630 Tage und bei einem anderen 720 Tage.

4.2.1.1 Strahlentherapie

Eine fokale RT, d.h. eine konventionell fraktionierte fokale Bestrahlung der erweiterten Tumorregion, wurde bei 32 der 35 bestrahlten Patienten (91%) durchgeführt, davon bei 9 von 11 Patienten aus der RT-Gruppe und bei 23 von 24 Patienten aus der RChT-Gruppe. Aus der RChT-Gruppe erhielt ein Patient eine Ganzhirnbestrahlung und bei einem Patienten der RT-Gruppe wurde eine interstitielle Bestrahlung mit direktem Einbringen der Strahlenquelle in das Tumorgewebe durchgeführt. Bei einem weiteren Patienten lagen keine konkreten Angaben zur Art der erhaltenen Bestrahlung vor.

Die Gesamtstrahlendosis lag im Median bei 59.4 Gy und variierte zwischen 39.6 und 60.0 Gy. Die meisten Patienten (87%) erhielten 59.4 Gy oder 60.0 Gy. In der RT-Gruppe und der RChT-Gruppe lag die Gesamtstrahlendosis bei jeweils 2 Patienten < 59.4 Gy.

Die Einzelfraktionsdosis lag im Median bei 2.0 Gy und variierte zwischen 1.8 und 2.0 Gy. Bei nur einem Patienten lag die Fraktionsdosis > 2.0 Gy.

4.2.1.2 Chemotherapie

In Tabelle 12 sind die in den Chemotherapien verwendeten Substanzen in ihrer angewendeten Häufigkeit aufgeführt.

Insgesamt wurden 32 Patienten (71%) mit dem Chemotherapeutikum Temozolomid behandelt, wobei dies für 76% der Patienten in der ChT-Gruppe und für 67% der Patienten in der RChT-Gruppe zutraf.

Bei zwei Patienten musste die Chemotherapiedosis reduziert werden, wobei die Reduktion jeweils nach 2 Zyklen einsetzte. Als Grund für die Dosisreduktion lag jeweils eine Myelotoxizität vor. Alle Patienten, die TMZ konkomitant zur Bestrahlung erhielten, bekamen ihre Dosis jeweils gemäß dem Protokoll. Bei keinem Patienten musste die konkomitante TMZ-Therapie vorzeitig abgebrochen werden.

Tabelle 12: Im Rahmen der Chemotherapie verwendete Substanzen, sowie Häufigkeit ihrer Anwendung (Anzahl Patienten).

Chemotherapie konkomitant oder konkomitant + adjuvant (EORTC-Protokoll, Stupp-Schema)[a]		
Substanzen bzw. Anwendungsform	Zyklen	Anzahl Patienten
Temozolomid (TMZ)		14
	< 6	2
	6	3
	> 6	7
	Fehlende Angaben	2
TMZ-Schema	5/28d	11
	Fehlende Angaben	3
Chemotherapie adjuvant[b]		
Substanzen bzw. Anwendungsform	Zyklen	Anzahl Patienten
Nitrosoharnstoff Monotherapie		5
PCV		2
Temozolomid		2
Andere		1
	< 6	1
	6	7
	> 6	2
Chemotherapie ohne Strahlentherapie		
Substanzen bzw. Anwendungsform	Zyklen	Anzahl Patienten
Temozolomid		16
PCV		4
Nitrosoharnstoff in anderer Kombination		1
	< 6	2
	6	9
	> 6	9
	Fehlende Angaben	1
TMZ-Schema	5/28d	15
	Fehlende Angaben	2

PCV: Procarbazin – Lomustin (CCNU) – Vincristin

[a] Gabe der Chemotherapeutika zeitgleich zur Strahlentherapie (konkomitant) oder zunächst zeitgleich zur Strahlentherapie und anschließend nach Beendigung der Strahlentherapie weitere Gabe (adjuvant)

[b] Gabe der Chemotherapeutika in zeitlichem Abstand nach Beendigung der Strahlentherapie

4.2.1.3 Epilepsie und antiepileptische Medikation

Vor dem operativen Eingriff litten 46 Patienten (50%) unter epileptischen Anfällen, wobei diese bei 32 Patienten innerhalb der letzten drei Monate vor dem operativen Eingriff aufgetreten waren. 31 Patienten (34%) berichteten, vor dem operativen Eingriff keine epileptischen Anfälle gehabt zu haben und bei 15 Patienten war hierzu keine Information erhältlich.

Zum Zeitpunkt der ersten neuropsychologischen Untersuchung wurden 49 Patienten (53%) antikonvulsiv behandelt. Dabei wurden 13 Patienten (4 aus der RT-Gruppe, 4 aus der RChT-Gruppe, 1 aus der ChT-Gruppe und 4 aus der Beobachtungsgruppe) mit einer Monotherapie, bestehend aus den Wirkstoffen Carbamazepin, Phenytoin oder Valproinsäure aus der Gruppe der klassischen Antiepileptika, behandelt. Demgegenüber erhielten 23 Patienten (3 aus der RT-Gruppe, 4 aus der RChT-Gruppe, 8 aus der ChT-Gruppe und 8 aus der Beobachtungsgruppe) eine Monotherapie, bestehend aus dem neuen Antiepileptikum Lamotrigin oder Levetiracetam. Weitere 8 Patienten erhielten eine Kombinationsbehandlung aus mindestens zwei Antiepileptika und 5 Patienten nahmen ein anderes Antiepileptikum (z.B. Oxcarbazepin oder Topiramat) ein.

Zum Zeitpunkt der zweiten neuropsychologischen Untersuchung wurden 41 Patienten (45%) antikonvulsiv behandelt. Hiervon wurden 7 Patienten (1 aus der RT-Gruppe, 2 aus der RChT-Gruppe, 2 aus der ChT-Gruppe und 2 aus der Beobachtungsgruppe) mit einer Monotherapie eines klassischen Antiepileptikums behandelt. Im Gegensatz dazu erhielten 21 Patienten (4 aus der RT-Gruppe, 2 aus der RChT-Gruppe, 8 aus der ChT-Gruppe und 7 aus der Beobachtungsgruppe) eine Monotherapie, bestehend aus dem neuen Antiepileptikum Lamotrigin oder Levetiracetam. Weitere 6 Patienten erhielten eine Kombinationsbehandlung aus mindestens zwei Antiepileptika, 7 Patienten nahmen ein anderes Antiepileptikum (Oxcarbazepin) ein oder es lagen keine Angaben zur Art des eingenommenen Antiepileptikums vor.

In Anhang A findet sich eine Aufstellung der verschiedenen Antiepileptika und ihrer Dosierungen für alle Patienten in den einzelnen Behandlungsgruppen.

Zum Zeitpunkt der zweiten neuropsychologischen Untersuchung und der vorangegangenen Therapie lag lediglich bei einem Patienten eine behandlungsbedürftige Depression mit antidepressiver Medikation vor.

4.2.2 Gruppenvergleich der demographischen und klinischen Patientendaten

Im Folgenden umfasst die Gruppe *Mit Strahlentherapie* (RT$^+$) die beiden Behandlungsgruppen RT und RChT und die Gruppe *Ohne Strahlentherapie* (RT$^-$) die beiden Behandlungsgruppen ChT und Beobachtung. Die RT$^+$-Patienten und die RT$^-$-Patienten unterschieden sich im Alter im Zwei-Stichproben-T-Test nicht signifikant voneinander [$t(90) = -0.97$, ns].

Die Gruppe der RT$^+$-Patienten wies einen Altersmittelwert von 37.3 (*SD* = 8.9) Jahren auf, während das mittlere Alter der RT$^-$-Patienten bei 35.4 (*SD* = 9.0) Jahren lag. Im Einzelvergleich der Therapiegruppen waren jedoch die RChT-Patienten signifikant älter als die Beobachtungs-Patienten und die RT-Patienten [$F(3,88) = 4.42$; $p = 0.006$].

Im Exakten Test nach Fisher für die Vierfeldertafel ergab sich kein signifikanter Unterschied in der Geschlechterverteilung zwischen den Gruppen RT$^+$ und RT$^-$, $p = 0.524$, und auch der Vergleich zwischen den 4 Behandlungsgruppen ergab keinen signifikanten Unterschied, $p = 0.609$.

Auch hinsichtlich der Schulbildung (Schuljahre) unterschieden sich weder die 4 Behandlungsgruppen signifikant voneinander, noch gab es diesbezüglich einen Unterschied zwischen den RT$^+$-Patienten und den RT$^-$-Patienten. Insgesamt konnte somit in beiden Gruppen von einem äquivalenten Bildungsniveau ausgegangen werden.

In der RChT-Gruppe und der Beobachtungs-Gruppe waren verhältnismäßig deutlich mehr Resektionen als Biopsien durchgeführt worden, im Vergleich zur RT-Gruppe und zur ChT-Gruppe, $p = 0.022$. Beim Vergleich der zusammengefassten Gruppen RT$^+$ und RT$^-$ war allerdings hinsichtlich der Häufigkeiten der durchgeführten Tumorresektionen und Biopsien kein Unterschied mehr festzustellen, $p > 0.5$.

Bei den 4 Behandlungsgruppen waren die Zeitintervalle zwischen den beiden neuropsychologischen Untersuchungen sowie zwischen dem diagnostisch relevanten operativen Eingriff und der ersten neuropsychologischen Untersuchung nicht signifikant voneinander verschieden. Verglichen mit den RT$^-$-Patienten wiesen die RT$^+$-Patienten allerdings signifikant längere Zeitintervalle zwischen den beiden neuropsychologischen Untersuchungszeitpunkten auf [$t(90) = -2.31$; $p = 0.023$].

Die Erkrankungsdauer stellte sich in allen 4 Therapiegruppen und auch in den zusammengefassten Gruppen RT$^+$ und RT$^-$ als vergleichbar lang dar. Zudem unterschieden sich die RT-Gruppe und die RChT-Gruppe nicht hinsichtlich des Zeitintervalls zwischen der Beendigung der RT und der zweiten neuropsychologischen Untersuchung.

Unter den RT⁺-Patienten befanden sich 29 Patienten mit hochgradigen Gliomen (WHO-Grad III und IV) und 6 Patienten mit niedriggradigen Gliomen (WHO-Grad I und II), während in der RT⁻-Gruppe 37 niedriggradige Gliome und 18 hochgradige Gliome vorlagen. Im Exakten Test nach Fisher für die Vierfeldertafel ergab sich ein signifikanter Unterschied in der WHO-Grad-Verteilung zwischen den RT⁺-Patienten und den RT⁻-Patienten, $p < 0.001$. Dieser Befund entspricht dem Standardvorgehen, dass hochgradige Gliome in den meisten Fällen bestrahlt oder mit einer Kombinationstherapie behandelt werden. Es ergab sich zwischen den Gruppen RT⁺ und RT⁻ zudem weder zum ersten noch zum zweiten Untersuchungszeitpunkt ein Unterschied in der Häufigkeit der Einnahme von Antiepileptika und auch zwischen den 4 Behandlungsgruppen zeigte sich diesbezüglich kein signifikanter Unterschied.

Unter den RT⁺-Patienten fanden sich verhältnismäßig weniger frontale als andere Tumoren im Vergleich zur RT⁻-Gruppe, $p = 0.044$.

4.2.3 Kognitiver Leistungsstatus vor der adjuvanten Behandlung

Zum Zeitpunkt der Baseline-Untersuchung, die nach dem operativen Eingriff (Biopsie oder Resektion) und vor der adjuvanten Therapie stattfand, ergaben sich zwischen den 4 Behandlungsgruppen (RT, RChT, ChT, Beobachtung) keine signifikanten Unterschiede hinsichtlich der kognitiven Leistungen in den selektierten Parametern und Prozenträngen der Funktionsbereiche *Psychomotorische Geschwindigkeit*, *Aufmerksamkeit* und *Exekutivfunktionen* (Inhibitionsfähigkeit), *Verbalgedächtnis* und *Wortflüssigkeit*, *Kurzzeit- und Arbeitsgedächtnis* sowie *Figuralgedächtnis* ($p > 0.05$). Die PR-Werte der normierten Parameter waren zu diesem Zeitpunkt für alle 4 Behandlungsgruppen im altersentsprechenden Normbereich einzustufen. Lediglich für die Gruppe der Patienten mit einer späteren Kombinationstherapie ergab sich im Bereich des Verbalgedächtnisses ein mittlerer PR-Wert von 15.8 ($SD = 23.6$), der leicht unterhalb des Normbereiches einzuordnen ist.

In der Tendenz zeigte sich ein Unterschied zwischen den 4 Behandlungsgruppen hinsichtlich des PR-Wertes der *Ziffernspanne – Länge* [$F(3,88) = 2.2$; $p = 0.099$]. Auch im Bereich des Verbalgedächtnisses zeigte sich für den Parameter *Lernen* ein tendenziell signifikanter Unterschied zwischen mindestens zwei Behandlungsgruppen [$F(3,88) = 2.5$; $p = 0.064$]. Hier konnten die Patienten der Beobachtungsgruppe im Mittel 29.7 ($SD = 4.5$) Wörter innerhalb von 3 Lerndurchgängen wiedererkennen, wohingegen es in der Gruppe der RChT-Patienten im Mittel nur 25.0 ($SD = 8.9$) Wörter waren, bei den ChT-Patienten im Mittel 27.9 ($SD = 6.7$) Wörter und bei den RT-Patienten 27.1 Wörter ($SD = 6.7$).

Ebenso wies die Fehleranzahl im Untertest *Wahlreaktion 1* in der Tendenz einen Gruppenunterschied auf [$F(3,88) = 2.2; p = 0.096$].

In Tabelle 13 bis Tabelle 16 sind die Testrohwerte der 4 Behandlungsgruppen separat für jeden Funktionsbereich bzw. für jeden Testparameter/Prozentrang zum ersten Untersuchungszeitpunkt vor der adjuvanten Therapie angegeben.

Ergebnisse - Teilprojekt II: Mittelfristige Neurotoxizität bei Gliomen

Tabelle 13: Mittelwerte (M) und Standardabweichungen (SD) der Rohwerte und Prozentränge für den Bereich Kurzzeit- und Arbeitsgedächtnis (selektierte Parameter und Prozentränge der Untertests *Ziffernspanne* und *Two back-Test*). Ebenfalls abgebildet sind die Ergebnisse der Varianzanalyse, welche mögliche Unterschiede zwischen den Gruppen anzeigen soll.

NeuroCogFX-Parameter / Untertest	Beobachtung (n = 36)		Chemo-therapie (n = 21)		Strahlen-therapie (n = 11)		Kombinations-therapie (n = 24)		ANOVA
	M	SD	M	SD	M	SD	M	SD	
Ziffernspanne – Punkte (max. 9)	6.4	2.5	5.3	2.7	5.7	3.4	5.4	2.1	$F(3,88)=1.3; p=0.293$
Ziffernspanne – Prozentrang Punkte (max. 100)	41.0	29.5	24.8	26.6	33.8	36.9	27.6	27.0	$F(3,88)=1.7; p=0.167$
Ziffernspanne – Prozentrang Länge (max. 100)	45.0	30.9	30.5	27.9	38.2	37.9	26.3	27.3	$F(3,88)=2.2; p=0.099$
Two back – Fehler	1.6	2.3	2.1	3.6	2.8	3.9	0.7	0.9	$F(3,87)=1.9; p=0.128$
Two back – Auslassungen (max. 10)	2.3	2.7	2.1	2.6	3.4	3.3	2.5	2.5	$F(3,86)=0.6; p=0.626$
Two back – Prozentrang Punkte minus Fehler (max. 100)	42.2	38.8	39.5	34.3	36.5	42.8	37.0	31.9	$F(3,88)=0.1; p=0.943$

Ergebnisse - Teilprojekt II: Mittelfristige Neurotoxizität bei Gliomen

Tabelle 14: Mittelwerte (M) und Standardabweichungen (SD) der Rohwerte und Prozentränge für den Bereich Figurales Gedächtnis (selektierte Parameter und Prozentrang des Untertests *Figurales Gedächtnis*). Ebenfalls abgebildet sind die Ergebnisse der Varianzanalyse, welche mögliche Unterschiede zwischen den Gruppen anzeigen soll.

NeuroCogFX-Parameter / Untertest	Beobachtung (n = 36)		Chemo-therapie (n = 21)		Strahlen-therapie (n = 11)		Kombinations-therapie (n = 24)		ANOVA
	M	SD	M	SD	M	SD	M	SD	
Figurales Gedächtnis – Lernen (max. 21)	11.8	3.9	10.8	4.3	13.6	2.0	10.8	3.9	$F(3,88)=1.7; p=0.166$
Figurales Gedächtnis – Intrusionen (Lernen)	7.8	6.0	8.5	5.4	8.0	6.4	8.3	7.8	$F(3,88)=0.1; p=0.978$
Figurales Gedächtnis – Verzögertes Wiedererkennen	3.9	1.8	3.6	1.9	4.5	1.1	3.8	2.0	$F(3,88)=0.7; p=0.568$
Figurales Gedächtnis – Intrusionen (Verzög. Wiedererk)	2.6	2.4	2.5	2.3	2.2	2.1	2.5	2.2	$F(3,88)=0.1; p=0.961$
Figurales Gedächtnis – Konsolidierung	-0.3	1.3	-0.3	1.8	-0.2	0.8	-0.5	2.1	$F(3,88)=0.1; p=0.937$
Figurales Gedächtnis – Prozentrang Gesamtzahl Hits minus Gesamtzahl Falscher Alarm/2 (max. 100)	30.9	27.6	28.8	26.8	39.2	30.0	34.1	24.7	$F(3,88)=0.4; p=0.733$

Ergebnisse - Teilprojekt II: Mittelfristige Neurotoxizität bei Gliomen

Tabelle 15: Mittelwerte (M) und Standardabweichungen (SD) der Rohwerte und Prozentränge für den Bereich Verbales Gedächtnis und Wortflüssigkeit (selektierte Parameter und Prozentränge der Untertests *Verbales Gedächtnis* und *Wortflüssigkeit*). Ebenfalls abgebildet sind die Ergebnisse der Varianzanalyse, welche mögliche Unterschiede zwischen den Gruppen anzeigen soll.

NeuroCogFX-Parameter / Untertest	Beobachtung (n = 36)		Chemo-therapie (n = 21)		Strahlen-therapie (n = 11)		Kombinations-therapie (n = 24)		ANOVA
	M	SD	M	SD	M	SD	M	SD	
Verbales Gedächtnis – Lernen (max. 36)	29.7	4.5	27.9	6.7	27.1	6.7	25.0	8.9	F(3,88)=2.5; p=0.064
Verbales Gedächtnis – Intrusionen (Lernen)	4.8	5.6	3.1	3.0	5.0	3.9	4.7	6.2	F(3,88)=0.6; p=0.607
Verbales Gedächtnis – Verzög. Wiedererk. (max. 12)	9.1	3.0	9.2	3.2	9.3	2.4	7.5	3.8	F(3,88)=1.7; p=0.182
Verbales Gedächtnis – Intrusionen (Verzög. Wieder.)	1.0	1.4	0.4	0.7	1.3	1.7	1.2	1.5	F(3,88)=1.6; p=0.202
Verbales Gedächtnis – Konsolidierung	-1.5	2.6	-1.3	2.7	-0.7	1.3	-1.2	3.1	F(3,88)=0.2; p=0.873
Verbales Gedächtnis – Prozentrang Gesamtzahl Hits minus Gesamtzahl Falscher Alarm/2 (max. 100)	28.7	31.1	29.5	26.3	23.4	35.4	15.8	23.6	F(3,88)=1.2; p=0.316
Wortflüssigkeit – Punkte	12.1	6.1	11.4	5.5	9.6	6.3	10.0	4.1	F(3,88)=1; p=0.4
Wortflüssigkeit – Prozentrang Punkte (max. 100)	38.3	34.7	35.1	31.6	23.6	33.8	26.2	26.0	F(3,88)=1; p=0.377

Ergebnisse - Teilprojekt II: Mittelfristige Neurotoxizität bei Gliomen

Tabelle 16: Mittelwerte (M) und Standardabweichungen (SD) der Rohwerte und Prozentränge für den Bereich Psychomotorische Geschwindigkeit, Aufmerksamkeit und Exekutivfunktionen (Inhibitionsfähigkeit) (selektierte Parameter und Prozentränge der Untertests *Reaktionszeit*, *Wahlreaktion 1* und *Wahlreaktion 2*). Ebenfalls abgebildet sind die Ergebnisse der Varianzanalyse, welche mögliche Unterschiede zwischen den Gruppen anzeigen soll.

NeuroCogFX-Parameter / Untertest	Beobachtung (n = 36)		Chemo-therapie (n = 21)		Strahlen-therapie (n = 11)		Kombinations-therapie (n = 24)		ANOVA
	M	SD	M	SD	M	SD	M	SD	
Einfache Reaktion – Zeit	317.2	103.1	306.9	127.2	267.5	46.2	338.9	125.3	$F(3,87)=1.1; p=0.357$
Wahlreaktion 1 – Zeit	410.6	96.4	413.1	104.7	387.2	71.4	443.3	110.9	$F(3,88)=0.9; p=0.425$
Wahlreaktion 1 – Fehler	0.3	0.5	0.5	0.9	0.8	1.0	0.7	0.9	$F(3,88)=2.2; p=0.096$
Wahlreaktion 2 – Zeit	402.4	87.0	418.3	89.0	388.6	76.6	448.2	114.8	$F(3,88)=1.5; p=0.222$
Wahlreaktion 2 – Fehler	0.4	0.6	0.3	0.9	0.7	1.0	0.3	0.7	$F(3,88)=0.8; p=0.482$
Einfache Reaktion – Prozentrang (max. 100)	34.7	32.9	42.5	33.7	40.8	30.1	28.1	26.6	$F(3,88)=0.9; p=0.438$
Wahlreaktion 1 – Prozentrang (max. 100)	31.0	25.6	32.4	30.0	34.3	32.2	23.9	26.8	$F(3,88)=0.5; p=0.658$
Wahlreaktion 2 – Prozentrang (max. 100)	36.4	32.0	33.8	32.0	38.7	31.7	29.2	28.1	$F(3,88)=0.3; p=0.792$

Im Anschluss wurden weitere Post-hoc-Analysen im Sinne multipler paarweiser Einzelvergleiche zur Kontrastierung weiterer möglicher Unterschiede durchgeführt. Diese Post-hoc-Vergleiche wurden nur mit den normierten PR-Werten durchgeführt.

Für diese Analysen wurden die Patienten mit abwartender Haltung (Beobachtung) jeweils mit der RT-Gruppe, der ChT-Gruppe, der RT^+-Gruppe, sowie mit der Gesamtgruppe aller adjuvant behandelten Patienten (RT oder RChT oder ChT) zum Zeitpunkt der Baseline-Untersuchung verglichen.

Die Korrektur dieser Analysen erfolgte dabei gemäß Bonferroni im Sinne einer Alpha-Niveau-Adjustierung. Da pro Datenreihe 4 Vergleiche durchgeführt wurden, wurde das α-Niveau von 5% adjustiert, indem es durch den Faktor 4 dividiert wurde. Es resultierte $α_{korrigiert} = 0.0125$, welches die Referenz für die Signifikanzprüfung darstellte. Die Ergebnisse werden α-adjustiert berichtet.

Zum Zeitpunkt der Baseline-Untersuchung unterschieden sich die Leistungen der Patienten mit abwartender Haltung in keinem kognitiven Funktionsbereich signifikant von den Leistungen der RT-Patienten oder der ChT-Patienten. Ebenso zeigten sich keine signifikanten Unterschiede zur Leistung der RT^+-Gruppe oder zur Leistung der Gesamtgruppe aller adjuvant behandelten Patienten ($p > 0.0125$).

4.2.4 Kognitive Leistungsveränderung im zeitlichen Verlauf

Zur Abbildung von Leistungsveränderungen über die Zeit wurden für jeden Parameter und PR der einzelnen NeuroCogFX-Untertests Differenzwerte gebildet zwischen dem Rohwert/ Prozentrang des zweiten Untersuchungszeitpunktes (t2, nach der Therapie) und dem Rohwert/Prozentrang des ersten Untersuchungszeitpunktes (t1, vor der Therapie). Die Differenzwerte wurden anschließend Z-transformiert, um eine vergleichende Darstellung zu ermöglichen. Hinsichtlich des Ausmaßes der Leistungsveränderung zwischen den beiden Untersuchungszeitpunkten ergab sich in den Varianzanalysen zwischen den 4 Behandlungsgruppen kein Unterschied in keinem Parameter oder PR ($p > 0.1$).

In Abbildung 4 bis Abbildung 7 sind die relativen Unterschiede (Z-transformiert) zwischen den 4 Behandlungsgruppen hinsichtlich der Veränderungen ihrer Leistungen zwischen den beiden Untersuchungszeitpunkten für alle Parameter/Prozentränge visualisiert. Dabei wurden die einzelnen Parameter/Prozentränge gemäß der definierten kognitiven Funktionsbereiche *Kurzzeit- und Arbeitsgedächtnis, Figurales Gedächtnis, Verbales Gedächtnis und Wortflüssigkeit sowie Psychomotorische Geschwindigkeit, Aufmerksamkeit und Exekutivfunktionen (Inhibitionsfähigkeit)* zusammengefasst. Bezüglich der Grafiken indizieren innerhalb eines Testparameters bestehende größere Diskrepanzen zwischen den Endpunkten von jeweils zwei Balken einen größeren Unterschied zwischen diesen beiden Gruppen. Die Grafiken liefern damit einen Überblick über die relativen Leistungsvergleiche zwischen den vier Behandlungsgruppen.

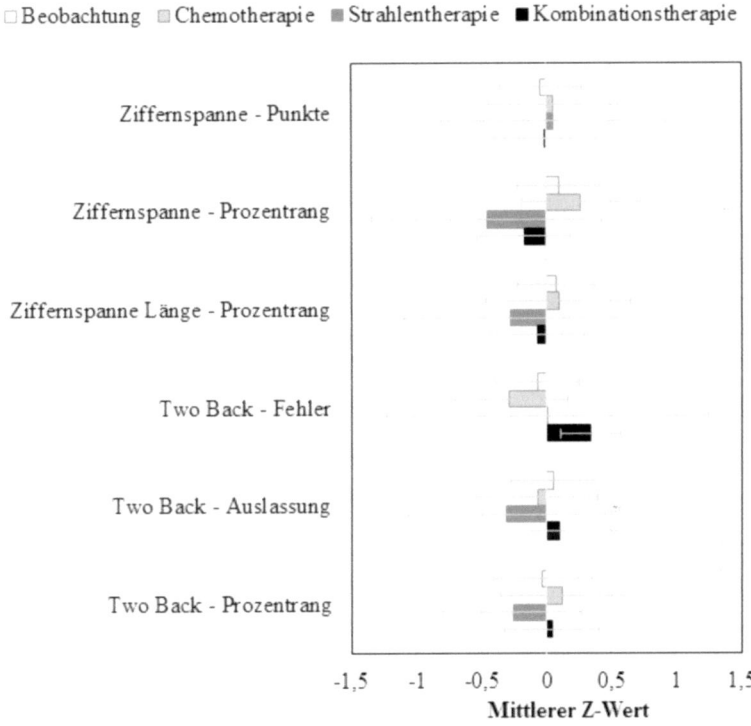

Abbildung 4: Mittlere Z-transformierte Werte der Differenzen zwischen Untersuchungszeitpunkt t2 (nach der Therapie) und Untersuchungszeitpunkt t1 (vor der Therapie), nach Behandlungsgruppen getrennt abgebildet, hier für den Bereich Kurzzeit- und Arbeitsgedächtnis (selektierte Parameter und Prozentränge der Untertests *Ziffernspanne* und *Two back-Test*). Die Fehlerbalken bilden die Standardabweichung ab.

Ergebnisse - Teilprojekt II: Mittelfristige Neurotoxizität bei Gliomen

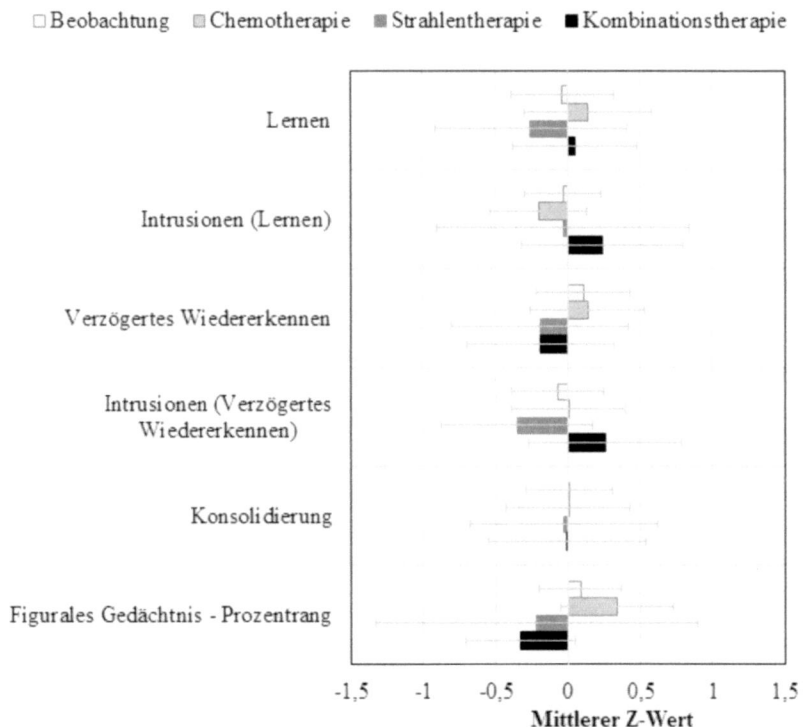

Abbildung 5: Mittlere Z-transformierte Werte der Differenzen zwischen Untersuchungszeitpunkt t2 (nach der Therapie) und Untersuchungszeitpunkt t1 (vor der Therapie), nach Behandlungsgruppen getrennt abgebildet, hier für den Bereich Figurales Gedächtnis (selektierte Parameter und Prozentrang des Untertests *Figurales Gedächtnis*). Die Fehlerbalken bilden die Standardabweichung ab.

Ergebnisse - Teilprojekt II: Mittelfristige Neurotoxizität bei Gliomen

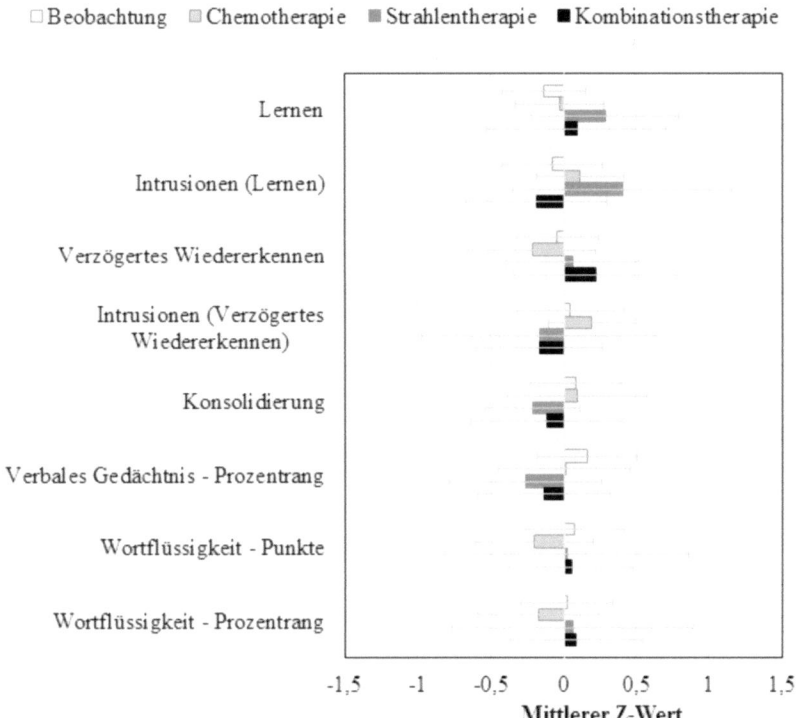

Abbildung 6: Mittlere Z-transformierte Werte der Differenzen zwischen Untersuchungszeitpunkt t2 (nach der Therapie) und Untersuchungszeitpunkt t1 (vor der Therapie), nach Behandlungsgruppen getrennt abgebildet, hier für den Bereich Verbales Gedächtnis und Wortflüssigkeit (selektierte Parameter und Prozentränge der Untertests *Verbales Gedächtnis* und *Wortflüssigkeit*). Die Fehlerbalken bilden die Standardabweichung ab.

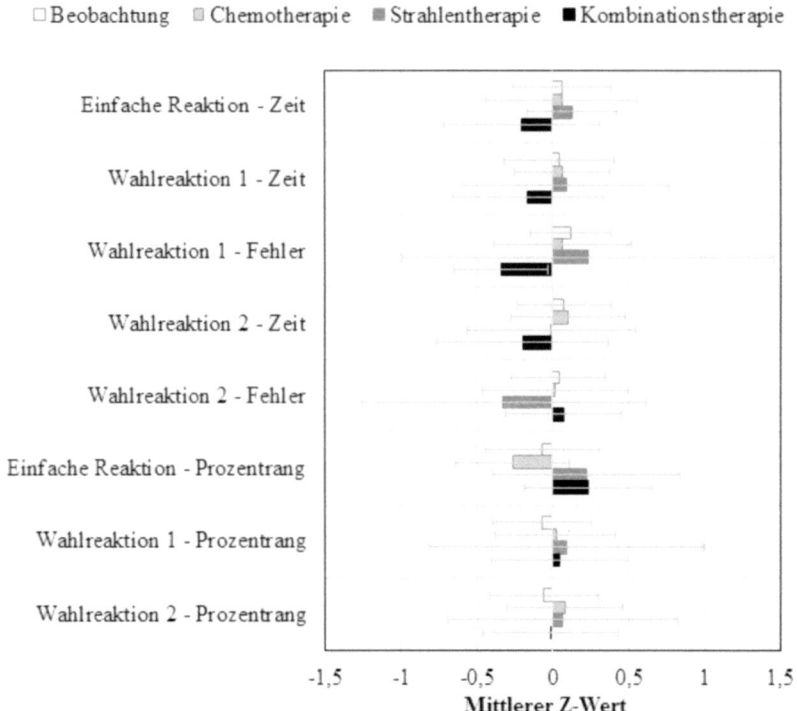

Abbildung 7: Mittlere Z-transformierte Werte der Differenzen zwischen Untersuchungszeitpunkt t2 (nach der Therapie) und Untersuchungszeitpunkt t1 (vor der Therapie), nach Behandlungsgruppen getrennt abgebildet, hier für den Bereich Psychomotorische Geschwindigkeit, Aufmerksamkeit und Exekutivfunktionen (Inhibitionsfähigkeit) (selektierte Parameter und Prozentränge der Untertests *Reaktionszeit*, *Wahlreaktion 1* und *Wahlreaktion 2*). Die Fehlerbalken bilden die Standardabweichung ab.

Im Rahmen von Varianzanalysen der PR-Werte in den einzelnen kognitiven Domänen zum Zeitpunkt der Verlaufsuntersuchung nach der adjuvanten Therapie, ergaben sich zwischen den ursprünglichen vier Behandlungsgruppen statistisch signifikante Unterschiede hinsichtlich des PR-Wertes im Untertest *Ziffernspanne* $[F(3,88) = 3.2; p = 0.028]$ und der *Ziffernspanne – Länge* $[F(3,88) = 3.2; p = 0.027]$ sowie im Untertest *Verbales Gedächtnis* $[F(3,88) = 2.9; p = 0.040]$. Bonferroni-korrigierte paarweise Post-hoc-Vergleiche innerhalb des Modells der ANOVA zwischen den vier Behandlungsgruppen deuteten darauf hin, dass die Unterschiede am ehesten zwischen der Beobachtungsgruppe und der RChT-Gruppe lokalisiert sind. Aufgrund des Befundes, dass sich die Leistungen zwischen den 4 Behandlungsgruppen in 2 Untertests (*Ziffernspanne* und *Verbales Gedächtnis*) unterschieden, wurden zwecks weiterer Lokalisation der Unterschiede im Anschluss an die berechneten Varianzanalysen weitere Post-hoc-Analysen im Sinne multipler paarweiser Einzelvergleiche zwischen den Behandlungsgruppen manuell durchgeführt. Diese Post-hoc-Vergleiche wurden ebenfalls nur für die normierten PR-Werte durchgeführt.

Im Rahmen dieser Post-hoc-Vergleiche wurden die Patienten mit abwartender Haltung jeweils mit der RT-Gruppe, der ChT-Gruppe, der RT^+-Gruppe, sowie mit der Gesamtgruppe aller adjuvant behandelten Patienten (RT oder RChT oder ChT) zum Zeitpunkt der Verlaufsuntersuchung nach der adjuvanten Therapie hinsichtlich ihrer Leistungen verglichen. Die Korrektur dieser Analysen (in der vorliegenden Arbeit T-Test für unabhängige Stichproben) erfolgte dabei gemäß Bonferroni im Sinne einer α-Niveau-Adjustierung. Da pro Datenreihe 4 Vergleiche durchgeführt wurden, wurde das α-Niveau von 5% adjustiert, indem es durch den Faktor 4 dividiert wurde. Es resultierte $α_{korrigiert} = 0.0125$, welches die Referenz für die Signifikanzprüfung darstellte. Die Ergebnisse werden α-adjustiert berichtet.

Zudem wurden die verschiedenen Gruppen jeweils separat über die Zeit hinsichtlich der Veränderung ihrer Leistungen in den verschiedenen kognitiven Funktionsbereichen betrachtet. Für alle Gruppen sind die Leistungen zu beiden Zeitpunkten graphisch in Abbildung 8 bis Abbildung 12 dargestellt. Die statistisch signifikanten Veränderungen im zeitlichen Verlauf sind in den Grafiken markiert.

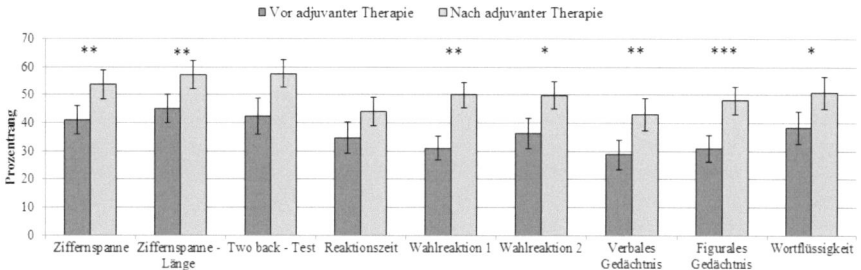

Abbildung 8: Mittlere Prozentränge zu Untersuchungszeitpunkt t1 (vor der adjuvanten Therapie) und Untersuchungszeitpunkt t2 (nach der adjuvanten Therapie) für 36 Patienten mit abwartender Haltung (Beobachtung). Statistisch signifikante Leistungsveränderungen sind markiert. Die Fehlerbalken bilden den Standardfehler des Mittelwertes ab. * $p < 0.05$, ** $p < 0.01$, *** $p < 0.001$

Ergebnisse - Teilprojekt II: Mittelfristige Neurotoxizität bei Gliomen

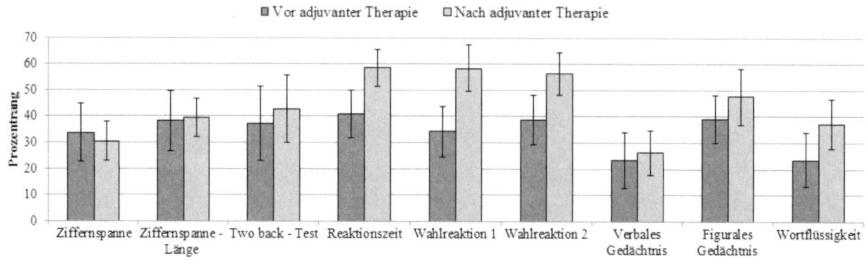

Abbildung 9: Mittlere Prozentränge zu Untersuchungszeitpunkt t1 (vor der adjuvanten Therapie) und Untersuchungszeitpunkt t2 (nach der adjuvanten Therapie) für 11 Patienten mit Strahlentherapie. Statistisch signifikante Leistungsveränderungen sind markiert. Die Fehlerbalken bilden den Standardfehler des Mittelwertes ab. * $p < 0.05$, ** $p < 0.01$, *** $p < 0.001$

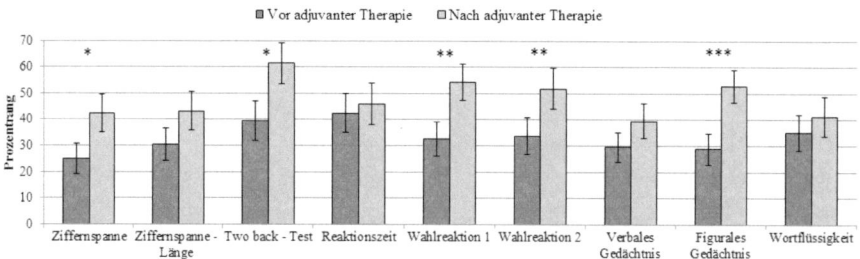

Abbildung 10: Mittlere Prozentränge zu Untersuchungszeitpunkt t1 (vor der adjuvanten Therapie) und Untersuchungszeitpunkt t2 (nach der adjuvanten Therapie) für 21 Patienten mit Chemotherapie. Statistisch signifikante Leistungsveränderungen sind markiert. Die Fehlerbalken bilden den Standardfehler des Mittelwertes ab. * $p < 0.05$, ** $p < 0.01$, *** $p < 0.001$

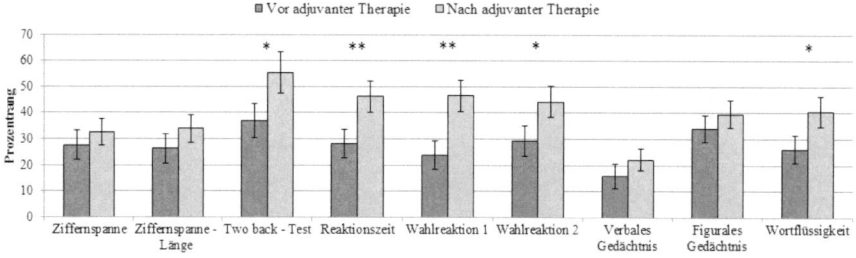

Abbildung 11: Mittlere Prozentränge zu Untersuchungszeitpunkt t1 (vor der adjuvanten Therapie) und Untersuchungszeitpunkt t2 (nach der adjuvanten Therapie) für die Gesamtgruppe der 35 bestrahlten Patienten (Strahlentherapie oder kombinierte Strahlen- und Chemotherapie). Statistisch signifikante Leistungsveränderungen sind markiert. Die Fehlerbalken bilden den Standardfehler des Mittelwertes ab. * $p < 0.05$, ** $p < 0.01$, *** $p < 0.001$

Ergebnisse - Teilprojekt II: Mittelfristige Neurotoxizität bei Gliomen

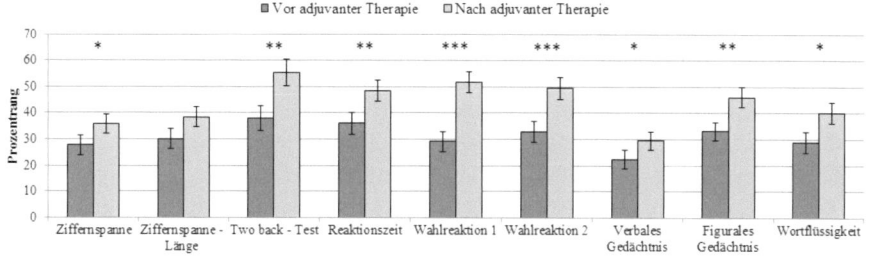

Abbildung 12: Mittlere Prozentränge zu Untersuchungszeitpunkt t1 (vor der adjuvanten Therapie) und Untersuchungszeitpunkt t2 (nach der adjuvanten Therapie) für die Gesamtgruppe der 56 adjuvant behandelten Patienten (Strahlentherapie oder kombinierte Strahlen- und Chemotherapie oder Chemotherapie). Statistisch signifikante Leistungsveränderungen sind markiert. Die Fehlerbalken bilden den Standardfehler des Mittelwertes ab. * $p < 0.05$, ** $p < 0.01$, *** $p < 0.001$

Mit Ausnahme einer Leistungsverschlechterung im Untertest *Ziffernspanne* von 33.8 auf 30.5 PR-Punkte in der Gruppe der RT-Patienten, zeigten sich in allen anderen Gruppen deskriptiv im Mittel Leistungsverbesserungen in allen kognitiven Domänen.

Die Bonferroni-korrigierten Post-hoc-Kontrastierungen zwischen den Behandlungsgruppen ergaben folgende Ergebnisse: Zum Zeitpunkt der Verlaufsuntersuchung nach der adjuvanten Therapie unterschied sich die Leistung der 36 Patienten mit abwartender Haltung in keinem kognitiven Funktionsbereich signifikant von der Leistung der 11 RT-Patienten oder der Leistung der 21 ChT-Patienten. Allerdings ergaben sich signifikante Unterschiede zwischen der Beobachtungsgruppe und der RT$^+$-Gruppe (n = 35 Patienten) hinsichtlich des Untertests *Ziffernspanne* [$t(65) = 3.23$; $p = 0.002$], der *Ziffernspanne Länge* [$t(69) = 3.19$; $p = 0.002$] und des Untertests *Verbales Gedächtnis* [$t(61) = 2.86$; $p = 0.006$]. Dabei waren die Leistungen der Beobachtungsgruppe jeweils signifikant besser als die Leistungen der bestrahlten Patienten. Außerdem ergaben sich signifikante Unterschiede zwischen den Patienten mit abwartender Haltung und der Gesamtheit aller 56 adjuvant behandelten Patienten hinsichtlich des Untertests *Ziffernspanne* [$t(90) = 2.80$; $p = 0.006$] und der *Ziffernspanne Länge* [$t(90) = 2.93$; $p = 0.004$]. Auch hier waren die Leistungen der Beobachtungsgruppe jeweils signifikant besser.

Weiterhin wurde das Ausmaß der Leistungsveränderung in allen kognitiven Domänen zwischen der Gruppe der Patienten mit abwartender Haltung und den jeweils anderen Gruppen verglichen. Diesbezüglich zeigten sich ebenfalls keine signifikanten Unterschiede.

4.2.5 Kognitive Leistungsveränderung in Abhängigkeit von der Strahlentherapie

Im vorliegenden Teilprojekt II sollte die Frage untersucht werden, ob eine bestimmte post-operative tumorspezifische Therapie eine mögliche kognitive Funktionsbeeinträchtigung verursacht. Vorstellbar wäre z.B. auch, dass eine abwartende Haltung (aufgrund des Tumorwachstums) im Vergleich zu tumorspezifischen Therapien eine kognitive Funktionseinschränkung herbeiführt. In diesem Kontext sollte überprüft werden, ob eine Strahlentherapie innerhalb eines maximal 2-jährigen Zeitintervalls nach Beginn der adjuvanten Therapie kognitive Funktionseinschränkungen verursacht. Hierfür wurden die 4 Behandlungsgruppen hinsichtlich einer strahlentherapeutischen Behandlung dichotomisiert, so dass im Folgenden die Patienten *Mit Strahlentherapie* (RT^+) und die Patienten *Ohne Strahlentherapie* (RT^-) miteinander verglichen wurden. Es wurde überprüft, ob sich die beiden Gruppen hinsichtlich der Leistungsveränderung über die Zeit voneinander unterscheiden.

Bei dem Gruppenvergleich zwischen den 35 RT^+-Patienten und den 47 RT^--Patienten zeigte sich ein signifikanter Unterschied in der Veränderung über die PR-Skala des Untertests *Figurales Gedächtnis* [$F(1,90) = 5.1$; $p = 0.026$]. Dabei verbesserten sich die RT^--Patienten im Mittel um 19.6 ($SD = 23.6$) PR-Punkte, während es bei den RT^+-Patienten nur zu einer Verbesserung um 6.3 ($SD = 32.4$) PR-Punkte kam. Damit zeigten die RT^--Patienten einen signifikant größeren Leistungszuwachs in diesem Bereich. Für alle anderen Parameter und PR-Skalen zeigten sich keine signifikanten Gruppenunterschiede.

Es ergaben sich lediglich in der Tendenz Unterschiede zwischen den beiden Gruppen hinsichtlich einer Veränderung in der PR-Skala des Untertests *Ziffernspanne* [$F(1,90) = 3.6$; $p = 0.060$], wobei die RT^--Patienten sich im Mittel um 14.3 ($SD = 27.9$) PR-Punkte verbesserten und damit eine tendenziell größere Leistungssteigerung aufwiesen als die RT^+-Patienten, die sich im Mittel um 2.6 ($SD = 29.7$) PR-Punkte verbesserten. Hinsichtlich der PR-Skala im Untertest *Verbales Gedächtnis* ergab sich ein ähnliches Bild. Hier war der Gruppenunterschied ebenfalls in der Tendenz signifikant [$F(1,90) = 3.3$; $p = 0.072$], wobei auch hier die RT^--Patienten einen größeren Leistungszuwachs zeigten im Mittel mit 13.8 ($SD = 27.6$) PR-Punkten als die RT^+-Patienten, die sich im Mittel um 3.6 ($SD = 23.4$) PR-Punkte verbesserten. Ebenso zeigte sich hinsichtlich der Intrusionen beim Lernen figuralen Materials eine tendenziell größere Leistungsverbesserung [$F(1,90) = 3.4$; $p = 0.068$] bei den RT^--Patienten ($M = -2.7$, $SD = 5.1$) als bei den RT^+-Patienten ($M = -0.4$, $SD = 6.9$). Hingegen zeigte sich ein tendenziell entgegengesetztes Muster hinsichtlich der PR-Skala im Untertest *Reaktionszeit* [$F(1,90) = 3.0$; $p = 0.085$]. Hier zeigten RT^+-Patienten in der Tendenz eine größere mittlere Leistungsverbesserung um 18.0

(*SD* = 28.3) PR-Punkte im Gegensatz zu den RT⁻-Patienten, die lediglich eine mittlere Verbesserung um 7.1 (*SD* = 29.7) PR-Punkte aufwiesen.

Die Unterschiede zwischen den beiden Gruppen hinsichtlich einer Leistungsveränderung in den einzelnen Parametern sind in Abbildung 13 visualisiert.

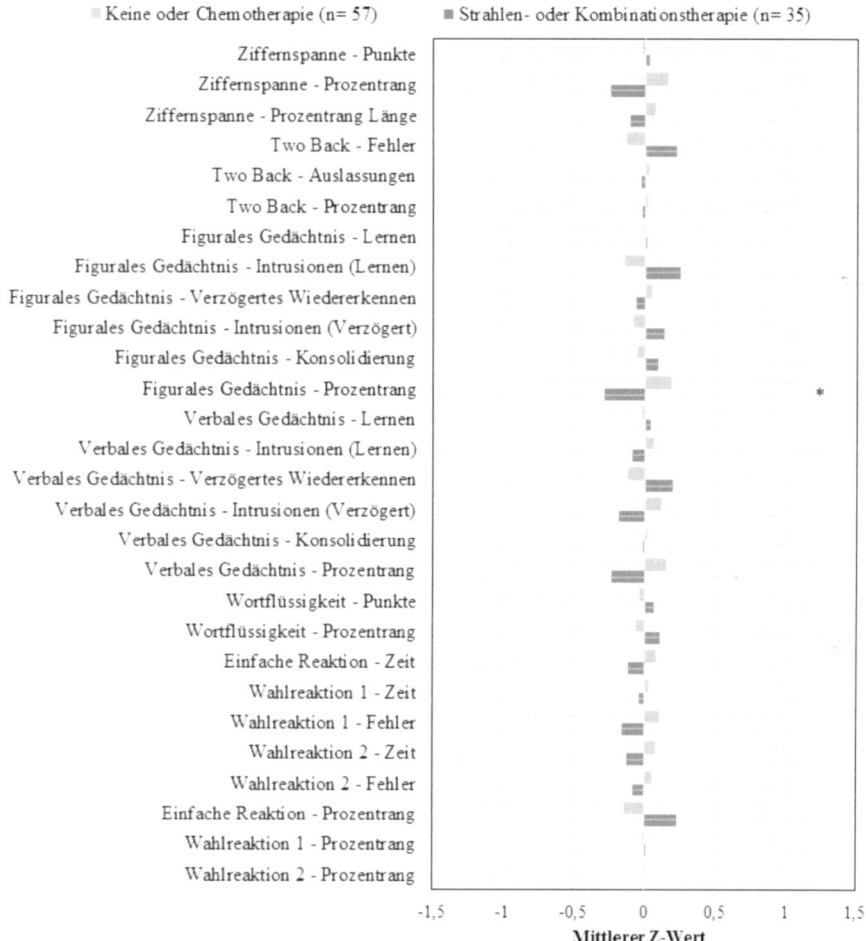

Abbildung 13: Mittlere Z-transformierte Leistungsdifferenzen, getrennt nach Patienten *Mit Strahlentherapie* (Strahlen- oder Kombinationstherapie) und Patienten *Ohne Strahlentherapie* (Beobachtung oder Chemotherapie) für alle Parameter und Prozentrangskalen. Die Fehlerbalken stellen die Standardabweichung dar.

Die deskriptive Statistik für alle Parameter kann Tabelle 17 entnommen werden.

Ergebnisse - Teilprojekt II: Mittelfristige Neurotoxizität bei Gliomen

Tabelle 17: Mittelwerte (M) und Standardabweichungen (SD) der Differenzwerte der Rohwerte und Prozentränge für alle Parameter, nach dichotomisierter Therapie [Ohne Strahlentherapie (Beobachtung oder Chemotherapie) vs Mit Strahlentherapie (Strahlentherapie oder kombinierte Strahlen- und Chemotherapie)] abgebildet. Ebenfalls abgebildet sind die Ergebnisse der Varianzanalyse, welche mögliche Unterschiede zwischen den Gruppen anzeigen soll. Signifikante Unterschiede sind hervorgehoben. PR: Prozentrang.

Testparameter	Ohne Strahlentherapie (n = 57)		Mit Strahlentherapie (n = 35)		ANOVA
	M	SD	M	SD	
Ziffernspanne – Punkte (max. 9)	-0.4	2.2	-0.3	2.4	$F(1,90)< 0.1; p=0.847$
Ziffernspanne – PR Punkte (max. 100)	14.3	27.9	2.6	29.7	$F(1,90)= 3.6; p=0.060$
Ziffernspanne – PR Länge (max. 100)	11.8	29.9	6.5	30.5	$F(1,90)= 0.7; p=0.417$
Two back – Fehler	-1.0	2.3	-0.2	2.4	$F(1,88)= 2.7; p=0.106$
Two back – Auslassungen (max. 10)	-1.1	2.8	-1.2	3.1	$F(1,87)= 0.1; p=0.812$
Two back – Prozentrang (max. 100)	17.2	46.4	15.7	37.6	$F(1,89)< 0.1; p=0.870$
Figurales Gedächtnis – Lernen (max. 21)	1.8	4.2	1.8	3.9	$F(1,90)< 0.1; p=0.984$
Figurales Gedächtnis – Intrusionen (Lernen)	-2.7	5.1	-0.4	6.9	$F(1,90)= 3.4; p=0.068$
Figurales Gedächtnis – Verzögertes Wiedererkennen (max. 7)	0.9	2.2	0.7	1.9	$F(1,90)= 0.3; p=0.607$
Figurales Gedächtnis – Intrusionen (Verzög. Wiedererkennen)	-0.6	2.7	0.0	3.0	$F(1,90)= 1.0; p=0.330$
Figurales Gedächtnis – Konsolidierung	0.3	2.0	0.6	2.0	$F(1,90)= 0.4; p=0.508$
Figurales Gedächtnis – PR (max. 100)	**19.6**	**23.6**	**6.3**	**32.4**	$\mathbf{F(1,90)= 5.1; p=0.026}$

Ergebnisse - Teilprojekt II: Mittelfristige Neurotoxizität bei Gliomen

Fortsetzung Tabelle 7: Mittelwerte (M) und Standardabweichungen (SD) der Differenzwerte der Rohwerte und Prozentränge für alle Parameter, nach dichotomisierter Therapie [Ohne Strahlentherapie (Beobachtung oder Chemotherapie) vs Mit Strahlentherapie (Strahlentherapie oder kombinierte Strahlen- und Chemotherapie)] abgebildet. Ebenfalls abgebildet sind die Ergebnisse der Varianzanalyse, welche mögliche Unterschiede zwischen den Gruppen anzeigen soll. Signifikante Unterschiede sind hervorgehoben. PR: Prozentrang.

Testparameter	Ohne Strahlentherapie (n = 57)		Mit Strahlentherapie (n = 35)		ANOVA
	M	SD	M	SD	
Verbales Gedächtnis – Intrusionen (Lernen)	-1.1	3.8	-1.8	6.8	F(1,90)= 0.5; p=0.495
Verbales Gedächtnis – Verzögertes Wiedererkennen (max. 12)	0.9	2.3	1.7	3.1	F(1,90)= 2.2; p=0.143
Verbales Gedächtnis – Intrusionen (Verzög. Wiedererkennen)	-0.1	1.4	-0.6	1.7	F(1,90)= 1.9; p=0.167
Verbales Gedächtnis – Konsolidierung	0.6	2.5	0.6	2.5	F(1,90)< 0.1; p=0.886
Verbales Gedächtnis – PR (max.100)	13.8	27.6	3.6	23.4	F(1,90)= 3.3; p=0.072
Wortflüssigkeit – Punkte	2.2	4.9	2.7	5.6	F(1,90)= 0.2; p=0.631
Wortflüssigkeit – PR (max. 100)	9.6	29.2	15.1	36.6	F(1,90)= 0.6; p=0.425
Einfache Reaktion – Zeit	-31.9	95.7	-50.2	101.3	F(1,89)= 0.8; p=0.388
Wahlreaktion 1 – Zeit	-55.5	87.1	-61.1	101.1	F(1,90)= 0.1; p=0.776
Wahlreaktion 1 – Fehler	0.3	1.1	-0.1	1.6	F(1,90)= 1.5; p=0.231
Wahlreaktion 2 – Zeit	-29.3	81.5	-48.5	113.0	F(1,90)= 0.9; p=0.346
Wahlreaktion 2 – Fehler	0.0	0.9	-0.1	1.0	F(1,90)= 0.4; p=0.530
Einfache Reaktion – PR (max.100)	7.1	29.7	18.0	28.3	F(1,90)= 3.0; p=0.085
Wahlreaktion 1 – PR (max. 100)	21.1	29.0	21.5	35.7	F(1,90)< 0.1; p=0.963
Wahlreaktion 2 – PR (max. 100)	15.6	32.4	15.3	35.6	F(1,90)< 0.1; p=0.976

4.2.6 Mittelfristiger Verlauf der kognitiven Leistungen

Für die Analyse des mittelfristigen zeitlichen Verlaufs der kognitiven Leistungen wurden die PR-Punkte der normierten Parameter aller NeuroCogFX-Untertests ausgewertet. Zudem wurde auch hier die dichotomisierte Gruppenaufteilung (RT^+ und RT^-) gewählt.

In den Varianzanalysen zeigte sich für den Funktionsbereich *Figurales Gedächtnis* eine unterschiedliche Entwicklung des PR-Punktewertes zwischen den Gruppen über die Zeit [$F(1,90) = 5.1$; $p = 0.026$]. Dabei hat sich die RT^+-Gruppe von initial 36.3 ($SD = 25.5$) PR-Punkten im Mittel auf 42.6 ($SD = 28.7$) PR-Punkte nach der Therapie verbessert, und die RT^--Gruppe von initial 29.7 ($SD = 27.4$) PR-Punkten auf im Mittel 49.3 ($SD = 28.6$) PR-Punkte. Damit zeigten die RT^--Patienten, eine signifikant größere Leistungsverbesserung in diesem Bereich als die RT^+-Patienten. Auch für das *Verbale Gedächtnis* ($p = 0.072$), die *Zifferspanne* ($p = 0.06$) und die *Einfache Reaktion* ($p = 0.085$) ergab sich in der Tendenz eine unterschiedliche Entwicklung des PR-Punktewertes zwischen den Gruppen über die Zeit, wobei sich jeweils die RT^--Patienten tendenziell stärker verbesserten als die RT^+-Patienten. Die Verläufe der PR-Werte für diese vier kognitiven Funktionsbereiche sind in Abbildung 14 veranschaulicht.

Keine unterschiedlichen Entwicklungen des PR-Punktewertes zwischen den Gruppen über die Zeit wurden hingegen für den *Two back-Test*, die *Wortflüssigkeit* sowie *Wahlreaktion 1* und *Wahlreaktion 2* gesehen ($p > 0.05$). Die Verläufe der PR-Werte für diese vier kognitiven Funktionsbereiche sind in Abbildung 15 veranschaulicht.

Ergebnisse - Teilprojekt II: Mittelfristige Neurotoxizität bei Gliomen

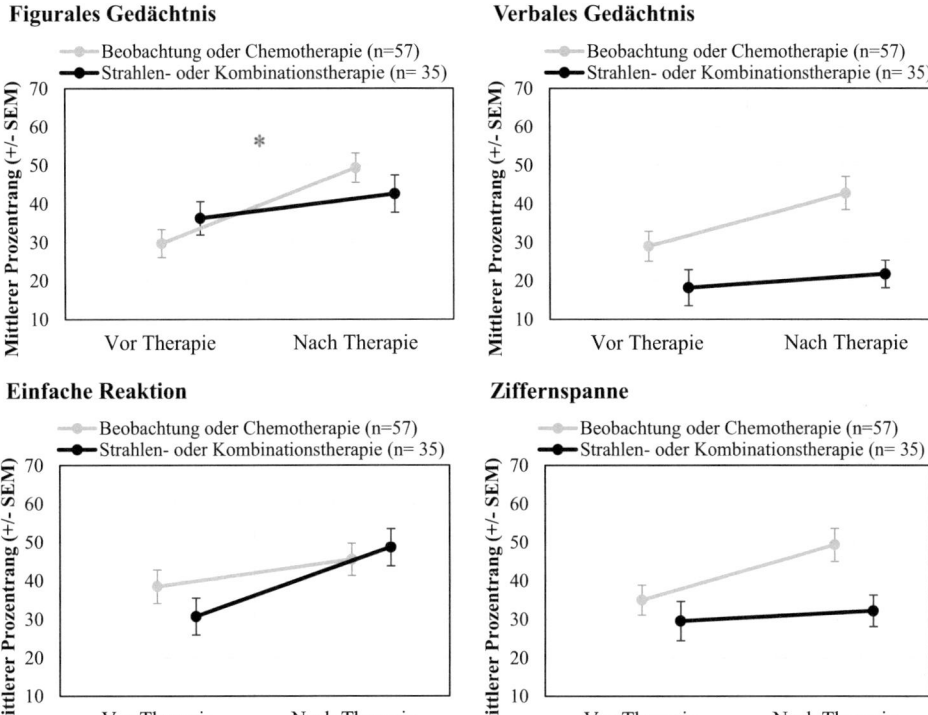

Abbildung 14: Zeitlicher Verlauf der Prozentrangskalen, getrennt für Patienten ohne Strahlentherapie (Beobachtung oder Chemotherapie) und für Patienten mit Strahlentherapie (Strahlen- oder Kombinationstherapie) für das *Figurale Gedächtnis*, das *Verbale Gedächtnis*, die *Einfache Reaktion* und die *Ziffernspanne*. SEM=Standardfehler des Mittelwertes.

Darüber hinaus zeigte der zeitliche Verlauf über die PR-Punkte in allen erfassten kognitiven Funktionsbereichen eine signifikante Veränderung der Leistung über jeweils beide Gruppen gemeinsam betrachtet ($p < 0.007$). Es zeigten sich über beide Gruppen gemeinsam betrachtet signifikante Verbesserungen der Leistungen zwischen der Untersuchung vor der Therapie und der Verlaufsuntersuchung nach der Therapie innerhalb des 2-Jahres-Intervalls.

Zudem ergaben sich signifikante Unterschiede zwischen den beiden Gruppen über beide Zeitpunkte gemeinsam betrachtet hinsichtlich des *Verbalen Gedächtnisses* ($p = 0.005$) und der *Ziffernspanne* ($p = 0.046$), die darauf hindeuten, dass über die beiden Untersuchungszeitpunkte gemeinsam betrachtet,

Ergebnisse - Teilprojekt II: Mittelfristige Neurotoxizität bei Gliomen

die RT⁻-Patienten ein signifikant höheres Leistungsniveau haben als die RT⁺-Patienten.

Die Ergebnisse der Varianzanalysen sowie die PR-Werte, die die beiden Gruppen in den verschiedenen Funktionsbereichen zu den beiden Untersuchungszeitpunkten erreichten, sind in Tabelle 18 und in Tabelle 19 dargestellt.

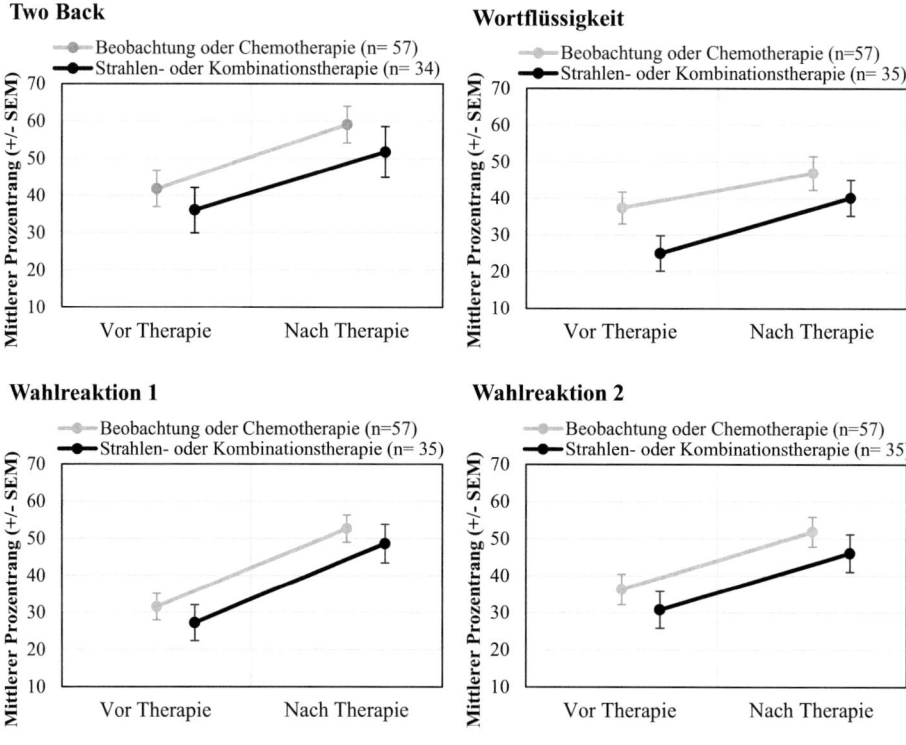

Abbildung 15: Zeitlicher Verlauf der Prozentrangskalen, für Patienten ohne Strahlentherapie und für Patienten mit Strahlentherapie getrennt dargestellt, für den *Two back-Test*, die *Wortflüssigkeit*, die *Wahlreaktion 1* und die *Wahlreaktion 2*. SEM=Standardfehler des Mittelwertes.

Ergebnisse - Teilprojekt II: Mittelfristige Neurotoxizität bei Gliomen

Tabelle 18: Mittelwerte und Standardabweichungen für die Prozentrangskalen zum Zeitpunkt vor der Therapie und dem Zeitpunkt nach der Therapie, sowie die Ergebnisse der messwiederholten Varianzanalyse.

Figurales Gedächtnis	Vor Therapie		Nach Therapie		ANOVA	
	M	SD	M	SD		
					Zeit	$F(1,90)=19.6, p=0, \eta^2=0.18$
Beobachtung oder Chemotherapie (n=57)	29.7	27.4	49.3	28.6	Gruppe	$F(1,90)=0, p=0.988, \eta^2=0$
Strahlen- oder Kombinationstherapie (n=35)	36.3	25.5	42.6	28.7	Interaktion	$F(1,90)=5.1, p=0.026, \eta^2=0.05$

Verbales Gedächtnis	Vor Therapie		Nach Therapie		ANOVA	
	M	SD	M	SD		
					Zeit	$F(1,90)=9.6, p=0.003, \eta^2=0.1$
Beobachtung oder Chemotherapie (n=57)	29.0	29.2	42.8	32.5	Gruppe	$F(1,90)=8.4, p.=0.005, \eta^2=0.09$
Strahlen- oder Kombinationstherapie (n=35)	18.2	27.5	21.7	21.3	Interaktion	$F(1,90)=3.3, p=0.072, \eta^2=0.04$

Ziffernspanne	Vor Therapie		Nach Therapie		ANOVA	
	M	SD	M	SD		
					Zeit	$F(1,90)=7.6, p=0.007, \eta^2=0.08$
Beobachtung oder Chemotherapie (n=57)	35.0	29.3	49.3	32.7	Gruppe	$F(1,90)=4.1, p=0.046, \eta^2=0.04$
Strahlen- oder Kombinationstherapie (n=35)	29.6	30.1	32.2	24.1	Interaktion	$F(1,90)=3.6, p=0.06, \eta^2=0.04$

Einfache Reaktion	Vor Therapie		Nach Therapie		ANOVA	
	M	SD	M	SD		
					Zeit	$F(1,90)=16, p=0, \eta^2=0.15$
Beobachtung oder Chemotherapie (n=57)	38.5	32.8	45.5	31.7	Gruppe	$F(1,90)=0.2, p=0.697, \eta^2=0$
Strahlen- oder Kombinationstherapie (n=35)	30.7	28.2	48.7	28.9	Interaktion	$F(1,90)=3, p=0.085, \eta^2=0.03$

Ausgehend von einer Normalverteilung der Werte ist ein PR = 16 genau eine SD unterhalb des Mittelwertes der gesunden Normstichprobe einzustufen. Lezak et al (2004) definieren eine Abweichung von 1.5 bis 2 SD vom Mittelwert der gesunden Normstichprobe als pathologischen und klinisch relevanten Befund im Sinne einer kognitiven Dysfunktion. Vor diesem Hintergrund lassen sich im vorliegenden Teilprojekt II für die PR-Werte der RT^+-Patienten, sowie der RT^--Patienten in allen Untertests Werte feststellen, die innerhalb 1 SD unterhalb des Mittelwertes der gesunden Normstichprobe, d.h. zwischen PR 16 und PR 50 einzustufen sind. Dies ist sowohl für den Untersuchungszeitpunkt vor der Therapie als auch für den Untersuchungszeitpunkt nach der Therapie der Fall. Damit sind die Leistungen beider Gruppen zu beiden Zeitpunkten nicht unterhalb der genannten Schwelle einzustufen und damit nicht als pathologisch zu werten. Lediglich im Bereich des *Verbalen Gedächtnisses* zeigten die RT^+-Patienten vor der Therapie im Mittel einen PR-Punktewert von 18.2 (*SD* = 27.5), der ebenso wie der PR-Punktewert nach der Therapie mit 21.7 (*SD* = 21.3) im unteren Bereich der altersentsprechenden Norm einzustufen ist.

Tabelle 19: Mittelwerte und Standardabweichungen für die PR-Skalen zum Zeitpunkt vor der Therapie und dem Zeitpunkt nach der Therapie, sowie die Ergebnisse der messwiederholten Varianzanalyse.

Two back	Vor Therapie		Nach Therapie		ANOVA	
	M	SD	M	SD		
Beobachtung oder Chemotherapie (n=57)	41.8	36.8	59.1	37.1	Zeit	$F(1,89)=12.3, p=0.001, \eta^2=0.12$
Strahlen- oder Kombinationstherapie (n=34)	36.0	35.6	51.7	39.8	Gruppe	$F(1,89)=1, p=0.321, \eta^2=0.01$
					Interaktion	$F(1,89)=0, p=0.87, \eta^2=0$

Ergebnisse - Teilprojekt II: Mittelfristige Neurotoxizität bei Gliomen

Fortsetzung Tabelle 19: Mittelwerte und Standardabweichungen für die PR-Skalen zum Zeitpunkt vor der Therapie und dem Zeitpunkt nach der Therapie, sowie die Ergebnisse der messwiederholten Varianzanalyse.

Wortflüssigkeit	Vor Therapie		Nach Therapie		ANOVA	
	M	SD	M	SD		
Beobachtung oder Chemotherapie (n=57)	37.4	33.1	46.9	34.9	Zeit	$F(1,90)=12.8$, $p=0.001$, $\eta^2=0.12$
					Gruppe	$F(1,90)=2.6$, $p=0.112$, $\eta^2=0.03$
Strahlen- oder Kombinationstherapie (n=35)	25.0	28.4	40.1	29.1	Interaktion	$F(1,90)=0.6$, $p=0.425$, $\eta^2=0.01$

Wahlreaktion 1	Vor Therapie		Nach Therapie		ANOVA	
	M	SD	M	SD		
Beobachtung oder Chemotherapie (n=57)	31.5	27.1	52.6	27.6	Zeit	$F(1,90)=39.2$, $p=0$, $\eta^2=0.3$
					Gruppe	$F(1,90)=0.7$, $p=0.407$, $\eta^2=0.01$
Strahlen- oder Kombinationstherapie (n=35)	27.2	28.6	48.6	30.7	Interaktion	$F(1,90)=0$, $p=0.963$, $\eta^2=0$

Wahlreaktion 2	Vor Therapie		Nach Therapie		ANOVA	
	M	SD	M	SD		
Beobachtung oder Chemotherapie (n=57)	36.3	31.4	51.9	30.4	Zeit	$F(1,90)=18.3$, $p=0$, $\eta^2=0.17$
					Gruppe	$F(1,90)=1.1$, $p=0.305$, $\eta^2=0.01$
Strahlen- oder Kombinationstherapie (n=35)	30.8	29.5	46.1	30.0	Interaktion	$F(1,90)=0$, $p=0.976$, $\eta^2=0$

Ergebnisse - Teilprojekt II: Mittelfristige Neurotoxizität bei Gliomen

4.2.7 Kognitive Defizite und deren zeitliche Veränderung

Für die Analyse der kognitiven Defizite und ihren zeitlichen Verlauf wurde erneut die dichotomisierte Gruppenaufteilung in Patienten *Mit Strahlentherapie* (RT^+) und Patienten *Ohne Strahlentherapie* (RT^-) gewählt. Zur Auswertung wurde auch hier der jeweilige PR der normierten Parameter aller NeuroCogFX-Untertests herangezogen.

Auf Gruppenniveau, welches sich auf das arithmetische Mittel der individuellen Leistungen bezieht, ergaben sich zum Untersuchungszeitpunkt vor der adjuvanten Therapie (nach dem operativen Eingriff) in allen kognitiven Funktionsbereichen Leistungen, die im altersnormentsprechenden Leistungsbereich einzustufen waren. Auf Gruppenniveau bestand zu diesem Zeitpunkt folglich kein kognitives Defizit in irgendeinem Funktionsbereich, sondern stattdessen eine im durchschnittlichen Bereich (M +/- 1SD, $16 \leq PR \leq 84$) einzustufende Leistung.

Da ein Gruppenmittelwert mögliche Defizite einzelner Patienten maskieren kann, wurden die Leistungen der einzelnen Patienten betrachtet, um kognitive Defizite auf individuellem Niveau zu identifizieren, die gemäß der Cut-off-Werte aus Teilprojekt I (vgl. Tabelle 10) bestehen.

Hoppe et al (2009) hatten auf der Grundlage einer Flächentransformation Standardwerte spezifischen PR zugeordnet, um die gewöhnliche Entsprechung von Standardwerten (Mittelwert = 100, SD = 10) und Prozenträngen (z.B. SW = 90 entspricht PR = 16) auch bei einer nicht normalen Verteilung der Rohwerte sicherzustellen. Auf dieser Basis ist ein kognitives Defizit bezogen auf eine Individualleistung laut der Analysen in Teilprojekt I und auf der Grundlage der dort definierten Cut-off-Werte für die verschiedenen NeuroCogFX-Untertests folgendermaßen definiert: Ein kognitives Defizit im Untertest *Ziffernspanne* ist definiert als $SW \leq 93$ und entspricht $PR \leq 20$, ein kognitives Defizit im *Two back-Test* ist definiert als $SW \leq 88$ und entspricht $PR \leq 16$, ein kognitives Defizit in den Untertests *Reaktionszeit*, *Wahlreaktion 1*, *Wahlreaktion 2*, *Verbales Gedächtnis* und *Figurales Gedächtnis* ist definiert als $SW \leq 85$ und entspricht $PR \leq 10$, und ein kognitives Defizit im Untertest *Wortflüssigkeit* ist definiert als $SW \leq 88$ und entspricht $PR \leq 16$. Aufgrund der zugrunde liegenden Cut-off-Werte, die sich gemessen an etablierten Testverfahren an einem optimalen Sensitivitäts- und Spezifitätsniveau orientieren, können die konstatierten Defizite als klinisch relevant eingestuft werden.

Unter Verwendung von spezifischen Cut-off-Werten, die in Teilprojekt I der vorliegenden Arbeit auf der Basis etablierter Testverfahren für das Vorliegen eines kognitiven Defizits definiert worden waren, sowie in Anlehnung an die

Ergebnisse der Untersuchungen von Hoppe et al (2009), wurde das Vorhandensein eines kognitiven Defizits in jedem einzelnen Funktionsbereich bei jedem einzelnen Patienten festgestellt. Anschließend wurde in Abhängigkeit hiervon eine Verbesserung, eine Verschlechterung oder ein unveränderter Status der Leistung beurteilt und als klinisch relevant definiert.

Hinsichtlich der Quotenverhältnisse bezüglich einer Verschlechterung oder einer Verbesserung der Leistung im zeitlichen Verlauf zeigte sich zwischen den RT^+-Patienten und den RT^--Patienten kein statistisch signifikanter Unterschied in keinem kognitiven Funktionsbereich.

In der Tendenz stellten sich am ehesten die Quotenverhältnisse bezüglich einer Verschlechterung des *Verbalen Gedächtnisses* und des *Figuralen Gedächtnisses* zwischen den beiden Gruppen als verschieden dar. Hinsichtlich des *Verbalen Gedächtnisses* zeigte sich in der Gruppe der RT^+-Patienten bei 64% der Patienten ein unveränderter Status, wohingegen sich 36% der Patienten verschlechterten. RT^--Patienten wiesen zu 88% einen unveränderten Status auf und nur zu 12% eine Verschlechterung. Das Quotenverhältnis lag somit bei 3.89 [KI95%: 0.86, 17.68]. Hinsichtlich des *Figuralen Gedächtnisses* zeigte sich in der Gruppe der RT^+-Patienten bei 81% der Patienten ein unveränderter Status, wohingegen sich 19% der Patienten verschlechterten. RT^--Patienten wiesen zu 100% einen unveränderten Status auf. Das Quotenverhältnis lag somit bei 15.68 [KI95%: 0.82, 301.38].

Die prozentualen Anteile der Patienten, die zum ersten Untersuchungszeitpunkt kein kognitives Defizit in den verschiedenen Funktionsbereichen aufwiesen, und im Verlauf einen stabilen kognitiven Status oder eine Verschlechterung zeigten, sind getrennt für RT^+-Patienten und RT^--Patienten in Tabelle 20 aufgeführt.

Die prozentualen Anteile der Patienten, die zum ersten Untersuchungszeitpunkt bereits ein kognitives Defizit in einem Funktionsbereich aufwiesen und im Verlauf einen stabilen kognitiven Status oder eine Verbesserung zeigten, sind getrennt für RT^+-Patienten und RT^--Patienten in Tabelle 21 aufgeführt.

Die Anteile der RT^+-Patienten und die Anteile der RT^--Patienten mit kognitiven Defiziten in den einzelnen Funktionsbereichen, sind getrennt für den Zeitpunkt der Baseline-Untersuchung (vor der adjuvanten Therapie) und den Zeitpunkt der Verlaufsuntersuchung (nach der adjuvanten Therapie) in Tabelle 22 aufgeführt. So zeigten z.B. 54% der RT^+-Patienten (n = 18) zum Zeitpunkt der Verlaufsuntersuchung ein Defizit im Bereich des *Verbalen Gedächtnisses*, wohingegen nur 33% der RT^--Patienten (n = 19) in diesem Bereich zu diesem Zeitpunkt ein Defizit aufwiesen.

Ergebnisse - Teilprojekt II: Mittelfristige Neurotoxizität bei Gliomen

Tabelle 20: Prozentualer Anteil der Patienten mit kognitiv stabilen Werten oder Verschlechterungen in den einzelnen Funktionsbereichen, sowie odds ratios und Konfidenzintervalle für die Prozentrangskalen.

	Patienten ohne kognitives Defizit[1] zum Zeitpunkt der Baseline-Untersuchung				
	Ohne Strahlentherapie (n=57)		Mit Strahlentherapie (n=35)		OR (95% KI)
NeuroCogFX- Prozentrangskala	Unverändert	Verschlechtert	Unverändert	Verschlechtert	
Ziffernspanne – Punkte	0.91 (n=29)	0.09 (n=3)	0.80 (n=12)	0.20 (n=3)	2.42 [0.43,13.71]
Ziffernspanne – Länge	0.85 (n=28)	0.15 (n=5)	0.79 (n=11)	0.21 (n=3)	1.53 [0.31,7.51]
Two back	0.92 (n=34)	0.08 (n=3)	0.84 (n=16)	0.16 (n=3)	2.13 [0.39,11.71]
Einfache Reaktion	0.95 (n=36)	0.05 (n=2)	0.96 (n=26)	0.04 (n=1)	0.69 [0.06,8.05]
Wahlreaktion 1	0.95 (n=38)	0.05 (n=2)	0.87 (n=20)	0.13 (n=3)	2.85 [0.44,18.48]
Wahlreaktion 2	0.93 (n=38)	0.07 (n=3)	0.87 (n=20)	0.13 (n=3)	1.9 [0.35,10.29]
Verbales Gedächtnis	0.88 (n=28)	0.12 (n=4)	0.64 (n=9)	0.36 (n=5)	3.89 [0.86,17.68]
Figurales Gedächtnis	0.99 (n=35)	0.01 (n=0)	0.81 (n=22)	0.19 (n=5)	15.68 [0.82,301.38]
Wortflüssigkeit	0.86 (n=30)	0.14 (n=5)	0.73 (n=11)	0.27 (n=4)	2.18 [0.49,9.63]

[1] Kognitives Defizit gemäß der Cut-off-Werte aus Teilprojekt I und der Ergebnisse von Hoppe et al (2009) definiert als SW ≤ 93, SW ≤ 88, SW ≤ 85 bzw. PR ≤ 20, PR ≤ 16, PR ≤ 10, je nach NeuroCogFX-Untertest.

Ergebnisse - Teilprojekt II: Mittelfristige Neurotoxizität bei Gliomen

Tabelle 21: Prozentualer Anteil der Patienten mit kognitiv stabilen Werten oder Verbesserungen in den einzelnen Funktionsbereichen, sowie odds ratios und Konfidenzintervalle für die Prozentrangskalen.

	Patienten mit kognitivem Defizit[1] zum Zeitpunkt der Baseline-Untersuchung				
	Ohne Strahlentherapie (n=57)		Mit Strahlentherapie (n=35)		
NeuroCogFX- Prozentrangskala	Unverändert	Verbessert	Unverändert	Verbessert	OR (95% KI)
Ziffernspanne – Punkte	0.52 (n=13)	0.48 (n=12)	0.60 (n=12)	0.40 (n=8)	0.72 [0.22,2.37]
Ziffernspanne – Länge	0.50 (n=12)	0.50 (n=12)	0.71 (n=15)	0.29 (n=6)	0.40 [0.12,1.38]
Two back	0.35 (n=7)	0.65 (n=13)	0.27 (n=4)	0.73 (n=11)	1.48 [0.34,6.42]
Einfache Reaktion	0.37 (n=7)	0.63 (n=12)	0.25 (n=2)	0.75 (n=6)	1.75 [0.27,11.15]
Wahlreaktion 1	0.24 (n=4)	0.76 (n=13)	0.17 (n=2)	0.83 (n=10)	1.54 [0.23,10.15]
Wahlreaktion 2	0.38 (n=6)	0.62 (n=10)	0.33 (n=4)	0.67 (n=8)	1.20 [0.25,5.77]
Verbales Gedächtnis	0.60 (n=15)	0.40 (n=10)	0.62 (n=13)	0.38 (n=8)	0.92 [0.28,3.03]
Figurales Gedächtnis	0.50 (n=11)	0.50 (n=11)	0.37 (n=3)	0.63 (n=5)	1.67 [0.32,8.74]
Wortflüssigkeit	0.50 (n=11)	0.50 (n=11)	0.25 (n=5)	0.75 (n=15)	3.00 [0.81,11.15]

[1] Kognitives Defizit gemäß der Cut-off-Werte aus Teilprojekt I und der Ergebnisse von Hoppe et al (2009) definiert als SW ≤ 93, SW ≤ 88, SW ≤ 85 bzw. PR ≤ 20, PR ≤ 16, PE ≤ 10, je nach NeuroCogFX-Untertest.

Ergebnisse - Teilprojekt II: Mittelfristige Neurotoxizität bei Gliomen

Tabelle 22: Prozentualer Anteil der Patienten mit kognitiven Defiziten in Abhängigkeit von der Strahlentherapie, getrennt für den Zeitpunkt der Baseline-Untersuchung und den Zeitpunkt der Verlaufsuntersuchung dargestellt.

	Patienten mit kognitivem Defizit[1] zum Zeitpunkt der			
	Baseline-Untersuchung		Verlaufsuntersuchung	
	Ohne Strahlentherapie n=57	Mit Strahlentherapie n=35	Ohne Strahlentherapie n=57	Mit Strahlentherapie n=35
Ziffernspanne – Punkte	0.44 (n=25)	0.57 (n=20)	0.28 (n=16)	0.43 (n=15)
Ziffernspanne – Länge	0.42 (n=24)	0.60 (n=21)	**0.30 (n=17)**	**0.51 (n=18)***
Two back	0.35 (n=20)	0.43 (n=15)	0.18 (n=10)	0.20 (n=7)
Einfache Reaktion	0.33 (n=19)	0.23 (n=8)	0.16 (n=9)	0.09 (n=3)
Wahlreaktion 1	0.30 (n=17)	0.34 (n=12)	0.11 (n=6)	0.14 (n=5)
Wahlreaktion 2	0.28 (n=16)	0.34 (n=12)	0.16 (n=9)	0.20 (n=7)
Verbales Gedächtnis	0.44 (n=25)	0.60 (n=21)	0.33 (n=19)	0.54 (n=18)
Figurales Gedächtnis	0.39 (n=22)	0.23 (n=8)	0.19 (n=11)	0.23 (n=8)
Wortflüssigkeit	0.39 (n=22)	0.57 (n=20)	0.28 (n=16)	0.26 (n=9)

[1] Kognitives Defizit gemäß der Cut-off-Werte aus Teilprojekt I und der Ergebnisse von Hoppe et al (2009) definiert als SW ≤ 93, SW ≤ 88, SW ≤ 85 bzw. PR ≤ 20, PR ≤ 16, PR ≤ 10, je nach NeuroCogFX-Untertest.

Zum ersten Untersuchungszeitpunkt vor der adjuvanten Therapie ergab Fisher's Exakter Test hinsichtlich der *Wortflüssigkeit* einen tendenziell signifikanten Zusammenhang zwischen einer späteren RT und dem Auftreten kognitiver Defizite. Der Anteil der kognitiven Defizite war bei den RT$^+$- Patienten mit 57% tendenziell höher als bei den RT$^-$-Patienten mit 39%, $p = 0.091$. Die Stärke des Zusammenhangs zwischen einer späteren Bestrahlung und den kognitiven Defiziten erwies sich allerdings in Anbetracht eines Phi-Wertes von 0.181 als ausgesprochen gering.

Zum Zeitpunkt der Verlaufsuntersuchung nach der adjuvanten Therapie ergab Fisher's Exakter Test hinsichtlich der *Ziffernspanne Länge* einen signifikanten Zusammenhang zwischen einer Bestrahlung und dem Vorliegen kognitiver Defizite. Der Anteil der kognitiven Defizite war bei den RT$^+$-Patienten mit 51% bedeutsam höher als bei den RT$^-$-Patienten mit 30%, $p = 0.048$. Die Stärke des Zusammenhangs zwischen der Bestrahlung und dem kognitiven Defizit erwies sich bei einem Phi-Wert von 0.216 ebenfalls als relativ gering.

In allen anderen kognitiven Funktionsbereichen erwies sich der Zusammenhang zwischen der Bestrahlung und den kognitiven Defiziten zu beiden Untersuchungszeitpunkten als statistisch nicht signifikant, p (Fisher, zweiseitig) > 0.05.

4.2.8 Kognitive Leistungsveränderung in Abhängigkeit von konfundierenden Faktoren

Zusätzlich zur Untersuchung des Einflusses der adjuvanten Therapie wurden die Auswirkungen weiterer konfundierender Faktoren (WHO-Grad des Tumors, Resektionsausmaß und antiepileptische Medikation) auf die kognitiven Leistungen untersucht. Hierfür wurden die normierten PR-Werte der NeuroCogFX-Untertests als Ergebnismaße herangezogen und T-Tests für unabhängige Stichproben zwischen den jeweils dichotomisierten Gruppen durchgeführt. Zusätzlich wurde die Leistungsveränderung über die Zeit jeweils innerhalb einer dichotomisierten Gruppe mittels T-Test für abhängige Stichproben beurteilt. Die Ergebnisse der entsprechenden Analysen sind im Folgenden dargestellt.

4.2.8.1 Einfluss des WHO-Grades des Tumors

Für diese Analyse wurden alle Patienten (n = 92) entsprechend des WHO-Grades ihres Tumors in zwei Gruppen unterteilt. Dabei wurden die Patienten mit hochgradigen Gliomen, d.h. WHO-Grad III und IV Tumoren den Patienten mit niedriggradigen Gliomen, d.h. WHO-Grad I und II Tumoren gegenübergestellt und hinsichtlich ihrer kognitiven Leistungen jeweils vor und nach der adjuvanten Therapie mittels T-Test für unabhängige Stichproben miteinander verglichen. Zusätzlich wurden die Leistungen und Leistungsveränderungen der beiden Gruppen separat im zeitlichen Verlauf betrachtet. Bei 2 Patienten fehlten konkrete Angaben zum WHO-Grad ihres Glioms, daher wurden diese Patienten nicht in die Analyse eingeschlossen.

Insgesamt hatten 47 Patienten ein hochgradiges Gliom und 43 Patienten ein niedriggradiges Gliom. Zum Zeitpunkt der Baseline-Untersuchung waren die Leistungen aller Patienten durchgehend in allen kognitiven Funktionsbereichen im altersentsprechenden Normbereich einzustufen. Dabei waren die Leistungen der Patienten mit einem hochgradigen Gliom in allen kognitiven Domänen deskriptiv schlechter als die Leistungen der Patienten mit einem niedriggradigen Gliom. Der Gruppenvergleich mittels T-Test für unabhängige Stichproben ergab für den Untersuchungszeitpunkt vor der adjuvanten Therapie signifikante Leistungsunterschiede zwischen den beiden Gruppen in den Untertests *Ziffernspanne* [$t(88) = 2.92; p = 0.004$], *Ziffernspanne Länge* [$t(88) = 3.70; p < 0.001$], *Two back-Test* [$t(88) = 2.04; p = 0.045$], *Wahlreaktion 2* [$t(88) = 2.16; p = 0.034$] und *Wortflüssigkeit* [$t(81) = 2.31; p = 0.023$].

Zum Zeitpunkt der Verlaufsuntersuchung nach der adjuvanten Therapie waren die Leistungen beider Gruppen ebenfalls im altersentsprechenden Normbereich einzustufen. Auch jetzt waren mit Ausnahme des Untertests *Wahlreaktion 1* die Leistungen der Patienten mit hochgradigen Gliomen deskriptiv schlechter als die Leistungen der Patienten mit niedriggradigen Gliomen. Der Gruppenvergleich mittels T-Test für unabhängige Stichproben ergab für diesen Zeitpunkt lediglich einen signifikanten Gruppenunterschied im Bereich der *Ziffernspanne Länge* [$t(88) = 2.11; p = 0.038$], ansonsten jedoch keine signifikanten Gruppenunterschiede.

Sowohl in der Gruppe der Patienten mit hochgradigen Gliomen als auch bei den Patienten mit niedriggradigen Gliomen verbesserten sich die Leistungen deskriptiv im zeitlichen Verlauf in allen kognitiven Domänen. Die Leistungen beider Gruppen in den verschiedenen kognitiven Domänen zu beiden Zeitpunkten sind in Abbildung 16 und Abbildung 17 dargestellt.

Ergebnisse - Teilprojekt II: Mittelfristige Neurotoxizität bei Gliomen

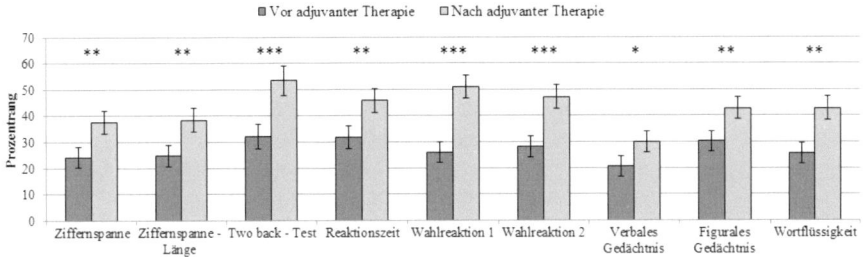

Abbildung 16: Mittlere Prozentränge zu Untersuchungszeitpunkt t1 (vor der adjuvanten Therapie) und Untersuchungszeitpunkt t2 (nach der adjuvanten Therapie) für Patienten mit hochgradigen Gliomen. Statistisch signifikante Leistungsveränderungen sind markiert. Die Fehlerbalken bilden den Standardfehler des Mittelwertes ab. * $p < 0.05$, ** $p < 0.01$, *** $p < 0.001$

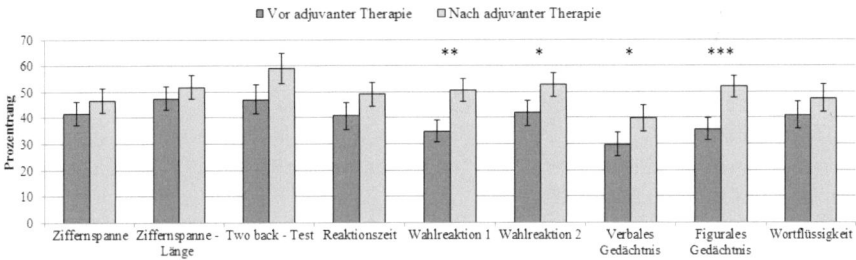

Abbildung 17: Mittlere Prozentränge zu Untersuchungszeitpunkt t1 (vor der adjuvanten Therapie) und Untersuchungszeitpunkt t2 (nach der adjuvanten Therapie) für Patienten mit niedriggradigen Gliomen. Statistisch signifikante Leistungsveränderungen sind markiert. Die Fehlerbalken bilden den Standardfehler des Mittelwertes ab. * $p < 0.05$, ** $p < 0.01$, *** $p < 0.001$

Mittels paarweiser T-Tests ergaben sich bei Patienten mit niedriggradigen Gliomen signifikante Leistungsverbesserungen in den Untertests *Wahlreaktion 1* [$t(42) = 3.27; p = 0.002$], *Wahlreaktion 2* [$t(42) = 2.04; p = 0.048$], *Verbales Gedächtnis* [$t(42) = 2.47; p = 0.018$] und *Figurales Gedächtnis* [$t(42) = 4.04; p < 0.001$].

Bei den Patienten mit hochgradigen Gliomen ergaben sich signifikante Leistungsverbesserungen in allen kognitiven Funktionsbereichen [$p < 0.019$], wobei die Leistungsverbesserungen zwischen 10 und 25 PR-Punkten variierten.

Mittels T-Test für unabhängige Stichproben ergab sich hinsichtlich des Ausmaßes der Leistungsveränderung kein signifikanter Unterschied zwischen den beiden Gruppen.

4.2.8.2 Einfluss des Resektionsausmaßes

Für diese Analyse wurden alle 92 Patienten entsprechend der Radikalität des operativen Eingriffs in zwei Gruppen unterteilt, wobei einerseits Patienten mit einer Gross Total Resektion und einer Subtotalen Resektion (n = 62) in einer Gruppe zusammengefasst wurden und andererseits Patienten mit einer Teilresektion oder einer offenen oder stereotaktischen Biopsie (n = 30) eine Gruppe konstituierten. Die beiden Gruppen wurden hinsichtlich ihrer kognitiven Leistungen jeweils vor und nach der adjuvanten Therapie miteinander verglichen. Zusätzlich wurden die Leistungen und Leistungsveränderungen der beiden Gruppen separat im zeitlichen Verlauf betrachtet.

Zum Zeitpunkt der Baseline-Untersuchung vor der adjuvanten Therapie waren die Leistungen der 62 total oder subtotal resezierten Patienten und der 30 biopsierten oder teilresezierten Patienten durchgehend im altersentsprechenden Normbereich einzustufen und mit Ausnahme der Untertests *Verbales Gedächtnis* und *Wortflüssigkeit* waren die Leistungen der biopsierten oder teilresezierten Patienten deskriptiv besser als die Leistungen der total oder subtotal resezierten Patienten. Der Gruppenvergleich mittels T-Test für unabhängige Stichproben ergab für den Zeitpunkt der Baseline-Untersuchung für keinen kognitiven Funktionsbereich einen signifikanten Unterschied zwischen den beiden Gruppen ($p > 0.05$).

Zum Zeitpunkt der Verlaufsuntersuchung nach der adjuvanten Therapie waren die Leistungen beider Gruppen ebenfalls im altersentsprechenden Normbereich einzustufen. Allerdings waren nun mit Ausnahme des *Figuralen Gedächtnisses* die Leistungen der biopsierten oder teilresezierten Patienten deskriptiv schlechter als die Leistungen der total oder subtotal resezierten Patienten. Der Gruppenvergleich mittels T-Test für unabhängige Stichproben ergab für diesen Zeitpunkt lediglich tendenziell signifikante Gruppenunterschiede im Bereich der Untertests *Wahlreaktion 1* [$t(90) = 1.89$; $p = 0.062$], *Verbales Gedächtnis* [$t(69) = 1.77$; $p = 0.081$] und *Wortflüssigkeit* [$t(90) = 1.71$; $p = 0.090$], ansonsten jedoch keine signifikanten Gruppenunterschiede.

Sowohl in der Gruppe der total oder subtotal resezierten Patienten als auch bei den biopsierten oder teilresezierten Patienten verbesserten sich die Leistungen deskriptiv im zeitlichen Verlauf in allen kognitiven Domänen. Die Leistungen beider Gruppen in den verschiedenen kognitiven Domänen zu beiden Zeitpunkten sind in Abbildung 18 und Abbildung 19 dargestellt.

Ergebnisse - Teilprojekt II: Mittelfristige Neurotoxizität bei Gliomen

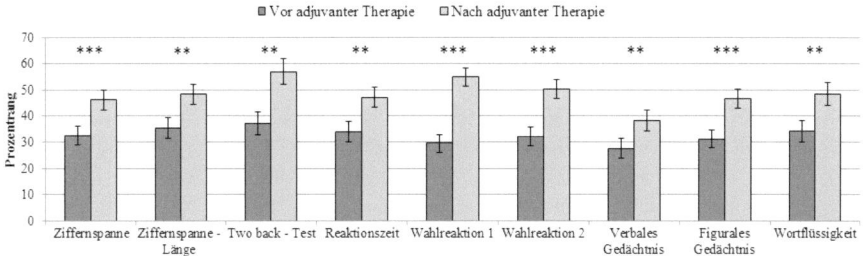

Abbildung 18: Mittlere Prozentränge zu Untersuchungszeitpunkt t1 (vor der adjuvanten Therapie) und Untersuchungszeitpunkt t2 (nach der adjuvanten Therapie) für 62 Patienten mit einer *Gross Total Resektion* oder einer *Subtotalen Resektion*. Statistisch signifikante Leistungsveränderungen sind markiert. Die Fehlerbalken bilden den Standardfehler des Mittelwertes ab. * $p < 0.05$, ** $p < 0.01$, *** $p < 0.001$

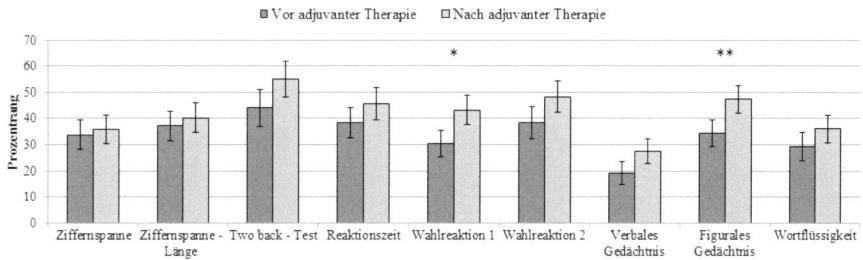

Abbildung 19: Mittlere Prozentränge zu Untersuchungszeitpunkt t1 (vor der adjuvanten Therapie) und Untersuchungszeitpunkt t2 (nach der adjuvanten Therapie) für 30 Patienten mit einer *Teilresektion* oder einer *offenen oder stereotaktischen Biopsie*. Statistisch signifikante Leistungsveränderungen sind markiert. Die Fehlerbalken bilden den Standardfehler des Mittelwertes ab. * $p < 0.05$, ** $p < 0.01$, *** $p < 0.001$

Mittels paarweiser T-Tests ergaben sich bei den total oder subtotal resezierten Patienten signifikante Leistungsverbesserungen in allen kognitiven Funktionsbereichen ($p < 0.002$), wobei die Leistungsverbesserungen zwischen 11 und 25 PR-Punkten variierten. Bei den biopsierten oder teilresezierte Patienten ergaben sich signifikante Leistungsverbesserungen in den Untertests *Wahlreaktion 1* [$t(29) = 2.31; p = 0.028$] und *Figurales Gedächtnis* [$t(29) = 3.12; p = 0.004$].

Mittels T-Test für unabhängige Stichproben ergab sich hinsichtlich der Leistungsveränderung über die Zeit lediglich in der Tendenz ein signifikanter Gruppenunterschied im Untertest *Ziffernspanne* [$t(90) = 1.83; p = 0.071$], wobei die total oder subtotal resezierten Patienten eine Leistungsverbesserung von 13.7 (SD = 28.3) PR-Punkten zeigten und die teilresezierten oder biopsierten Patienten lediglich eine Leistungsverbesserung von 2.0 (SD = 29.4) PR-Punkten aufwiesen. Auch im Untertest *Wahlreaktion 1* [$t(90) = 1.85$; $p = 0.068$] zeigte sich ein tendenziell signifikanter Gruppenunterschied, wobei auch hier die total oder subtotal resezierten Patienten eine Leistungsverbesserung von 25.4 (SD = 31.6) PR-Punkten zeigten und die teilresezierten oder biopsierten Patienten lediglich eine Leistungsverbesserung von 12.6 (SD = 30.0) PR-Punkten aufwiesen. Ansonsten unterschieden sich die beiden Gruppen nicht hinsichtlich des Ausmaßes der Leistungsveränderung über die Zeit.

4.2.8.3 Einfluss der antiepileptischen Medikation

Zur Überprüfung des Effektes einer antiepileptischen Medikation auf die kognitiven Leistungen, wurden die Patienten hinsichtlich ihrer Einnahme von Antiepileptika in zwei Gruppen unterteilt. Die beiden Gruppen wurden hinsichtlich ihrer kognitiven Leistungen jeweils vor und nach der adjuvanten Therapie miteinander verglichen. Zusätzlich wurden die Leistungen und Leistungsveränderungen der beiden Gruppen separat im zeitlichen Verlauf betrachtet.

Zum Zeitpunkt der Baseline-Untersuchung vor der adjuvanten Therapie wurden 49 Patienten mit Antiepileptika behandelt und 43 Patienten erhielten keine antikonvulsive Medikation. Die 49 Patienten setzten sich zusammen aus 36 Patienten, die sowohl zum Zeitpunkt der Baseline-Untersuchung als auch zum Zeitpunkt der Verlaufsuntersuchung nach der adjuvanten Therapie antiepileptisch behandelt wurden und 13 Patienten, die im Verlauf medikamentenfrei wurden. 38 Patienten wurden weder zum Zeitpunkt der Baseline-Untersuchung noch zum Zeitpunkt der Verlaufsuntersuchung antikonvulsiv behandelt.

Zum Zeitpunkt der Baseline-Untersuchung waren die Leistungen der 36 durchgängig antikonvulsiv behandelten Patienten (AE^+) und der 38 durchgängig nicht antikonvulsiv behandelten Patienten (AE^-) durchgehend im altersentsprechenden Normbereich einzustufen und mit Ausnahme des *Figuralen Gedächtnisses* waren die Leistungen der AE^--Patienten deskriptiv besser als die Leistungen der AE^+-Patienten.

Der Gruppenvergleich mittels T-Test für unabhängige Stichproben ergab für den Zeitpunkt der Baseline-Untersuchung einen signifikanten Gruppenunterschied im Untertest *Wahlreaktion 1* [$t(66) = 2.10$; $p = 0.039$], ansonsten jedoch keine signifikanten Gruppenunterschiede.

Zum Zeitpunkt der Verlaufsuntersuchung waren die Leistungen beider Gruppen ebenfalls im Normbereich einzustufen und auch hier waren mit Ausnahme des Untertests *Figurales Gedächtnis* und *Wahlreaktion 2* die Leistungen der AE$^-$-Patienten deskriptiv besser als die Leistungen der AE$^+$-Patienten. Der Gruppenvergleich mittels T-Test für unabhängige Stichproben ergab für den Zeitpunkt der Verlaufsuntersuchung einen signifikanten Gruppenunterschied im *Two back-Test* [$t(71) = 2.46$; $p = 0.016$], ansonsten jedoch keine signifikanten Gruppenunterschiede.

Sowohl in der Gruppe der AE$^+$-Patienten als auch bei den AE$^-$-Patienten verbesserten sich die Leistungen deskriptiv im zeitlichen Verlauf in allen kognitiven Domänen. Die Leistungen in den verschiedenen kognitiven Domänen zu beiden Zeitpunkten sind in Abbildung 20 und Abbildung 21 dargestellt.

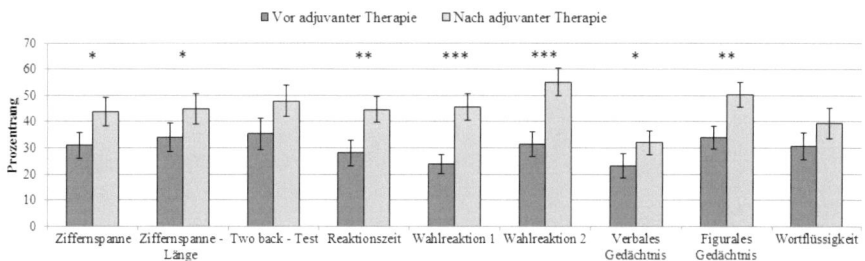

Abbildung 20: Mittlere Prozentränge zu Untersuchungszeitpunkt t1 (vor der adjuvanten Therapie) und Untersuchungszeitpunkt t2 (nach der adjuvanten Therapie) für 36 Patienten, die durchgängig antiepileptisch behandelt wurden. Statistisch signifikante Leistungsveränderungen sind markiert. Die Fehlerbalken bilden den Standardfehler des Mittelwertes ab. * $p < 0.05$, ** $p < 0.01$, *** $p < 0.001$

Ergebnisse - Teilprojekt II: Mittelfristige Neurotoxizität bei Gliomen

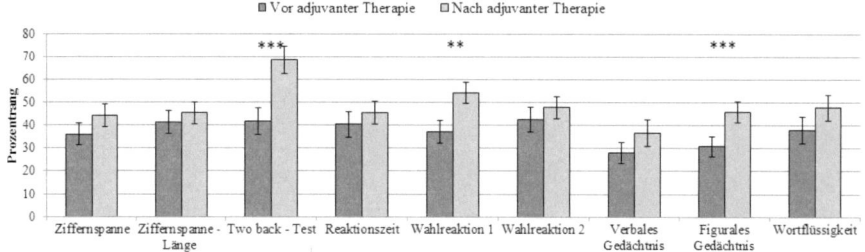

Abbildung 21: Mittlere Prozentränge zu Untersuchungszeitpunkt t1 (vor der adjuvanten Therapie) und Untersuchungszeitpunkt t2 (nach der adjuvanten Therapie) für 38 Patienten, die durchgängig keine antiepileptische Medikation erhielten. Statistisch signifikante Leistungsveränderungen sind markiert. Die Fehlerbalken bilden den Standardfehler des Mittelwertes ab. ** $p < 0.01$, *** $p < 0.001$

Mittels paarweiser T-Tests ergaben sich bei den 36 AE$^+$-Patienten signifikante Leistungsverbesserungen in den Untertests *Ziffernspanne* [$t(35) = 2.53$; $p = 0.016$], *Zahlenspanne Länge* [$t(35) = 2.15$; $p = 0.039$], *Reaktionszeit* [$t(35) = 3.18$; $p = 0.003$], *Wahlreaktion 1* [$t(35) = 4.49$; $p < 0.001$], *Wahlreaktion 2* [$t(35) = 3.99$; $p < 0.001$], *Verbales Gedächtnis* [$t(35) = 2.08$; $p = 0.045$] und *Figurales Gedächtnis* [$t(35) = 3.29$; $p = 0.002$]. Bei den 38 AE$^-$-Patienten ergaben sich signifikante Leistungsverbesserungen in den Untertests *Two back-Test* [$t(37) = 4.34$; $p < 0.001$], *Wahlreaktion 1* [$t(37) = 3.06$; $p = 0.004$] und *Figurales Gedächtnis* [$t(37) = 4.35$; $p < 0.001$].

Mittels T-Test für unabhängige Stichproben ergab sich hinsichtlich der Leistungsveränderung ein signifikanter Gruppenunterschied im Untertest *Wahlreaktion 2* [$t(72) = 2.46$; $p = 0.016$], wobei die AE$^+$-Patienten eine Leistungsverbesserung von 23.7 ($SD = 35.7$) PR-Punkten aufwiesen und die AE$^-$-Patienten lediglich eine Leistungsverbesserung von 5.2 ($SD = 28.8$) PR-Punkten zeigten. Ansonsten unterschieden sich die beiden Gruppen nicht hinsichtlich des Ausmaßes der Leistungsveränderung.

4.3 Teilprojekt III: Polychemotherapie bei PZNSL

4.3.1 Patienten

Aus dem ursprünglichen Patientenkollektiv der Phase II-Studie, die 65 Patienten mit PZNSL umfasste (Pels et al, 2003) konnten 21 Langzeit-Überlebende identifiziert werden. Damit resultierte eine mediane Gesamtüberlebenszeit von 54 Monaten (KI95%: 35-73 Monate) für die gesamte Kohorte. Alle Patienten lebten eigenständig. Von den 21 Langzeit-Überlebenden gehörten 17 der Gruppe der ursprünglich 30 „jungen" Patienten an, die zum Zeitpunkt der Diagnosestellung 60 Jahre alt oder jünger gewesen sind. Demnach konnten 57% der „jungen" Patienten durch die Therapie geheilt werden. Die progressionsfreie Überlebenszeit war für ansprechende „junge" Patienten, die bei der Diagnosestellung 60 Jahre oder jünger waren, mit 64 Monaten (KI95%: 1-128 Monate) deutlich höher als für ansprechende „alte" Patienten mit 30 Monaten (KI95%: 19-41 Monate). Von den 17 „jungen" Patienten arbeiteten 7 Patienten zum Zeitpunkt der *Späten Verlaufsuntersuchung* in Vollzeit im gleichen Tätigkeitsbereich wie vor der Therapie. Sechs Patienten waren vor der Chemotherapie nicht beruflich tätig gewesen, zeigten aber nach Beendigung der Therapie ein augenscheinlich normales Funktionsniveau, so dass sie in der Lage waren, ihren Haushalt zu organisieren. Zwei Patienten ließen sich aufgrund von neurologischen Defiziten, die mit der Tumorerkrankung verbunden waren, und sich in Form einer zerebellären Dysfunktion nach Resektion eines infratentoriellen Lymphoms sowie einer Erschöpfungssymptomatik darstellten, früh berenten. Zwei weitere Patienten ließen sich wegen anderer Gründe (z.B. spinozerebelläre Ataxie) ebenfalls früh berenten.

Für die Teilnahme an Teilprojekt III konnten 19 der 21 Langzeit-Überlebenden gewonnen werden. Einer der beiden nicht teilnehmenden Patienten lehnte eine Teilnahme aus persönlichen Gründen ab und der andere Patient litt an einem Tumorrezidiv, wodurch sich eine Teilnahme an dem Projekt ausschloss.

Die 19 Langzeit-Überlebenden erhielten eine umfassende neuropsychologische Untersuchung (vgl. Abschnitt 3.1.3) im Zeitraum zwischen Oktober 2007 und August 2008, die in den Räumlichkeiten der Neurologischen Klinik der Universitätsklinik Knappschaftskrankenhaus Bochum oder im Rahmen von Hausbesuchen bei den Patienten stattfand. Die neuropsychologischen Untersuchungen wurden von der Verfasserin der vorliegenden Dissertation durchgeführt. Es wurde jeweils darauf geachtet, die Untersuchung in einem ruhigen Zimmer bei guter Beleuchtung und unter Ausschaltung störender Umgebungsreize durchzuführen.

Das mittlere Alter der 19 Patienten betrug 60.6 Jahre ($SD = 10.4$) und variierte bei einem medianen Alter von 62.0 Jahren zwischen 40 und 78 Jahren. Die

Gruppe umfasste 8 Männer (42%). Mit Ausnahme einer Person waren alle Teilnehmer Rechtshänder.

Unter Hinzunahme der bereits während der ursprünglichen Phase II-Studie erhobenen neuropsychologischen Ausgangsdaten lagen von insgesamt 13 der 19 Patienten neuropsychologische Untersuchungsdaten zu drei unterschiedlichen Zeitpunkten vor: zum Zeitpunkt vor der Behandlung (*Vor der Therapie*), mediane 4 Monate nach Beendigung der Behandlung (*Nach der Therapie*) sowie im langfristigen Verlauf (*Späte Verlaufsuntersuchung*). Das mediane Zeitintervall zwischen der histopathologischen Diagnosesicherung und dem Zeitpunkt der *Späten Verlaufsuntersuchung* betrug 100 Monate und variierte zwischen 77 und 149 ($M = 105$, $SD = 23$) Monaten.

4.3.2 Kognitiver Leistungsstatus zum Zeitpunkt der späten Verlaufsuntersuchung

Im Folgenden werden die kognitiven Leistungen der 19 Patienten zum Zeitpunkt der *Späten Verlaufsuntersuchung*, d.h. mediane 100 Monate nach der histopathologischen Diagnosestellung eines PZNSL, zunächst auf Gruppenniveau und anschließend auf individuellem Niveau betrachtet.

Betrachtung der Leistung auf Gruppenniveau

Für die Gruppe der 19 PZNSL-Patienten wurden zunächst für den Zeitpunkt der *Späten Verlaufsuntersuchung* (mediane 100 Monate nach Diagnosestellung) die mittleren SW getrennt für jeden kognitiven Funktionsbereich berechnet. Dabei gingen die Testergebnisse aller 19 Patienten in die Berechnung des mittleren SW für die Bereiche *Kurzzeit- und Arbeitsgedächtnis*, *Aufmerksamkeits- und Exekutivfunktionen* und *Wortflüssigkeit* ein. Die Testergebnisse von 18 Patienten fanden Eingang in die Berechnung des mittleren SW für die Bereiche *Figuralgedächtnis*, *Visuokonstruktion* und *Psychomotorische Geschwindigkeit*. Die Berechnung des mittleren SW für das *Verbalgedächtnis* basierte auf den Testergebnissen von 16 Patienten. Um statistisch bedeutsame Abweichungen der mittleren SW der Patientengruppe vom Wert 100 als Durchschnittswert einer gesunden Vergleichsgruppe zu bestimmen, wurden für jeden kognitiven Funktionsbereich Ein-Stichproben T-Tests durchgeführt. Die mittleren SW, bezogen auf jeden kognitiven Funktionsbereich, die Anzahl der Patienten mit einer defizitären Leistung, sowie die Kennwerte der T-Tests, sind in Tabelle 23 dargestellt.

Ergebnisse - Teilprojekt III: Polychemotherapie bei PZNSL

Tabelle 23: Charakteristika der kognitiven Funktionsbereiche und Ergebnisse der Ein-Stichproben T-Tests auf Abweichungen der mittleren Leistungen der Patientengruppe (in SW) vom Wert 100.

Kognitiver Funktionsbereich	Anzahl Patienten	Anzahl Patienten mit Defiziten	Mittlerer SW (SD)	95%-Konfidenzintervall	Vergleich Mittlerer SW vs Wert 100		
					Mittlere Differenz	t	p-Wert (zweiseitig)
Kurzzeit- und Arbeitsgedächtnis	19	-	97.6 (8.1)	94.0-101.2	-2.4	-1.31	0.208
Verbalgedächtnis	16	1	103.6 (8.7)	99.3-107.8	3.6	1.64	0.123
Figuralgedächtnis	18	7	88.2 (17.4)	80.1-96.2	-11.8	-2.88	0.010*
Aufmerksamkeit und Exekutivfunktionen	19	3	91.2 (10.2)	86.6-95.8	-8.8	-3.75	0.001**
Visuokonstruktion	18	-	104.3 (10.4)	99.5-109.1	4.3	1.74	0.100
Psychomotorische Geschwindigkeit	18	-	98.1 (8.3)	94.3-102.0	-1.9	-0.96	0.349
Wortflüssigkeit	19	-	102.9 (7.2)	99.6-106.1	2.9	1.74	0.099

** $p < 0.01$, * $p < 0.05$; SD=Standardabweichung, SW=Standardwert.

Ergebnisse - Teilprojekt III: Polychemotherapie bei PZNSL

In der Patientengruppe indizierten die Ergebnisse der Einzelvergleiche bei zweiseitiger Testung signifikante Abweichungen der mittleren SW vom Wert 100 für die Domänen *Aufmerksamkeits- und Exekutivfunktionen* [$t(18) = -3.75$; $p = 0.001$] und *Figuralgedächtnis* [$t(17) = -2.88$; $p = 0.010$]. Die SW indizierten dabei eine schlechtere Leistung der Patientengruppe in diesen beiden Funktionsbereichen im Vergleich zur gesunden Vergleichsgruppe. Alle übrigen Einzelvergleiche erreichten keine statistische Signifikanz, womit sich keine signifikanten Abweichungen der Mittelwerte der Patientengruppe vom Gruppenmittelwert 100 der gesunden Normstichprobe in den Bereichen des *Kurzzeit- und Arbeitsgedächtnisses*, des *Verbalgedächtnisses*, der *Visuokonstruktion*, der *Psychomotorischen Geschwindigkeit* und der *Wortflüssigkeit* ergaben.

In Abbildung 22 sind die mittleren SW der einzelnen kognitiven Funktionsbereiche graphisch veranschaulicht.

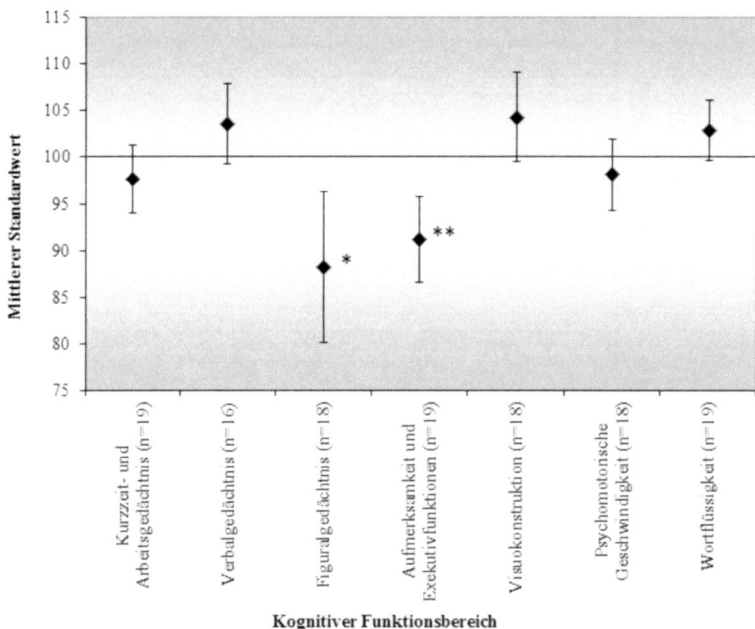

Abbildung 22: Mittlere Standardwerte der kognitiven Funktionsbereiche in der Gruppe der 19 PZNSL-Patienten für den Zeitpunkt der Späten Verlaufsuntersuchung. ** $p < 0.01$, * $p < 0.05$, Balken indizieren 95% Konfidenz-Intervalle.

Betrachtung der Leistung auf individuellem Niveau

Per Definition wurden Leistungen, die einem SW ≤ 80 entsprachen, als defizitäre Leistung betrachtet. Die Analyse der individuellen Leistungen innerhalb der einzelnen Funktionsbereiche ergab im Bereich des *Figuralgedächtnisses* für 7 der 18 Patienten (38.9%) ein Leistungsdefizit, wohingegen es im Bereich der *Aufmerksamkeits- und Exekutivfunktionen* 3 von 19 Patienten (15.8%) waren, die eine Leistungsminderung aufwiesen. Hinsichtlich des *Verbalgedächtnisses* zeigte sich bei einem von 16 Patienten (6.3%) ein Leistungsdefizit (vgl. Tabelle 23).

4.3.3 Langfristiger Verlauf der kognitiven Leistungen

Zur Beurteilung des langfristigen kognitiven Leistungsverlaufs nach erfolgter Chemotherapie wurden die Testergebnisse der 13 Patienten betrachtet, die wiederholt neuropsychologisch untersucht worden waren und damit über Testleistungen zu 3 verschiedenen Untersuchungszeitpunkten (vor der Behandlung, mediane 4 Monate nach der Behandlung und mediane 100 Monate nach der Diagnosestellung) verfügten. Dabei verweisen die Verläufe der kognitiven Leistungen rein deskriptiv auf einen stetigen Leistungszuwachs in allen kognitiven Funktionsbereichen mit Ausnahme des *Figuralgedächtnisses*. Dieser zahlenmäßige Leistungszuwachs war sowohl vom Zeitpunkt *Vor der Therapie* bis zum Zeitpunkt *Nach der Therapie* als auch vom Zeitpunkt *Nach der Therapie* bis zur *Späten Verlaufsuntersuchung* erkennbar.

Im Bereich des *Figuralgedächtnisses* zeigte sich zunächst eine Leistungszunahme zwischen der Leistung *Vor der Therapie* und der Leistung *Nach der Therapie*. Diese kehrte sich allerdings in eine Leistungsverschlechterung zum Zeitpunkt der *Späten Verlaufsuntersuchung* um, so dass die Leistung zu diesem Zeitpunkt unterhalb der Leistung zum Zeitpunkt *Vor der Therapie* einzustufen war. In Tabelle 24 sind die mittleren SW der Testergebnisse für jeden einzelnen kognitiven Funktionsbereich und für jeden der drei Untersuchungszeitpunkte sowie die Anzahl der Patienten mit defizitären Leistungen in den einzelnen Funktionsbereichen dargestellt.

Ergebnisse - Teilprojekt III: Polychemotherapie bei PZNSL

Tabelle 24: Mittlere Testleistungen als Standardwerte, Anzahl der Patienten mit defizitären Leistungen und Gesamtzahl der untersuchten Patienten in jedem kognitiven Funktionsbereich zu jedem der drei Untersuchungszeitpunkte.

Kognitiver Funktionsbereich	Vor der Therapie			Nach der Therapie (4 Monate nach Behandlungsende)			Späte Verlaufsuntersuchung (100 Monate nach Diagnosestellung)		
	Mittlerer SW (SD)	Anzahl Patienten mit Defiziten	Anzahl Patienten	Mittlerer SW (SD)	Anzahl Patienten mit Defiziten	Anzahl Patienten	Mittlerer SW (SD)	Anzahl Patienten mit Defiziten	Anzahl Patienten
Kurzzeit- und Arbeitsgedächtnis	90.2 (5.6)	1	11	93.2 (7.0)	-	10	97.0 (6.4)	-	12
Verbalgedächtnis	91.0 (16.5)	4	13	102.1 (13.7)	1	12	103.2 (10.4)	-	13
Figuralgedächtnis	99.3 (7.7)	-	8	102.3 (8.4)	-	7	88.5 (19.5)	6	13
Aufmerksamkeit und Exekutivfunktionen	82.5 (8.4)	4	12	90.6 (13.0)	2	12	95.1 (14.3)	3	12
Visuokonstruktion	90.3 (15.5)	1	6	99.3 (11.9)	1	12	103.9 (10.3)	-	12
Psychomotorische Geschwindigkeit	81.9 (10.3)	4	8	92.4 (16.5)	2	7	100.4 (12.6)	-	8
Wortflüssigkeit	83.3 (12.3)	5	11	94.0 (13.1)	1	12	105.1 (11.4)	-	12

SW=Standardwert, SD=Standardabweichung

Ein ähnliches Verlaufsmuster zeigte sich bei Betrachtung der Anzahl der Patienten, welche in einem spezifischen kognitiven Funktionsbereich defizitäre Leistungen aufwiesen. Die Anzahl der Patienten mit defizitären Leistungen sank oder stagnierte vom Zeitpunkt *Vor der Therapie* bis zum Zeitpunkt *Nach der Therapie* und erneut vom Zeitpunkt *Nach der Therapie* bis zum Zeitpunkt der *Späten Verlaufsuntersuchung* in den Funktionsbereichen *Kurzzeit- und Arbeitsgedächtnis, Verbalgedächtnis, Visuokonstruktion, Psychomotorische Geschwindigkeit* und *Wortflüssigkeit*. Im Bereich des *Figuralgedächtnisses* stieg hingegen die Anzahl der Patienten, die eine defizitäre Leistung aufwiesen, von keinem Patienten zum Zeitpunkt *Vor der Therapie* auf 6 Patienten zum Zeitpunkt der *Späten Verlaufsuntersuchung*. Zudem sank im Bereich der *Aufmerksamkeits- und Exekutivfunktionen* die Anzahl der Patienten mit defizitären Leistungen von 4 Patienten zum Zeitpunkt *Vor der Therapie* zunächst auf 2 Patienten zum Zeitpunkt *Nach der Therapie* ab, um zum Zeitpunkt der *Späten Verlaufsuntersuchung* wieder auf 3 Patienten anzusteigen. Allerdings gilt es zu berücksichtigen, dass die Zusammensetzung der Gruppen zu den verschiedenen Untersuchungszeitpunkten teilweise aufgrund von fehlenden Daten bei nicht vollkommen identischer Testzusammenstellung variierte.

Im Hinblick auf die Überprüfung eines statistisch bedeutsamen Leistungsunterschiedes bezüglich einer gesunden Vergleichsgruppe, wurden die Leistungen (in SW) der Patientengruppe in den unterschiedlichen Funktionsbereichen auf eine Abweichung vom Wert 100 mittels Ein-Stichproben T-Test analysiert. Die Ergebnisse der Einzelvergleiche zum Zeitpunkt vor der Therapie indizierten bei zweiseitiger Testung eine signifikante Abweichung der mittleren SW der Patientengruppe vom mittleren SW der gesunden Vergleichsgruppe (SW = 100) in vier Funktionsbereichen. Zum Zeitpunkt *Vor der Therapie* waren die Leistungen der Patientengruppe im Bereich der *Aufmerksamkeits- und Exekutivfunktionen* mit einem $SW = 82.5$ $(SD = 8.4)$ $[t(11) = -7.22; p < 0.001]$ und im Bereich *Kurzzeit- und Arbeitsgedächtnis* mit einem $SW = 90.2$ $(SD = 5.6)$ $[t(10) = -5.82; p < 0.001]$ signifikant schlechter als die Leistungen der gesunden Vergleichsgruppe. Eine signifikante Abweichung zeigte sich auch hinsichtlich der *Wortflüssigkeit* mit einem $SW = 83.3$ $(SD = 12.3)$ $[t(10) = -4.53; p = 0.001]$ und hinsichtlich der *Psychomotorischen Geschwindigkeit* mit einem $SW = 81.9$ $(SD = 10.3)$ $[t(7) = -4.98; p = 0.002]$. Alle übrigen Einzelvergleiche erreichten keine statistische Signifikanz.

Vier Monate nach der Behandlung war dieser signifikante Gruppenunterschied nur noch im Bereich der *Aufmerksamkeits- und Exekutivfunktionen* mit einem $SW = 90.6$ $(SD = 13.0)$ $[t(11) = -2.51; p = 0.029]$ und dem Bereich des *Kurzzeit- und Arbeitsgedächtnisses* mit einem $SW = 93.2$ $(SD = 7.0)$ $[t(9) = -3.07; p = 0.013]$ nachzuweisen. Zum Zeitpunkt der *Späten Verlaufsuntersuchung*

Ergebnisse - Teilprojekt III: Polychemotherapie bei PZNSL

wichen die Leistungen der Patienten in keinem Funktionsbereich mehr signifikant vom mittleren SW der gesunden Vergleichsgruppe ab ($p > 0.05$), so dass die Kennwerte der entsprechenden T-Tests durchgehend nicht signifikant waren und in allen kognitiven Funktionsbereichen das Vorliegen normgerechter Leistungen indizierten. Die mittleren Testleistungen der Patientengruppe und ihre signifikanten Abweichungen vom SW 100 sind in Abbildung 23 graphisch dargestellt.

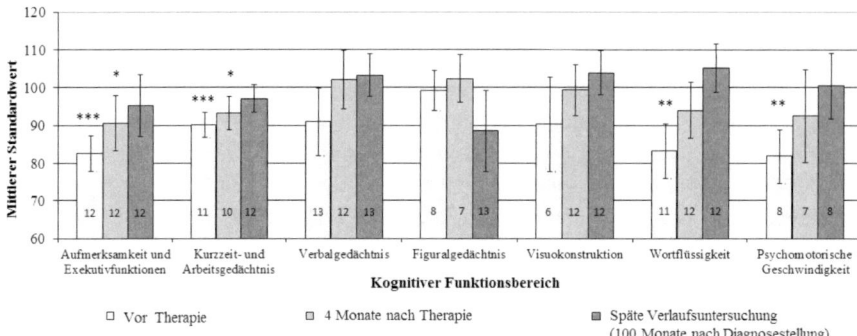

Abbildung 23: Mittlere Standardwerte der einzelnen Funktionsbereiche für jeden der drei Untersuchungszeitpunkte in der Gruppe der 13 PZNSL-Patienten. Balken indizieren 95% Konfidenz-Intervalle. * $p < 0.05$; ** $p < 0.01$; *** $p < 0.001$ indizieren das Ausmaß der Abweichung vom Mittelwert der gesunden Normstichprobe (SW = 100). Die Zahlen am Fuß der Balken indizieren die Anzahl der Patienten, für die neuropsychologische Daten zu den jeweiligen Untersuchungszeitpunkten verfügbar waren.

Für die Untersuchung der Leistungsunterschiede zwischen jeweils zwei Untersuchungszeitpunkten wurden nur die Werte derjenigen Patienten berücksichtigt, für die zu jeweils beiden Zeitpunkten Testleistungen äquivalenter Testverfahren verfügbar waren, so dass ein intraindividueller Verlauf der Leistungen auf der Basis konsistenter Testparameter abgezeichnet werden konnte. Mittels paarweiser T-Tests konnten in der Patientengruppe nach Adjustierung des Alpha-Niveaus gemäß Bonferroni zwischen der Leistung *Vor der Therapie* und der Leistung zum Zeitpunkt der *Späten Verlaufsuntersuchung* signifikante Mittelwertunterschiede in den Funktionsbereichen *Aufmerksamkeits- und Exekutivfunktionen* [$t(10) = 4.33$; $p = 0.001$] *Kurzzeit- und Arbeitsgedächtnis* [$t(9) = 3.93$; $p = 0.003$] und *Wortflüssigkeit* [$t(9) = 4.34$; $p = 0.002$] festgestellt werden. Die Leistungen der Patienten verbesserten sich vom Zeitpunkt *Vor der Therapie* bis zur *Späten Verlaufsuntersuchung* in diesen kognitiven Funktionsbereichen signifikant. Die Mittelwertunterschiede zwischen diesen beiden Zeitpunkten wurden in den Funktionsbereichen *Verbalgedächtnis* [$t(12) = 2.19$; $p = 0.049$], *Visuokonstruktion* [$t(5) = 2.61$; $p = 0.048$] und *Psychomotorische Geschwindigkeit* [$t(7) = 2.77$; $p = 0.028$] lediglich in der Tendenz signifikant. Die Ergebnisse der paarweisen T-Tests auf Mittelwertunterschiede zwischen den drei Untersuchungszeitpunkten sind getrennt nach kognitiven Funktionsbereichen in Tabelle 25 zusammengefasst. Im Bereich des *Figuralgedächtnisses* stellte sich zwischen dem Zeitpunkt *Vor der Therapie* und der *Späten Verlaufsuntersuchung* eine Leistungsverschlechterung dar, die sich allerdings nicht als signifikanter Mittelwertunterschied manifestierte [$t(7) = -1.23$; $p = 0.259$]. Bei deskriptiver Betrachtung zeigte sich zwar eine Leistungssteigerung zum Zeitpunkt *Nach der Therapie*, doch erreichte diese ebenfalls keine statistische Signifikanz [$t(6) = 0.74$; $p = 0.487$]. Eine Leistungsverschlechterung wurde deskriptiv erst zwischen dem Zeitpunkt *Nach der Therapie* und der *Späten Verlaufsuntersuchung* evident. Allerdings erwies sich auch hier der Mittelwertunterschied als nicht statistisch signifikant [$t(6) = -1.27$; $p = 0.252$]. Damit unterscheiden sich die Leistungen im Bereich des *Figuralgedächtnisses* zu den drei Untersuchungszeitpunkten nicht signifikant voneinander. Zu berücksichtigen ist hierbei die nicht konstante Gruppenzusammensetzung zu den verschiedenen Zeitpunkten, welche der Tatsache geschuldet ist, dass nicht alle Patienten zu allen Zeitpunkten mit allen Testverfahren untersucht werden konnten.

Ergebnisse - Teilprojekt III: Polychemotherapie bei PZNSL

Tabelle 25: Leistungsveränderungen zwischen jeweils zwei der drei Untersuchungszeitpunkte mittels paarweiser T-Tests. Da pro Datenreihe zwei Vergleiche durchgeführt wurden, wurde das Alpha-Niveau α = 0.05 gemäß Bonferroni adjustiert, indem es durch den Faktor 2 dividiert wurde; es resultierte $α_{korrigiert}$ = 0.025, welches die Referenz für die Signifikanzprüfung darstellte. Die signifikanten Werte sind besonders hervorgehoben; SW=Standardwert, SD= Standardabweichung, df=Freiheitsgrade.

Kognitiver Funktionsbereich	Paarweise verglichene Untersuchungszeitpunkte	Mittlere Differenzen (SW)	SD der Mittleren Differenzen	T-Wert	df	Signifikanz- niveau	n	verbessert (n)	verschlechtert (n)
Aufmerksamkeit und Exekutivfunktionen	**Vor Therapie – Nach Therapie**	**8.7**	**6.3**	**4.57**	**10**	**0.001**	**11**	**6**	-
	Vor Therapie – Späte Verlaufsuntersuchung	**11.9**	**9.1**	**4.33**	**10**	**0.001**	**11**	**7**	-
	Nach Therapie – Späte Verlaufsuntersuchung	5.2	7.8	2.21	10	0.052	11	4	-
Kurzzeit- und Arbeitsgedächtnis	Vor Therapie – Nach Therapie	3.2	4.3	2.35	9	0.043	10	1	-
	Vor Therapie – Späte Verlaufsuntersuchung	**7.8**	**6.3**	**3.93**	**9**	**0.003**	**10**	**3**	-
	Nach Therapie – Späte Verlaufsuntersuchung	4.8	6.9	2.12	8	0.067	9	4	-
Verbalgedächtnis	Vor Therapie – Nach Therapie	9.5	14.7	2.23	11	0.047	12	7	1
	Vor Therapie – Späte Verlaufsuntersuchung	12.2	20.1	2.19	12	0.049	13	6	2
	Nach Therapie – Späte Verlaufsuntersuchung	1.7	16.1	0.36	11	0.727	12	5	3
Figuralgedächtnis	Vor Therapie – Nach Therapie	3.3	11.7	0.74	6	0.487	7	1	1
	Vor Therapie – Späte Verlaufsuntersuchung	-7.4	17.0	-1.23	7	0.259	8	2	3
	Nach Therapie – Späte Verlaufsuntersuchung	-11.1	23.3	-1.27	6	0.252	7	3	4

Ergebnisse - Teilprojekt III: Polychemotherapie bei PZNSL

Fortsetzung Tabelle 25: Leistungsveränderungen zwischen jeweils zwei der drei Untersuchungszeitpunkte mittels paarweiser T-Tests. Da pro Datenreihe zwei Vergleiche durchgeführt wurden, wurde das Alpha-Niveau α = 0.05 gemäß Bonferroni adjustiert, indem es durch den Faktor 2 dividiert wurde; es resultierte $α_{korrigiert}$ = 0.025, welches die Referenz für die Signifikanzprüfung darstellte. Die signifikanten Werte sind besonders hervorgehoben; SW=Standardwert, SD= Standardabweichung, df=Freiheitsgrade.

Kognitiver Funktionsbereich	Paarweise verglichene Untersuchungszeitpunkte	Mittlere Differenzen (SW)	SD der Mittleren Differenzen	T-Wert	df	Signifikanzniveau	n	verbessert (n)	verschlechtert (n)
Visuokonstruktion	Vor Therapie – Nach Therapie	7.7	8.1	2.33	5	0.067	6	3	-
	Vor Therapie – Späte Verlaufsuntersuchung	13.6	12.7	2.61	5	0.048	6	4	-
	Nach Therapie – Späte Verlaufsuntersuchung	4.6	7.7	1.99	10	0.075	11	4	-
Wortflüssigkeit	**Vor Therapie – Nach Therapie**	**9.4**	**10.7**	**2.76**	**9**	**0.022**	**10**	**6**	-
	Vor Therapie – Späte Verlaufsuntersuchung	**22.1**	**16.1**	**4.34**	**9**	**0.002**	**10**	**9**	-
	Nach Therapie – Späte Verlaufsuntersuchung	**11.9**	**14.0**	**2.80**	**10**	**0.019**	**11**	**6**	-
Psychomotorische Geschwindigkeit	Vor Therapie – Nach Therapie	10.4	22.9	1.20	6	0.274	7	4	1
	Vor Therapie – Späte Verlaufsuntersuchung	18.5	18.9	2.77	7	0.028	8	4	-
	Nach Therapie – Späte Verlaufsuntersuchung	9.9	15.4	1.71	6	0.138	7	3	1

Hinsichtlich der übrigen Funktionsbereiche fällt auf, dass die paarweisen T-Tests signifikante Mittelwertunterschiede im Sinne von signifikanten Leistungsverbesserungen zwischen der Untersuchung *Vor der Therapie* und der Untersuchung unmittelbar *Nach der Therapie* in den Bereichen der *Aufmerksamkeits- und Exekutivfunktionen* und der *Wortflüssigkeit* indizierten. Die Mittelwertunterschiede zwischen diesen beiden Zeitpunkten wurden in den Funktionsbereichen *Kurzzeit- und Arbeitsgedächtnis* und *Verbalgedächtnis* lediglich in der Tendenz signifikant. Hingegen waren in diesem verhältnismäßig kurzen Untersuchungsintervall keine signifikanten Leistungssteigerungen hinsichtlich der *Visuokonstruktion* und der *Psychomotorischen Geschwindigkeit* festzustellen. Anschließend verbesserte sich *Nach der Therapie* bis zum Zeitpunkt der *Späten Verlaufsuntersuchung* nur die Leistung hinsichtlich der *Wortflüssigkeit* signifikant [$t(10) = 2.80; p = 0.019$].

Auf individuellem Leistungsniveau ergab sich weiterhin, dass alle, ausgenommen drei Patienten, signifikante Verbesserungen oder stabile Leistungen in allen kognitiven Bereichen aufwiesen, wenn die Testleistungen *Vor der Therapie* und *Nach der Therapie* verglichen wurden. Jeder dieser drei Patienten verschlechterte sich nur in einem kognitiven Funktionsbereich. Im langfristigen Verlauf nach Abschluss der Therapie zeigten die meisten Patienten stabile oder weiter verbesserte Testleistungen mit Ausnahme von drei Patienten, die eine Verschlechterung im *Verbalgedächtnis* und im *Figuralgedächtnis* aufwiesen und einem Patienten, der eine Verschlechterung des *Figuralgedächtnisses* und der *Psychomotorischen Geschwindigkeit* zeigte. Beim Vergleich der Leistungen zwischen dem Zeitpunkt *Vor der Therapie* und der *Späten Verlaufsuntersuchung* zeigten zwei Patienten eine Verschlechterung des *Verbalgedächtnisses* und drei Patienten eine Verschlechterung im Bereich des *Figuralgedächtnisses*.

Zusammenfassend kann konstatiert werden, dass individuelle Leistungsverschlechterungen, d.h. Leistungsabnahmen > 1 SD zwischen zwei Untersuchungszeitpunkten, größtenteils in den Bereichen des *Verbalgedächtnisses* (2/13 Patienten im langfristigen Verlauf) und des *Figuralgedächtnisses* (3/8 Patienten im langfristigen Verlauf) auftraten. Insbesondere hinsichtlich des *Figuralgedächtnisses* waren vergleichsweise wenige Patienten mit einer individuellen Leistungsverbesserung festzustellen (2/8 Patienten im langfristigen Verlauf). Nur in den Bereichen des *Verbalgedächtnisses* und des *Figuralgedächtnisses* waren individuelle Leistungsverschlechterungen zwischen der Leistung *Vor der Therapie* und der Leistung zum Zeitpunkt der *Späten Verlaufsuntersuchung* zu konstatieren.

5 Diskussion

5.1 Teilprojekt I: Validierung von NeuroCogFX

5.1.1 Standardisierung von Material und Anwendung

Ein bedeutender Vorteil einer computergestützten Untersuchung ist das hohe Standardisierungsniveau hinsichtlich des eingesetzten Materials, der Durchführung, der Datenerfassung und der Datenanalyse. Dieser Aspekt gewinnt in multizentrischen Studien besonders an Bedeutung, da gerade in diesen Kontexten Untersuchungen innerhalb einer Studie von verschiedenen Testleitern durchgeführt werden.

Das Testmaterial und die Durchführung von NeuroCogFX sind hoch standardisiert. Im Testmanual ist eine ausführliche Beschreibung der Instruktionen und der Durchführung verfügbar und die Auswertung der Testergebnisse erfolgt durch das Programm. Damit sind zur Testdurchführung spezifisch ausgebildete Testleiter nicht zwingend erforderlich. Die individuelle diagnostische Interpretation der Testergebnisse sowie die korrekte Beurteilung des kognitiven Leistungsniveaus und der Leistungsveränderungen erfordert allerdings eine integrative Betrachtung aller neurologischen und psychologischen Befunde und daher letztendlich eine neuropsychologische Expertise. Allerdings wird die eigenständige Durchführung von NeuroCogFX durch die Patienten selbst nicht empfohlen, da auf diese Weise das korrekte Aufgabenverständnis und eine maximale Motivation und damit eine maximal mögliche Leistungserbringung nicht sichergestellt werden können.

Ein wesentliches Ziel der neuropsychologischen Diagnostik besteht darin, kognitive Funktionsbeeinträchtigungen bei fehlendem Hinweis auf eine Substanzschädigung aufzudecken und Funktionsbeeinträchtigungen zu objektivieren und zu quantifizieren (Helmstaedter et al, 2001). NeuroCogFX kann in kurzen Intervallen durchgeführt werden und eignet sich daher hervorragend für serielle Testungen zur Evaluation von Behandlungseffekten, zur neuropsychologischen Verlaufsdiagnostik, sowie zur Erfolgs- und Qualitätskontrolle von Behandlungsmaßnahmen.

5.1.2 Reliabilität

Die Retest-Reliabilitäten im Sinne von Test-Retest-Korrelationen nach Pearson waren für gesunde Kontrollprobanden aus der ursprünglichen Normierungsstudie (Fliessbach et al, 2006) in allen Untertests außer im *Two back-Test* ($r_{12} = 0.35$, $p > 0.05$) als mittelstark einzustufen ($0.50 \leq r_{12} \leq 0.69$).

Diskussion - Teilprojekt I: Validierung von NeuroCogFX

Möglicherweise hat dabei die eingeschränkte Varianz der Testwerte aufgrund der annähernd maximalen Gruppenmittelwerte der gesunden Probanden (Deckeneffekte) in einigen Untertests das Auftreten höherer Retest-Reliabilitäten verhindert.

Dementsprechend fielen die Retest-Reliabilitäten in der Gruppe der Gliom-Patienten im Vergleich zu den Gesunden in einigen Bereichen höher oder zumindest ebenso gut aus, da in der Gruppe der Gliom-Patienten die Varianz der Testleistungen aufgrund von angenommenen kognitiven Beeinträchtigungen einiger Patienten größer war. Dies war insbesondere in den Untertests der Fall, welche mnestische Funktionen, wie das verbale Kurzzeitgedächtnis (Untertest *Ziffernspanne*) sowie unmittelbares und verzögertes Wiedererkennen von verbalem und figuralem Material (Untertest *Verbales Gedächtnis* und *Figurales Gedächtnis*), erfassen. Für diese Untertests und für den Untertest *Wortflüssigkeit* war die Retest-Reliabilität als zufriedenstellend zu werten ($0.60 \leq r_{12} \leq 0.84$).

Allerdings waren die Retest-Reliabilitäten für die normierten Reaktionszeitmaße (Untertests *Reaktionszeit*, *Wahlreaktion 1* und *Wahlreaktion 2*) in der Gruppe der Gehirntumor-Patienten niedriger als bei den Gesunden und erschienen insgesamt vergleichsweise gering und damit eher unbefriedigend ($0.30 \leq r_{12} \leq 0.53$). Dies kann verschiedene Ursachen haben. Zum einen waren die Retest-Intervalle in der Gruppe der Gehirntumor-Patienten relativ lang und betrugen durchschnittlich 30 Wochen. Obwohl es keinen nachgewiesenen Tumorprogress und damit keine Aktivität der Erkrankung zwischen den beiden Testzeitpunkten gab und ferner keine Therapien mit potentiellen leistungsmindernden Wirkungen auf die Kognition in diesem Zeitraum erfolgten, spiegelt die Varianz der Testleistungen möglicherweise in Teilen eine tatsächliche Leistungsveränderung bei einigen Patienten wider. Zum anderen weisen Reaktionszeitmaße generell größere kurzfristige Fluktuationen aufgrund von situativen Faktoren wie Tageszeit und Untersuchungs-Setting oder intraindividuellen Faktoren wie Motivation und Alertness auf. Darüber hinaus sind Einschränkungen der Reliabilität bei computergestützten Verfahren bekannt. Selbst in der gut etablierten TAP weisen die Untertests lediglich mittelstarke Retest-Reliabilitäten auf (Fliessbach et al, 2006, Zimmermann & Fimm, 2009).

Darüber hinaus fiel die Test-Retest-Korrelation für den Parameter, welcher die verzögerte Wiedererkennensleistung figuralen Materials erfasst (*Hits verzögert* aus dem Untertest *Figurales Gedächtnis*) klein aus ($r_{12} = 0.33$). Der *Two back-Test* als Maß für das verbale Arbeitsgedächtnis sowie der Parameter zur Erfassung einer adäquaten Inhibitionsfähigkeit (*Richtige Reaktionen minus Fehlreaktionen* aus dem Untertest *Wahlreaktion 2*) zeigten hingegen keine signifikanten Test-Retest-Korrelationen und damit eine eher unzureichende Reliabilität. Die fehlende Test-Retest-Korrelation des Parameters *Richtige Reaktionen minus Fehlreaktionen* aus dem Untertest *Wahlreaktion 2* könnte

Diskussion - Teilprojekt I: Validierung von NeuroCogFX

darauf zurückzuführen sein, dass die Gruppenmittelwerte nahe am maximal zu erreichenden Wert lagen und die Varianzen der Testwerte gering ausgeprägt waren, wodurch ein möglicher Deckeneffekt indiziert werden könnte.

Alle normierten Testparameter, mit Ausnahme des *Two back-Tests*, wiesen in der Gruppe der Gehirntumor-Patienten eine signifikante Test-Retest-Korrelation auf und indizieren damit eine bestehende Reliabilität, trotz der teilweise nur mittelhohen Korrelation. Dies gilt auch für die nicht normierten Parameter *Verbales Gedächtnis – Hits verzögert* und *Figurales Gedächtnis – Hits verzögert*, so dass auch diese Parameter als prinzipiell reliabel erachtet werden können.

Insgesamt sind damit in der Gruppe der Gehirntumor-Patienten, insbesondere für die Untertests zur Erfassung mnestischer Leistungen (Untertests *Ziffernspanne*, *Verbales Gedächtnis*, *Figurales Gedächtnis*) sowie für den Untertest *Wortflüssigkeit* zufriedenstellende Test-Retest-Korrelationen zu konstatieren, die eine ausreichende Reliabilität bestätigen. Zudem sind die Retest-Reliabilitäten der Gedächtnistests für Gehirntumor-Patienten sogar besser einzustufen als für gesunde Probanden.

Damit kann aus den Ergebnissen geschlossen werden, dass sich NeuroCogFX zur seriellen Erfassung kognitiver Funktionen bei Gehirntumor-Patienten, und insbesondere zur Erfassung mnestischer Funktionen, gut eignet. Demgegenüber scheint die Testbatterie für den Einsatz bei besonders leistungsfähigen Patienten eher ungeeignet zu sein.

Einige methodologische Aspekte dieser Analyse verdienen im Rahmen der Interpretation der Retest-Reliabilitäten in der Patientengruppe eine weitergehende Betrachtung. Zur Bestimmung der Retest-Reliabilität von NeuroCogFX bei Gehirntumor-Patienten wurden retrospektiv Daten einer Kohorte von Gliom-Patienten aus dem Deutschen Gliomnetzwerk analysiert, die innerhalb eines Jahres zweimal untersucht worden waren, keinen Progress der Tumorerkrankung aufwiesen und keine potentiell neurotoxische Behandlung innerhalb dieser Zeitspanne erhalten hatten. Die Vergleichbarkeit mit der Patientengruppe, die zur Untersuchung der Validitäts-Aspekte von NeuroCogFX herangezogen wurde, oder die Vergleichbarkeit mit der Gruppe der gesunden Kontrollprobanden (Fliessbach et al, 2006), bei der das Intervall zwischen dem ersten Test und der Testwiederholung deutlich kürzer war, ist begrenzt. Jedoch war eine zweite Untersuchung der Gliom-Patienten aus dem Validierungs-Patientenkollektiv innerhalb eines kürzeren Zeitintervalls aus praktischen Gründen nicht möglich. Einige Patienten standen für eine zweite Untersuchung innerhalb mehrerer Monate nicht zur Verfügung. Darüber hinaus erlitten einige Patienten einen Tumorprogress und andere erhielten eine neue Behandlung nach Durchführung der ersten Untersuchung. Trotz dieser Einschränkungen sind die vorliegenden Daten bedeutungsvoll, da die Reliabilität der Untertests, die für gesunde Kontrollprobanden festgestellt wurde, nicht per se eine reliable Beurteilung von tumor- und behandlungsassoziierten kognitiven Leistungseinschränkungen bei Gehirntumor-Patienten garantiert. Die vorliegenden Daten verweisen trotz der langen Retest-Intervalle auf gute Retest-Reliabilitäten der meisten normierten Parameter der NeuroCogFX-Untertests. Für diese Untertests kann eine ausreichend reliable Beurteilung von Defiziten in den betreffenden kognitiven Funktionsbereichen angenommen werden. Für die anderen Untertests, d.h. für die Reaktionszeit-Tests (*Reaktionszeit*, *Wahlreaktion 1* und *Wahlreaktion 2*) ist eine derart reliable Beurteilung von Defiziten nicht uneingeschränkt möglich. Derzeit sollte jedoch davon Abstand genommen werden, diese Tests aus der Testbatterie herauszunehmen, da der hierdurch erhaltene Zeitgewinn gering wäre und allenfalls 3 bis 4 Minuten Testzeit ersparen würde. Zudem beziehen sich die normativen Daten auf die Durchführung der gesamten Testbatterie.

5.1.3 Insensitivität für Übungseffekte

In der gesunden Kontrollgruppe konnten signifikante Übungseffekte d.h. signifikante Verbesserungen der Testleistungen zwischen der ersten Untersuchung und der Testwiederholung für die meisten Untertests nachgewiesen werden. Ausgenommen waren hiervon lediglich der *Two back-Test* und der Untertest *Reaktionszeit* (Fliessbach et al, 2006).

Derartige Übungseffekte oder „Testwiederholungs-Effekte" stellen ein prinzipielles Problem für die Beurteilung von neuropsychologischen Verlaufsuntersuchungen dar, im Sinne von Verbesserungen der Testleistungen aufgrund einer besseren Vertrautheit mit dem Test. Übungseffekte können sowohl bei einfachen Reaktionszeittests als auch bei komplexen Problemlöse-Aufgaben auftreten (Caine et al, 2012) und sind auf die Erinnerung an gelernte Inhalte, weniger Angst bei der Testdurchführung oder die Anwendung effektiverer Bearbeitungsstrategien zurückzuführen. Ausgehend von der Leistung zum ersten Testzeitpunkt, können Übungseffekte zu einer Überschätzung der Leistung zum zweiten Testzeitpunkt führen und dadurch möglicherweise tatsächliche Leistungsverschlechterungen überlagern und eine Aufdeckung einer Leistungsveränderung erschweren. Diese mögliche Konfundierung ist ein generelles Problem bei langfristigen neuropsychologischen Leistungserfassungen (McCaffrey & Westervelt, 1995).

In der Gruppe der Gehirntumor-Patienten ergaben sich signifikante Übungseffekte für die normierten Parameter der Untertests *Two back-Test*, *Wahlreaktion 1* (Parameter: Reaktionszeit) und *Figurales Gedächtnis*, so dass hier von signifikanten Verbesserungen zwischen der ersten Testung und der Testwiederholung auszugehen ist. Insgesamt waren die Übungseffekte in der

Gruppe der Gehirntumor-Patienten hinsichtlich der meisten Untertests allerdings geringer ausgeprägt als in der Gruppe der gesunden Kontrollprobanden. Nur im *Two back-Test* und im Untertest *Wahlreaktion 1* (Parameter: Reaktionszeit) waren die Übungseffekte in der Gruppe der Gehirntumor-Patienten größer als bei den Gesunden. Die Gesamtheit dieser Ergebnisse spricht für eine insgesamt gute Eignung der Testbatterie hinsichtlich ihrer wiederholbaren Anwendung bei Gehirntumor-Patienten, da die Testleistungen auch bei wiederholter Testdurchführung in den meisten Untertests nicht durch Trainingseffekte maskiert werden.

Im Hinblick auf einen adäquaten Umgang mit den aufgezeigten Übungseffekten verfügt NeuroCogFX über Paralleltest-Versionen für die Untertests *Verbales Gedächtnis*, *Figurales Gedächtnis* und *Wortflüssigkeit* mit alternativem Wort-, Muster- und Buchstabenmaterial. Paralleltest-Versionen sind insbesondere dann bedeutsam, wenn mehrere Testungen innerhalb eines kurzen Zeitintervalls durchgeführt werden, so dass ein Langzeitgedächtnis-Transfer von einzelnen Testitems theoretisch möglich wäre. Da für die meisten Untertests keine signifikanten Übungseffekte für die dritte und vierte Testdurchführung bei gesunden Probanden beobachtet wurden (Fliessbach et al, 2006), kann darauf geschlossen werden, dass Übungseffekte weitestgehend auf die erste Testwiederholung begrenzt sind. Dies kann allerdings nicht notwendigerweise auf die Gruppe der Gehirntumor-Patienten übertragen werden, da hier Deckeneffekte, die zur Stabilität einer wiederholten Testleistung beitragen können, weniger wahrscheinlich sind als bei gesunden Probanden.

Die vorliegenden Daten liefern eine Schätzung des Einflusses von Übungseffekten in einer Gruppe von Gliom-Patienten. Zusammen mit den berechneten Retest-Reliabilitäten erlaubt das Wissen über Übungseffekte eine Berechnung von kritischen Differenzen und Konfidenzintervallen. Sie ermöglichen eine Beurteilung der individuellen Leistungsveränderung im Sinne einer klinisch bedeutsamen Verbesserung oder Verschlechterung oder Stabilität der kognitiven Leistung bei der einzelfalldiagnostischen Interpretation der Testergebnisse von Gehirntumor-Patienten und sind essentiell für eine Verlaufsbeurteilung.

Aus klinischer Perspektive ist insbesondere die individuelle Beurteilung des Leistungsverlaufs während des klinischen Follow-up essentiell. Die auf Basis der kritischen Differenzen berechneten 90%-Konfidenzintervalle besagen, dass signifikante individuelle Leistungsveränderungen in den NeuroCogFX-Untertests *Ziffernspanne*, *Verbales Gedächtnis*, *Wahlreaktion 1* und *Wortflüssigkeit* durch einen Rohwert-Unterschied von etwa 1 bis 1.5 SD, ausgehend vom jeweiligen Gruppenmittelwert der Gehirntumor-Patienten, ausgedrückt werden Dies entspricht etablierten neuropsychologischen Maßen (Hoppe et al, 2009). In den Untertests *Two back-Test*, *Reaktionszeit*, *Wahlreaktion 2* und der verzögerten Wiedererkennensleistung im Untertest *Figurales Gedächtnis* (Parameter: Hits verzögert) entspricht eine signifikante individuelle Leistungsveränderung einer Abweichung von etwa 2 SD vom Mittelwert.

5.1.4 Validität der NeuroCogFX-Untertests

In der vorliegenden Arbeit wurde die konvergente Validität der NeuroCogFX-Untertests basierend auf Korrelationen zwischen NeuroCogFX-Testparametern und etablierten neuropsychologischen Maßen, welche gemäß ihrer Testkonstruktion dieselbe kognitive Funktion erfassen, geschätzt. In der Gruppe der Gehirntumor-Patienten zeigten, mit Ausnahme des *Two back-Tests,* nahezu alle untersuchten NeuroCogFX-Testparameter spezifische Korrelationen mit ihren korrespondierenden etablierten Testparametern, wobei die Korrelationen überwiegend als stark und hoch einzustufen waren ($0.33 \leq r \leq 0.81$, $p < 0.01$). Damit erfassen die NeuroCogFX-Untertests, mit Ausnahme des *Two back-Tests*, diejenigen kognitiven Funktionen, die auch durch die entsprechenden etablierten Testverfahren abgedeckt werden. Dabei ergaben sich die stärksten Zusammenhänge zwischen den Reaktionszeiten in den Untertests zur Erfassung der psychomotorischen Geschwindigkeit bzw. der selektiven Aufmerksamkeit (Untertests *Reaktionszeit, Wahlreaktion 1* und *Wahlreaktion 2*) und dem Untertest *Alertness* aus der TAP (Zimmermann & Fimm, 2009). Da hierbei jeweils die Reaktionszeiten auf einen relevanten visuellen Stimulus erfasst werden und es sich folglich um dasselbe Reaktions-Paradigma handelt, sind die hohen Korrelationen plausibel. Die zusätzlich gute eigene Validität des Untertests *Alertness* aus der TAP unterstützt die Validität der genannten drei NeuroCogFX-Untertests und bestätigt damit ihre valide Erfassung von psychomotorischer Geschwindigkeit und basalen Aufmerksamkeitsfunktionen, die schnelle und adäquate Reaktionen auf externe relevante Anforderungen, sowie eine selektive Aufmerksamkeitsfokussierung ermöglichen (Zimmermann & Fimm, 2009). Zudem stellt der nicht normierte Parameter *Fehlreaktionen* aus den Untertests *Wahlreaktion 1* und *Wahlreaktion 2,* im Sinne von nicht unterdrückten Reaktionen, ein valides und reliables Maß für die Fähigkeit zur selektiven Aufmerksamkeitsfokussierung und zur Inhibition von irrelevanten Reaktionen im Sinne des Go/NoGo-Paradigmas dar. Darüber hinaus erwiesen sich auch der Untertest *Ziffernspanne* zur Erfassung des Kurzzeitgedächtnisses und die *Wortflüssigkeit* als ausreichend valide.

Für den Untertest *Figurales Gedächtnis* lässt sich erkennen, dass hier die Korrelationen mit den etablierten Parametern aus dem *ROCF* (Rey & Osterrieth, 1993, Lezak, 1995) insgesamt eher niedrig und schwach ausfielen oder es überhaupt keine Übereinstimmungen gab. Dabei muss allerdings berücksichtigt werden, dass keine direkt vergleichbaren etablierten Testparameter in die Korrelationsanalyse eingegangen waren. Dennoch kann der normierte Parameter des Untertests *Figurales Gedächtnis* aufgrund seiner Übereinstimmung mit der mittelfristigen Gedächtnisleistung, die durch den etablierten *ROCF* erfasst wird, zumindest als zufriedenstellend valide bezeichnet werden.

Im Weiteren soll die konvergente Validität der beiden Untertests *Two back-Test* und *Verbales Gedächtnis* kritisch beleuchtet werden, da sich beide Untertests nicht in erwarteter Weise als valide herausstellten.

Der *Two back-Test* (Parameter: Punkte minus Fehler) zeigt eine vergleichsweise geringe Übereinstimmung mit einem klassischen Test zur Erfassung des verbalen Arbeitsgedächtnisses (*Zahlenspanne rückwärts* aus WMS-R; Härting et al, 2000). Hingegen schließt er selektive Aufmerksamkeitskomponenten ein, wie sich in der Korrelation mit dem *d2 Aufmerksamkeits-Belastungstest* (Parameter: Gesamtzahl minus Fehler, Brickenkamp, 2001), einem Test zur Erfassung der selektiven Aufmerksamkeitszuwendung, zeigte. Im Allgemeinen findet das Two back-Paradigma als Arbeitsgedächtnis-Aufgabe große Verwendung. Da innerhalb der dynamischen Aufgabenstellung kontinuierlich Informationen im Kurzzeitspeicher aufrechterhalten und aktualisiert werden müssen, ist die mit diesem Paradigma erfolgte Erfassung der Arbeitsgedächtnisleistung offensichtlich (Kane et al, 2007). Dennoch sind oftmals die Korrelationen von Two back-Aufgaben mit anderen Aufgaben zur Erfassung des Arbeitsgedächtnisses eher schwach ausgeprägt, was möglicherweise auf eine zu große Fehlervarianz zurückzuführen ist (Kane et al, 2007). Die mangelnde Korrelation geht auch aus den vorliegenden Daten hervor ($r = 0.38$, $p < 0.01$). Die schwachen Korrelationen zwischen Two back-Aufgaben und anderen Arbeitsgedächtnis-Aufgaben können dadurch erklärt werden, dass in den verschiedenen Aufgaben unterschiedliche Erinnerungsprozesse involviert sind, wobei Two back-Aufgaben vor allem Prozesse der Vertrautheit und des Wiedererkennens einschließen und einige andere Arbeitsgedächtnis-Aufgaben vor allem das aktive Abrufen von Gedächtnisinhalten einschließen (Kane et al, 2007). Die adäquate Bearbeitung der Two back-Aufgabe erfordert zusätzlich Entscheidungs- und Inhibitionsprozesse sowie die Auflösung von Interferenzen, so dass ein Zusammenhang mit exekutiven Funktionen angenommen werden kann.

Der nicht normierte Parameter *Two back – Auslassungen* kann eher als der Parameter *Two back – Fehler* als ergänzendes valides Maß der Arbeitsgedächtnisleistung und der selektiven Aufmerksamkeitsleistung herangezogen werden. Dies steht im Widerspruch zu dem Befund, dass der Parameter *Fehler* in einem äquivalenten Untertest der TAP (Arbeitsgedächtnis, TAP, Zimmermann & Fimm, 2009) von den Testkonstrukteuren als relevanter und für die Arbeitsgedächtnisleistung aussagekräftiger Parameter definiert wurde.

In der Gesamtschau muss eingeräumt werden, dass der normierte Parameter *Punkte minus Fehler* im *Two back-Test* eine relativ geringe Reliabilität aufweist und nicht in gewünschter Weise mit anderen Maßen korreliert, die nach-

Diskussion - Teilprojekt I: Validierung von NeuroCogFX

gewiesenermaßen Arbeitsgedächtnisfunktionen und exekutive Handlungssteuerung erfordern.

Für den Untertest *Verbales Gedächtnis* ergaben sich überwiegend mittelhohe Interkorrelationen mit den etablierten Parametern des *AVLT* (Rey, 1941, 1964, Schmidt, 1996), welche das Lernen und die mittelfristige Behaltensleistung verbalen Materials erfassen. Zudem bestand ein Zusammenhang zwischen der mittelfristigen Behaltensleistung von verbalem Material im *AVLT* und der Häufigkeit von Intrusionen, d.h. fälschlicherweise wiedererkannten Wörtern im NeuroCogFX-Untertest. Damit kann der NeuroCogFX-Parameter *Lernen* (Parameter: Gesamtzahl Hits Durchgang 1 bis 3) als valides Maß zur Erfassung der verbalen Lernleistung angesehen werden. Auch der Parameter *Intrusionen* steht mit einer Einschränkung im Bereich der mittelfristigen verbalen Gedächtnisleistung in Zusammenhang, da er Schwierigkeiten bei der Enkodierung oder beim Abruf von gelerntem Material indiziert. Er kann als mittelmäßig valide betrachtet werden.

Darüber hinaus zeigte sich, dass die verzögerte Wiedererkennensleistung aus dem Untertest *Verbales Gedächtnis* nur eine schwache Korrelation aufwies mit der verzögerten freien Abrufleistung im *AVLT*, welche ein äußerst sensitives Maß für die Diagnose einer vorliegenden Gedächtnisstörung darstellt (Helmstaedter et al, 2001). Diese Dissoziation kann darauf zurückgeführt werden, dass sich computerisierte Tests teilweise stark von etablierten Testverfahren unterscheiden, z.B. hinsichtlich der Darbietungsform (Lesen vs Zuhören), den Testmodalitäten (Wiedererkennen vs freie Reproduktion) oder hinsichtlich der Länge des Zeitintervalls zwischen Lernen und Gedächtnisabruf (Helmstaedter et al, 2001).

Insbesondere aus der Epilepsieforschung ist bekannt, dass die freie verzögerte Abrufleistung verbalen Lernmaterials einen hohen diagnostischen Wert bezüglich einer hippocampalen Dysfunktion oder einer links temporo-mesialen Funktionsstörung hat (Helmstaedter et al, 2001). Allerdings können diese Defizite durch bloße Wiedererkennenstests unentdeckt bleiben (Hoppe et al, 2007, Gleissner et al, 2004), so dass es zu einer potentiellen Dissoziation zwischen einer intakten Wiedererkennensleistung und einer beeinträchtigten freien Abrufleistung kommen kann (Goodrich-Hunsacker & Hopkins, 2009). Beim Wiedererkennen ist kein aktiver Suchprozess im Gedächtnis erforderlich, sondern stattdessen erfolgt ein Abgleich zwischen aktueller und gespeicherter Information, so dass die Aussagekraft hinsichtlich einer hippocampalen Funktionsstörung eher begrenzt ist (Jäncke, 2012).

Da die genannte Korrelation zwischen den verzögerten Abrufleistungen in den beiden Testverfahren höher und stärker wurde, wenn die verzögerte Wiedererkennensleistung durch die Anzahl der Fehlreaktion korrigiert oder das zahlenmäßige Verhältnis der zu lernenden Items zu den Distraktoren berücksichtigt wurde, kann geschlossen werden, dass der normierte NeuroCogFX-Parameter *Gesamtzahl Hits minus Gesamtzahl Falscher Alarm/2* auch bei Gehirntumor-Patienten einen validen Parameter zur Erfassung der mittelfristigen Behaltensleistung bezogen auf verbales Material darstellt und damit auch eine linksseitige temporo-mesiale Funktionsstörung anzeigt. Hierzu behaupten Helmstaedter et al (2001), dass auch die Wiedererkennensleistung bei Berücksichtigung der Fehler bei einer linkstemporalen Pathologie auffällig wird. Darüber hinaus stellt bei der Erfassung kognitiver Beeinträchtigungen bei Gehirntumor-Patienten auch das Wiedererkennen verbalen Materials ein aussagekräftiges Maß dar (Lageman et al, 2010).

Der Wert des Untertests *Verbales Gedächtnis* wird auch dadurch bestätigt, dass der normierte NeuroCogFX-Gedächtnisparameter in der Faktorenanalyse auf dem Verbalgedächtnis-Faktor lädt. Außerdem kann der Untertest *Verbales Gedächtnis* sensitiv und spezifisch Individuen identifizieren, bei denen auf der Grundlage des *AVLT* ein Verbalgedächtnisdefizit diagnostiziert wurde. Das bedeutet, dass der Untertest *Verbales Gedächtnis* Gedächtnisdefizite in hohem Maße richtig diagnostiziert.

Zusammenfassend gewährleistet NeuroCogFX bei Patienten mit Gehirntumoren die valide Erfassung von psychomotorischer Geschwindigkeit, basalen Aufmerksamkeitsfunktionen, selektiver Aufmerksamkeit, kurz- und mittelfristigen verbal-mnestischen Leistungen, sowie Wortflüssigkeit.

5.1.5 Erfassung relevanter kognitiver Domänen

Die Intention für den Einsatz von NeuroCogFX im Forschungskontext der Gehirntumor-Erkrankungen besteht in der Erfassung derjenigen kognitiven Funktionen, die erfahrungsgemäß im Verlauf der Gehirntumor-Patienten als beeinträchtigt in Erscheinung treten. Zu diesem Zweck müssen durch NeuroCogFX diejenigen kognitiven Domänen abgedeckt werden, die sich typischerweise im Verlauf der Therapie oder der Gehirntumor-Patienten als beeinträchtigt darstellen. Hierzu zählen Aufmerksamkeitsfunktionen, Exekutivfunktionen, die psychomotorische Geschwindigkeit, sowie das Lernen und der Abruf von spezifischem Reizmaterial (Correa et al, 2007b).

Die Ergebnisse der Faktorenanalyse zeigen, dass dieses Ziel überwiegend erreicht wurde. Dabei wurde deutlich, dass alle normierten NeuroCogFX-Parameter mit ihren korrespondierenden etablierten neuropsychologischen Testparametern assoziiert waren, wobei die drei reaktionszeitbasierten NeuroCogFX-Parameter (*Reaktionszeit*, *Wahlreaktion 1* und *Wahlreaktion 2*) gemeinsam auf einen Faktor, und alle anderen NeuroCogFX-Parameter mit Ausnahme der *Wortflüssigkeit* und des *Two back-Tests* jeweils auf unterschiedliche Faktoren luden. Daraus kann geschlossen werden, dass die

Diskussion - Teilprojekt I: Validierung von NeuroCogFX

NeuroCogFX-Untertests die unterschiedlichen kognitiven Funktionen überwiegend in der beabsichtigten Weise erfassen und folglich bedeutsame Aspekte der psychomotorischen Geschwindigkeit, des verbalen Kurzzeitgedächtnisses, des Verbal- und Figuralgedächtnisses und der Sprache abdecken. Insgesamt bestätigt die Hauptkomponentenanalyse die konvergente Validität der meisten NeuroCogFX-Untertests mit der beschriebenen Einschränkung hinsichtlich des *Two back-Tests* und der *Wortflüssigkeit*, und bekräftigt, dass NeuroCogFX kognitive Funktionen derjenigen Domänen erfasst, die durch die Therapie bei Gehirntumoren besonders betroffen sind (Correa et al, 2007b), die für die Auswirkungen tumorspezifischer Therapien anfällig sind oder die das subjektive Beschwerdebild der Patienten widerspiegeln. Damit ist NeuroCogFX in der Gesamtbetrachtung ein valides Instrument zur Erfassung der wichtigsten kognitiven Funktionsbereiche im neuroonkologischen Kontext. Lediglich die Erfassung von exekutiven Funktionen und spezifischen Komponenten der Aufmerksamkeit ist möglicherweise unterrepräsentiert.

Bezugnehmend auf etablierte neuropsychologische Testverfahren, bilden die NeuroCogFX-Parameter insgesamt fünf bedeutsame Faktoren ab, die die folgenden kognitiven Domänen repräsentieren: *Psychomotorische Geschwindigkeit* (Faktor 1), *Aufmerksamkeit, Exekutivfunktionen und visuelles Kurzzeitgedächtnis* (Faktor 2), *Verbalgedächtnis und Wortflüssigkeit* (Faktor 3), *Verbales Kurzzeitgedächtnis* (Faktor 4) und *Figuralgedächtnis* (Faktor 5). Der normierte Parameter des *Two back-Tests* erfordert die Funktion des Kurzzeitgedächtnisses und des Arbeitsgedächtnisses, sowie kognitive Kontrollfunktionen und grundlegende Aufmerksamkeitsfunktionen und lädt erwartungsgemäß auf Faktor 2 (Aufmerksamkeit, Exekutivfunktionen und visuelles Kurzzeitgedächtnis). Zudem lädt der normierte Parameter des *Two back-Tests* aufgrund der visuellen Reizdarbietung und der Erfordernis zum Behalten der dargebotenen Reize zusätzlich zusammen mit dem normierten Parameter des Untertests *Figurales Gedächtnis* und der verzögerten Abrufleistung des *ROCF* (Rey & Osterrieth, 1993, Lezak, 1995) auf Faktor 5 (Figuralgedächtnis). Dieses Ergebnis legt nahe, dass Faktor 2 in NeuroCogFX unterrepräsentiert sein könnte, da der *Two back-Test* als alleiniger NeuroCogFX-Untertest nur mittelhoch auf diesen Faktor lädt und sich darüber hinaus nicht als spezifisch für diesen Faktor darstellt, da er auch auf Faktor 5 lädt.

Auf ähnliche Weise korreliert der Untertest *Wortflüssigkeit*, der sprachliche Fähigkeiten, semantischen Gedächtnisabruf und die Funktionen des verbalen Kurzzeitgedächtnisses und Arbeitsgedächtnisses erfordert, sowohl mit den Parametern aus Faktor 3, als auch mit Parametern aus Faktor 4.

Gualtieri et al (2006) berichten literaturbasierte Daten zur konvergenten Validität verschiedener konventioneller und computerisierter neurokognitiver Testverfahren. Dabei sind die medianen Korrelationen für Gedächtnistests zwischen 0.4 ≤ r ≤ 0.46, für Tests zur Erfassung der psychomotorischen Geschwindigkeit zwischen 0.28 ≤ r ≤ 0.40 und für Reaktionszeit-Tests zwischen 0.5 ≤ r ≤ 0.6 einzustufen. Darüber hinaus liegen die Korrelationen für Tests zur Erfassung der Exekutivfunktionen zwischen 0.41 ≤ r ≤ 0.48 und für Tests zur Erfassung von Aufmerksamkeitsfunktionen zwischen 0.24 ≤ r ≤ 0.56. Die Daten der vorliegenden Studie stimmen mit diesen Werten weitestgehend überein, wodurch die Validität der NeuroCogFX-Untertests weiterhin bestätigt wird.

5.1.6 Identifikation diagnostischer Schwellenwerte

Die klinische Validität und Nützlichkeit von NeuroCogFX wurde in der vorliegenden Arbeit auch dahingehend weiter exploriert, inwiefern die Untertests individualdiagnostisch aussagekräftig sind.

Zur korrekten Klassifikation von defizitären und unauffälligen, d.h. normentsprechenden Leistungen spielen die Kennwerte der Sensitivität und Spezifität eine bedeutende Rolle. Taphoorn & Klein (2012) und Correa et al (2012) befürworten in klinischen Studien ein Vorgehen, nach dem eine kognitive Beeinträchtigung als Testwert ≤ 1.5 SD unterhalb des Mittelwertes der altersbezogenen Normalverteilung eines etablierten Tests definiert wird. In der vorliegenden Arbeit wurde ebenfalls dieser konventionelle Cut-off-Wert als Trennkriterium zwischen einer defizitären und einer nicht-defizitären Leistung herangezogen und ein SW ≤ 85 (d.h. 1.5 SD unterhalb des mittleren SW) als „defizitäre" Leistung in den verwendeten etablierten Testverfahren definiert. Dabei steigt die Sicherheit der Diagnose einer „kognitiven Beeinträchtigung", je weiter diese Schwellenwerte unterschritten werden.

Hinsichtlich einer korrekten Identifikation von Leistungsbeeinträchtigungen ergaben sich signifikante Übereinstimmungen zwischen den etablierten Testverfahren und allen NeuroCogFX-Untertests, mit Ausnahme des *Figuralen Gedächtnisses*. Dabei war eine hohe Sicherheit für das korrekte Aufdecken von Defiziten und damit eine gute Klassifikation mit ausgeglichener Sensitivität und Spezifität insbesondere für die Domänen der *Psychomotorischen Geschwindigkeit* (Mittlere Reaktionszeiten der Untertests *Reaktionszeit, Wahlreaktion 1* und *Wahlreaktion2*) und des *Verbalen Gedächtnisses* zu konstatieren. Der Untertest *Verbales Gedächtnis* erzielte die höchste Sensitivität für die Diagnose eines Defizits im Bereich des Lernens verbalen Materials. So werden z.B. bei einem Cut-off-Wert von SW = 85 im *Verbalen Gedächtnis* 89% der Patienten und 67% der Gesunden richtig klassifiziert. Ebenso wies die *mittlere Reaktionszeit* eine hohe Sensitivität für die Diagnose einer psychomotorischen Verlangsamung bei gleichfalls sehr hoher Spezifität auf. Eine bedeutungsvolle Klassifikation und damit eine diagnostische Brauchbarkeit im Sinne einer hohen Rate korrekt diagnostizierter Defizite (hohe Sensitivität) konnte auch für den

Diskussion - Teilprojekt I: Validierung von NeuroCogFX

Untertest *Ziffernspanne* zur Erfassung des verbalen Kurzzeitgedächtnisses und den *Two back-Test* zur Erfassung von Aufmerksamkeits- und Arbeitsgedächtnisleistungen erreicht werden. Allerdings mussten hierfür die Cut-off-Werte angepasst, d.h. die Trennkriterien auf SW ≤ 93 bzw. SW ≤ 88 heraufgesetzt werden. Der hierdurch entstandene Verlust an Spezifität war akzeptabel. Zusammengefasst können damit durch NeuroCogFX Einschränkungen im Bereich des verbalen Gedächtnisses und grundlegender Aufmerksamkeitsfunktionen (psychomotorische Geschwindigkeit) besonders sensitiv erfasst werden. Insgesamt sind die Sensitivität und Spezifität für die Diagnostik von neuropsychologischen Teilleistungsstörungen als zufriedenstellend bis hoch zu bewerten.

Keine signifikante Übereinstimmung zwischen den etablierten Testverfahren und NeuroCogFX wurde hingegen für den Untertest *Figurales Gedächtnis* beobachtet. Hierbei muss berücksichtigt werden, dass für den Funktionsbereich des figuralen Gedächtnisses kein „Goldstandard" zur Aufdeckung von Leistungseinschränkungen vorliegt. Darüber fehlen standardisierte Normdaten. Entsprechend gebräuchlicher Normdaten (Strauss et al, 2006) klassifizierte der *ROCF* (Rey & Osterrieth, 1993, Lezak, 1995) in der vorliegenden Arbeit bezüglich des verzögerten Gedächtnisabrufs nur zwei von 52 Patienten als Personen mit einer beeinträchtigten nonverbalen Gedächtnisleistung, wohingegen der Untertest *Figurales Gedächtnis* dies für 25 von 54 Patienten angab. Das bedeutet, dass entweder der *ROCF* oder die verwendeten Normdaten nicht sensitiv sind, oder dass der NeuroCogFX-Untertest zu unspezifisch ist. Aus dem vorliegenden Datensatz kann diese Frage nicht beantwortet werden. Es ist zu vermuten, dass beide Aspekte zu der Diskrepanz beitragen.

Insgesamt sind für die Untertests *Ziffernspanne*, *Two back-Test*, *Reaktionszeiten* (Untertests *Reaktionszeit*, *Wahlreaktion 1* und *Wahlreaktion 2*), *Verbales Gedächtnis* und *Wortflüssigkeit* bei Festlegung eines Trennkriteriums 85 ≤ SW ≤ 93 vorteilhafte diagnostische Eigenschaften mit ausreichender Sensitivität und Spezifität zu konstatieren. Damit können in diesen Funktionsbereichen mit verhältnismäßig großer Zuverlässigkeit tatsächlich Kranke als krank und tatsächlich Gesunde als gesund identifiziert werden. Zudem können auf dieser Grundlage Testwerte als pathologisch oder als unauffällig eingestuft werden.

Aufgrund der oft schweren Erkrankung sowie der krankheitsbedingten hohen psychischen Belastung der Patienten, werden im klinisch-neuroonkologischen Kontext Testinstrumente mit einer kürzeren Durchführungsdauer bevorzugt. Die mediane Untersuchungsdauer bei der Durchführung von NeuroCogFX betrug in der Gruppe der Gehirntumor-Patienten 28 Minuten bei einer Varianz von 16 bis 51 Minuten. Damit sollte die Akzeptanz durch die Patienten und damit die Praktikabilität des Testinstrumentes gesichert sein.

5.2 Teilprojekt II: Mittelfristige Neurotoxizität bei Gliomen

Teilprojekt II der vorliegenden Arbeit geht aus dem „Zentralprojekt 5" des klinischen Verbundes Deutsches Gliomnetzwerk hervor. Das „Zentralprojekt 5" ist ein langfristiges Projekt, in dem mögliche strahlen- und chemotherapieassoziierte Spätfolgen bei Gliomen untersucht werden sollen. Der zur Beantwortung dieser Frage relevante Beobachtungszeitraum erstreckt sich dabei über einen Zeitraum von 6 bis 12 Jahren nach der Therapieindikation. Diese Zeitspanne haben wir mit unserer Untersuchung im Rahmen des „Zentralprojektes 5" noch nicht durchmessen, so dass diese Frage zum jetzigen Zeitpunkt nicht vollständig beantwortet werden kann. Daher soll eine kurz- bis mittelfristige Zwischenanalyse erfolgen, in der im Sinne einer ergebnisoffenen, nicht hypothesengeleiteten deskriptiven Analyse beschrieben wird, wie sich verschiedene kognitive Parameter im kurz- bis mittelfristigen Verlauf darstellen, so dass möglicherweise bereits jetzt bestehende kognitive Leistungseinbußen identifiziert werden können. Insgesamt soll das klinische Teilprojekt II der vorliegenden Arbeit darstellen, welchen Einfluss unterschiedliche Arten einer tumorspezifischen adjuvanten Therapie mittelfristig auf die kognitiven Leistungen von Gliom-Patienten haben und damit deren mittelfristige Neurotoxizität beurteilen.

In Teilprojekt II sollten bei Patienten mit Gliomen mögliche mittelfristige therapieassoziierte kognitive Funktionsstörungen mittels des Einsatzes der computergestützten neuropsychologischen Testbatterie NeuroCogFX aufgedeckt werden. Hierzu wurde eine neuropsychologische Baseline-Untersuchung durchgeführt, die in den meisten Fällen unmittelbar nach der primären Diagnosestellung stattfand, welche wiederum durch einen operativen Eingriff (Tumorresektion oder Biopsie) erfolgte. Postoperativ waren die Patienten adjuvant entweder mit einer ausschließlichen Chemotherapie, einer ausschließlichen fokalen Strahlentherapie oder einer kombinierten Strahlen- und Chemotherapie behandelt worden oder sie hatten keine adjuvante Therapie erhalten, da zunächst einmal eine abwartende Haltung bezüglich eines therapeutischen Prozederes eingenommen wurde. Der Vergleich mit einer Patientengruppe ohne adjuvante tumorspezifische Therapie war dabei insofern relevant, da hierdurch dem alleinigen Vorliegen eines Gehirntumors als möglichem leistungsbeeinflussenden Faktor Rechnung getragen wird. Nach Abschluss der adjuvanten tumorspezifischen Therapie wurden die kognitiven Leistungsveränderungen der Gliom-Patienten innerhalb eines Zeitraums bis maximal 2 Jahre nach der Baseline-Untersuchung im Rahmen einer zweiten neuropsychologischen Verlaufsuntersuchung betrachtet. Auf dieser Grundlage wurde innerhalb eines prospektiven Untersuchungsdesigns die mittelfristige therapieinduzierte Neurotoxizität verschiedener Therapiemodalitäten beurteilt.

Diskussion - Teilprojekt II: Mittelfristige Neurotoxizität bei Gliomen

5.2.1 Kognitive Leistungsveränderung in Abhängigkeit von konfundierenden Faktoren

Zusätzlich zur Untersuchung des Einflusses der adjuvanten Therapieform wurden mehrere, die Kognition beeinflussende, konfundierende Faktoren, d.h. der WHO-Grad des Tumors, das Resektionsausmaß und die antiepileptische Medikation hinsichtlich ihrer Auswirkungen auf die Veränderung der kognitiven Leistungen untersucht. Aufgrund der kleinen Gruppengrößen hinsichtlich der Therapiemodalitäten war eine multifaktorielle Analyse unter Einbeziehung dieser Faktoren nicht möglich.

Einfluss des WHO-Grades des Tumors

Patienten mit hochgradigen Gliomen, d.h. WHO-Grad III und WHO-Grad IV Tumoren, zeigten zu beiden Untersuchungszeitpunkten in nahezu allen kognitiven Domänen deskriptiv schlechtere Leistungen als Patienten mit niedriggradigen Gliomen, d.h. WHO-Grad I und WHO-Grad II Tumoren. Vor der adjuvanten Therapie wiesen die Patienten mit hochgradigen Gliomen dabei signifikant schlechtere Leistungen im Bereich des verbalen Kurzzeit- und Arbeitsgedächtnisses (Untertests *Ziffernspanne, Ziffernspanne Länge, Two back-Test*), sowie in Teilbereichen der Exekutivfunktionen (Untertests *Wahlreaktion 2, Wortflüssigkeit*) auf als Patienten mit niedriggradigen Gliomen. Dies ist insofern übereinstimmend mit der Literatur, als der WHO-Grad des Tumors oft mit dem Ausmaß bestehender kognitiver Funktionsstörungen korreliert (Hahn et al, 2003, Costello et al, 2004, Budrukkar et al, 2009) und hochgradige Gliome mit Einschränkungen im Bereich der Informationsverarbeitung, der Exekutivfunktionen, der psychomotorischen Geschwindigkeit und der Aufmerksamkeit verbunden sind (Bosma et al, 2007). Nach der adjuvanten Therapie waren die mehrfachen Leistungsunterschiede zwischen den beiden Gruppen in der vorliegenden Arbeit nicht mehr in gleicher Weise ausgeprägt, sondern nur noch im verbalen Kurzzeitgedächtnis (*Ziffernspanne Länge*) nachweisbar. Insgesamt verbesserten sich die Patienten mit hochgradigen Gliomen im zeitlichen Verlauf in allen kognitiven Domänen signifikant, wohingegen die Patienten mit niedriggradigen Gliomen nur im Bereich des Verbal- und Figuralgedächtnisses und der selektiven Aufmerksamkeit (Untertests *Wahlreaktion 1* und *Wahlreaktion 2*) signifikante Leistungsverbesserungen aufwiesen. Damit hat im vorliegenden Projekt ein hoher WHO-Grad im Vergleich zu einem niedrigen WHO-Grad günstigere Auswirkungen auf die postoperative Erholung von Aufmerksamkeits- und Exekutivfunktionen, sowie Gedächtnisleistungen, trotz potentieller toxischer Auswirkungen der Therapien. Wenn man davon ausgeht, dass bereits innerhalb von 8 Monaten nach einer adjuvanten Strahlentherapie kognitive Leistungseinbußen bei Patienten mit hochgradigen Gliomen auftreten können (Bosma et al, 2007), ist dieser Befund zunächst überraschend. Allerdings kann er dadurch erklärt werden, dass Patienten mit hochgradigen Gliomen naturgemäß vor der Therapie ausgeprägtere tumorbedingte kognitive Defizite aufweisen (Tucha et al, 2000, Klein et al, 2001, Hilverda et al, 2010, Froklage et al, 2014) als Patienten mit niedriggradigen Gliomen, wie dies auch in der vorliegenden Studie der Fall war, und damit auch ein größeres Potential für eine Leistungsverbesserung in sich vereinen.

Einfluss des Resektionsausmaßes

Deskriptiv wiesen die Patienten mit einer Gross Total Resektion oder einer Subtotalen Resektion vor der adjuvanten Therapie, d.h. unmittelbar nach dem operativen Eingriff, in einem Großteil der erfassten Funktionsbereiche (Aufmerksamkeits- und Exekutivfunktionen und Figuralgedächtnis) schlechtere Leistungen auf als die Patienten mit einer Teilresektion oder einer offenen oder stereotaktischen Biopsie. Dieses Ergebnis deutet möglicherweise darauf hin, dass die ausgedehnt resezierten Patienten durch den operativen Eingriff ein größeres Trauma erleben als die nur teilresezierten oder biopsierten Patienten, die schonender operiert werden. Eine anschließende kognitive Verbesserung wäre demnach als Effekt der Erholung vom operativen Eingriff im zeitlichen Verlauf zu werten. Zudem ist eine Biopsie die präferierte Methode beim Vorliegen von großen und tief lokalisierten Tumoren (Klein et al, 2002), die nach der Biopsie ihre infiltrierende Wirkung auf das Hirngewebe weiterhin ausüben. Dadurch, dass in diesen Fällen der Tumor weiterhin im Gehirn verbleibt, ist bei den biopsierten Patienten die Möglichkeit einer kognitiven Verbesserung möglicherweise eingeschränkt.

Während die biopsierten oder teilresezierten Patienten im zeitlichen Verlauf nur in zwei kognitiven Domänen signifikante Leistungsverbesserungen aufwiesen, d.h. im Bereich der selektiven Aufmerksamkeit (*Wahlreaktion 1*) und dem *Figuralen Gedächtnis*, zeigten die total oder subtotal resezierten Patienten signifikante Leistungsverbesserungen in allen kognitiven Funktionsbereichen. Nach der adjuvanten Therapie waren – im Gegensatz zum Zeitpunkt unmittelbar nach dem operativen Eingriff – die Leistungen der total oder subtotal resezierten Patienten deskriptiv sogar besser als die Leistungen der biopsierten oder teilresezierten Patienten. Damit scheint ein größeres Resektionsausmaß (totale oder subtotale Resektion) einen positiven Effekt zu haben auf die Entwicklung der kognitiven Leistungen im postoperativen zeitlichen Verlauf nach der adjuvanten Therapie. Dies steht in Einklang mit dem Befund, dass kognitive Defizite, die in der akuten postoperativen Phase bestehen, nach Überwindung der akuten Phase in eine Verbesserung übergehen können (Talacchi et al, 2011). Zudem ist davon auszugehen, dass ein durch die Resektion reduzierter Tumorzellpool eine günstige Ausgangslage für die adjuvante Therapie darstellt.

Einfluss der antiepileptischen Medikation

Zur Überprüfung des Effektes einer antiepileptischen Medikation auf die kognitiven Leistungen, wurden 36 Patienten mit durchgehend antiepileptischer Medikation 38 Patienten gegenübergestellt, die durchgehend keine antikonvulsive Medikation erhielten. Vor der adjuvanten Therapie zeigten die Patienten mit antiepileptischer Medikation hinsichtlich der selektiven Aufmerksamkeit (*Wahlreaktion 1*) signifikant schlechtere Leistungen als die Patienten ohne antikonvulsive Medikation. Generell erzielten die nicht antikonvulsiv behandelten Patienten im überwiegenden Teil der Funktionsbereiche deskriptiv bessere Leistungen. Dieses Muster bestand auch noch zum Zeitpunkt nach der adjuvanten Therapie. Dieser Befund deutet darauf hin, dass die antikonvulsiv behandelten Patienten vermutlich aufgrund ihrer Anfälle und der zusätzlichen Medikation, zumindest deskriptiv, schlechtere Leistungen aufweisen, als nicht antikonvulsiv behandelte Patienten.

Hinsichtlich einer Leistungsveränderung im zeitlichen Verlauf ergab sich folgender Befund: Patienten, welche durchgängig antiepileptisch behandelt wurden, verbesserten sich hinsichtlich der selektiven Aufmerksamkeit, Flexibilität und Inhibitionsfähigkeit (Untertest *Wahlreaktion 2*) in stärkerem Ausmaß als Patienten ohne antiepileptische Medikation. In ähnlicher Weise wiesen die Patienten mit antiepileptischer Medikation im zeitlichen Verlauf insbesondere hinsichtlich der basalen Aufmerksamkeit (Untertest *Reaktionszeit*), des verbalen Kurzzeitgedächtnisses (Untertest *Ziffernspanne* und *Ziffernspanne Länge*) und des Verbalgedächtnisses (Untertest *Verbales Gedächtnis*) Leistungsverbesserungen auf, die sich bei den Patienten ohne antikonvulsive Medikation in dieser Form nicht zeigten. Damit zeigten die antikonvulsiv behandelten Patienten in mehreren kognitiven Domänen eine signifikante Leistungsverbesserung, die bei Patienten ohne antiepileptische Medikation in dieser Form nicht auftrat und die kurz- und mittelfristigen verbal-mnestischen Funktionen betraf.

Insgesamt wirkte sich offensichtlich die antiepileptische Medikation in der vorliegenden Studie günstig auf die kognitiven Leistungen und deren postoperative Entwicklung aus. Dies könnte dadurch erklärt werden, dass die antikonvulsive Medikation die epileptische Aktivität begrenzt und dadurch die mit den epileptischen Anfällen per se verbundenen kognitiven Leistungseinschränkungen mindert. Erfolgt eine effektive antikonvulsive Behandlung, durch die das weitere Auftreten von epileptischen Anfällen verhindert wird, können sich das Gehirn und mit ihm die kognitiven Funktionen erholen, so dass die Einnahme von Antiepileptika die Leistungsfähigkeit insofern verbessert, als sie die postoperative Erholung des Gehirns und der kognitiven Funktionen unterstützt. Wenn, im Umkehrschluss, von Anfang an keine epileptischen Anfälle vorliegen, gibt es keine Einschränkung der Leistungsfähigkeit, die sich durch eine wirksame antikonvulsive Therapie erholen könnte. Unabhängig davon kann eine antikonvulsive Medikation im Rahmen von Nebenwirkungen aber auch kognitive Funktionsstörungen bedingen.

Vor dem Hintergrund der Annahme, dass die antiepileptische Behandlung von Patienten mit Gliomen mit Nebenwirkungen im Sinne von Leistungsverminderungen in mehreren kognitiven Domänen, z.B. einer kognitiven Verlangsamung, verbunden ist (Klein et al, 2003), erscheinen die Ergebnisse der vorliegenden Studie zunächst nicht plausibel. Allerdings muss dabei berücksichtigt werden, dass die postoperativen kognitiven Effekte von alten und neuen Antiepileptika bei der Behandlung von Patienten mit hochgradigen Gliomen weitestgehend unbekannt sind. De Groot et al (2013) untersuchten ausführlich die kognitiven Leistungen von Patienten mit hochgradigen Gliomen innerhalb von 6 Wochen nach dem operativen Eingriff und vor der adjuvanten Therapie. Dabei erhielten 44 Patienten keine antiepileptische Medikation, 35 Patienten bekamen eine Monotherapie mit dem neuen Antiepileptikum (Levetiracetam), und 38 Patienten eine Monotherapie mit einem alten Antiepileptikum (Valproinsäure oder Phenytoin). Überraschenderweise zeigten Patienten, die mit alten oder neueren Antiepileptika behandelt wurden, gleich gute Leistungen wie Patienten ohne antiepileptische Medikation. Mit Levetiracetam behandelte Patienten waren sogar besser im verbalen Gedächtnis als Patienten ohne antiepileptische Medikation. Ferner zeigten Patienten, die mit Valproinsäure behandelt wurden, bessere Leistungen als Patienten, die mit Phenytoin behandelt wurden. Zusammengefasst führten weder Levetiracetam noch Valproinsäure zu zusätzlichen kognitiven Defiziten bei Patienten mit hochgradigen Gliomen. Beide Antiepileptika schienen vielmehr einen günstigen Effekt auf das verbale Gedächtnis zu haben.

In der vorliegenden Studie erhielten 15 der 36 antikonvulsiv behandelten Patienten eine Monotherapie mit dem neuen Antiepileptikum Levetiracetam oder eine Kombinationstherapie aus Levetiracetam und einem anderen Antiepileptikum. Neun Patienten erhielten ein anderes neues Antiepileptikum wie Lamotrigin, Oxcarbazepin, Gabapentin oder Topiramat als Monotherapie oder als Kombinationsbehandlung. Zudem wurden 9 der 36 antikonvulsiv behandelten Patienten mit einer Monotherapie eines alten Antiepileptikums (Carbamazepin, Valproinsäure oder Phenytoin) behandelt, wobei diese verhältnismäßig geringe Funktionsstörungen hinsichtlich der psychomotorischen Geschwindigkeit, der Aufmerksamkeit, sowie des Lernens und des Gedächtnisses (Loring et al, 2007, Meador, 2006) verursachen. Nur 8 Patienten erhielten eine potentiell deutlich toxischere Kombinationsbehandlung aus mindestens 2 Antiepileptika aus der Gruppe der alten und/oder neuen Antiepileptika. Nur ein Patient erhielt Topiramat, das mit einem hohen Risiko für kognitive Funktionsstörungen verbunden ist.

Dieser Aufschlüsselung lässt sich entnehmen, dass der überwiegende Anteil der Patienten entweder mit neuen Antiepileptika behandelt wurde, welche generell als nebenwirkungsärmer gelten, oder ein altes Antiepileptikum erhielten, welches hinsichtlich seines Nebenwirkungsprofils ebenfalls als vorteilhaft einzustufen ist. Damit sollte die negative Auswirkung der eingesetzten Antiepileptika auf die kognitiven Funktionen verhältnismäßig gering sein.

5.2.2 Kognitiver Leistungsstatus vor der adjuvanten Behandlung

Zum Zeitpunkt der neuropsychologischen Baseline-Untersuchung, die nach dem operativen Eingriff (Resektion oder Biopsie) und vor der adjuvanten Therapie erfolgte, unterschieden sich die vier Behandlungsgruppen *Strahlentherapie, Chemotherapie, kombinierte Strahlen- und Chemotherapie* und *Beobachtung* hinsichtlich ihrer kognitiven Leistungen in den Bereichen *Psychomotorische Geschwindigkeit, Aufmerksamkeit und Exekutivfunktionen (Inhibitionsfähigkeit), Verbales Gedächtnis und Wortflüssigkeit, Kurzzeit- und Arbeitsgedächtnis* sowie *Figurales Gedächtnis* nicht signifikant voneinander. Dieses Ergebnis stimmt mit Daten aus der Literatur überein (Bosma et al, 2007). Insbesondere gab es keine signifikanten Leistungsunterschiede zwischen den Patienten aus der Beobachtungsgruppe und der Gesamtheit aller bestrahlten Patienten (RT und RChT) sowie der Gesamtheit aller später adjuvant behandelten Patienten (RT, ChT oder RChT). Auch zeigte sich zu diesem Zeitpunkt auf Individualniveau in keinem kognitiven Funktionsbereich ein signifikanter Zusammenhang zwischen dem Vorliegen von kognitiven Defiziten und einer späteren Bestrahlung. Auf Gruppenniveau waren zu diesem Zeitpunkt die Leistungen der jeweiligen Patienten hinsichtlich aller kognitiven Funktionen im altersnormentsprechenden Bereich einzustufen.

Zudem deuten die vorliegenden Ergebnisse darauf hin, dass Patienten mit einer späteren Strahlentherapie oder einer kombinierten Strahlen- und Chemotherapie in der Tendenz vor der Therapie schlechtere Leistungen hinsichtlich des verbalen Kurzzeitgedächtnisses, der verbalen Lern- und Gedächtnisleistung, der Wortflüssigkeit und der Reaktionsinhibition auf irrelevante Reize aufweisen als Patienten, die später nicht bestrahlt werden. Dieser Befund könnte durch die unterschiedliche Verteilung der Tumor-Malignitätsgrade auf die Therapiegruppen erklärt werden, da Patienten mit aggressiven hochgradigen Gliomen und oftmals ausgeprägten kognitiven Funktionsstörungen in der Regel bestrahlt werden. Dementsprechend befanden sich in den beiden bestrahlten Patientengruppen signifikant mehr Patienten mit hochgradigen Gliomen als in den beiden nicht bestrahlten Gruppen. Die beschriebenen Ergebnisse stimmen in Teilen mit der in der Literatur auffindbaren Studien überein, in denen gezeigt werden konnte, dass die meisten Patienten mit hochgradigen Gliomen, insbesondere Glioblastomen, kognitive Defizite vor der Strahlentherapie aufweisen (Froklage et al, 2014, Tucha et al, 2000, Klein et al, 2001, Hilverda et al, 2010), die die Informationsverarbeitungsgeschwindigkeit, Exekutivfunktionen, die psychomotorische Geschwindigkeit und Aufmerksamkeitsleistungen umfassen (Bosma et al, 2007, Hilverda et al, 2010). Bei den meisten Patienten im vorliegenden Projekt waren allerdings vor der Therapie zusätzlich die Leistungen im Bereich des Verbalgedächtnisses eingeschränkt.

5.2.3 Beurteilung der mittelfristigen therapieassoziierten Neurotoxizität

Innerhalb des Beobachtungszeitraums von 2 Jahren nach der adjuvanten Therapie zeigten die vier Behandlungsgruppen im Vergleich zum Ausgangsbefund deskriptive, teilweise sogar signifikante Verbesserungen ihrer Leistungen in allen kognitiven Funktionsbereichen. Eine Ausnahme stellte eine selektive deskriptive Leistungsverschlechterung im Untertest *Ziffernspanne* von 33.8 auf 30.5 PR-Punkte in der Gruppe der Patienten mit einer alleinigen Strahlentherapie dar.

Die Leistungsverbesserungen sind wahrscheinlich dahingehend zu interpretieren, dass sich die Patienten innerhalb des 2-Jahres-Intervalls von ihrem operativen Eingriff erholten. Hierfür spricht, dass die biopsierten oder nur teilresezierten Patienten im postoperativen zeitlichen Verlauf nach der adjuvanten Therapie nur in zwei kognitiven Domänen signifikante Leistungsverbesserungen zeigten, wohingegen die Patienten mit einer ausgedehnteren Resektion (Gross Total Resektion oder Subtotale Resektion) signifikante Leistungsverbesserungen in allen kognitiven Funktionsbereichen aufwiesen. Dies ist auch insofern plausibel, als sowohl in der Gruppe der Patienten mit einer kombinierten Strahlen- und Chemotherapie als auch in der Gruppe der Patienten ohne tumorspezifische Therapie deutlich mehr Resektionen als Biopsien durchgeführt wurden, wobei erstere einen schwerwiegenderen Eingriff darstellen, so dass Erholungseffekte deutlicher in Erscheinung treten können. Dies stimmt zudem mit den Ergebnissen einer Studie von Talacchi et al (2011) überein, in der Patienten mit hochgradigen Gliomen untersucht wurden. Die Resektion führte dabei durch eine Verminderung des Masseneffektes zu einer Verbesserung oder Aufrechterhaltung kognitiver Funktionen, insbesondere im Bereich des Verbalgedächtnisses, des visuell-räumlichen Gedächtnisses und der Wortflüssigkeit (Talacchi et al, 2011).

Deskriptiv kann festgehalten werden, dass die festgestellten Leistungsverbesserungen bzw. Erholungseffekte, insbesondere im Bereich der mnestischen Funktionen, d.h. im Bereich des verbalen Kurzzeitgedächtnisses sowie des verbalen und figuralen mittelfristigen Gedächtnisses, für strahlentherapierte Patienten nicht so deutlich ausfielen wie für beobachtete Patienten ohne tumorspezifische Therapie. Möglicherweise erfordert die Erholung der kognitiven Leistungen vom operativen Eingriff bei den strahlentherapierten Patienten deutlich mehr Zeit, oder die Erholung erfolgt zu einem späteren Zeitpunkt, weil die strahlentherapierten Patienten die aggressiveren Gehirntumoren haben. Möglicherweise wirkt aber auch die Strahlentherapie der Erholung einiger kognitiver Funktionen entgegen.

Möglicherweise sind die Leistungsverbesserungen aber auch Ausdruck eines Ansprechens des Gehirntumors auf die Therapie. So fanden Meyers et al (2004) bei Patienten mit zerebralen Metastasen, die ein partielles Ansprechen des Tumors auf die Therapie zeigten, Verbesserungen der Exekutivfunktionen (*Trail Making Test – Teil B*) und der Verarbeitungsgeschwindigkeit (*Trail Making Test – Teil A*). Eine kognitive Verbesserung korrelierte mit dem Therapieansprechen und eine Verschlechterung mit einer Progression der Erkrankung bzw. einem Tumorwachstum. Offensichtlich wurde den funktionsbeeinträchtigenden Auswirkungen des Tumors durch die Therapie entgegengewirkt.

In der Gesamtbetrachtung sind keine relevanten Unterschiede hinsichtlich des Ausmaßes der kognitiven Leistungsveränderung in keinem kognitiven Parameter und in keiner PR-Skala zwischen den vier Therapiemodalitäten feststellbar ($p > 0.1$). Zudem unterschied sich das Ausmaß der Leistungsverbesserungen der Beobachtungsgruppe in keiner kognitiven Domäne signifikant vom Ausmaß der Leistungsverbesserungen in der Gesamtgruppe aller bestrahlten Patienten (RT oder RChT) oder in der Gesamtgruppe aller adjuvant behandelten Patienten. Außerdem waren in allen Leistungsbereichen und zu beiden Untersuchungszeitpunkten die Leistungen der bestrahlten und der nicht bestrahlten Patienten innerhalb einer SD unterhalb des Mittelwertes der gesunden Normstichprobe einzustufen.

Damit lassen die vorliegenden Daten darauf schließen, dass sich die kognitiven Leistungen der Gliom-Patienten in Abhängigkeit von der erhaltenen Therapiemodalität (*Strahlentherapie, Chemotherapie, kombinierte Strahlen- und Chemotherapie* oder *Beobachtung*) innerhalb von 2 Jahren nach Therapiebeginn nicht grundlegend verschieden entwickeln. Zudem deuten die Daten darauf hin, dass in diesem 2-Jahres-Zeitraum keine relevanten und insbesondere nicht umfassenden strahlenbedingten neurotoxischen Therapiefolgen zu identifizieren sind, sofern man die Verschlechterung einer kognitiven Leistung als funktionalen Indikator einer zentralen Neurotoxizität betrachtet. Die Strahlentherapie, die im vorliegenden Projekt zum Einsatz kam, war eine konventionell fraktionierte fokale Strahlentherapie mit einer medianen Gesamtstrahlendosis von 59.4 Gy. Dabei wurden 60 Gy in keinem Fall überschritten. Die Einzelfraktionen lagen zwischen 1.8 und 2.0 Gy und war nur bei einem Patienten > 2 Gy einzustufen. Damit sind die Strahlendosen insgesamt nicht als kritisch und hoch einzustufen, sondern entsprechen dem heutigen Standard bei der Behandlung von Gliomen. Die fokale Strahlentherapie hatte, auch in Kombination mit einer Chemotherapie, weder globale kognitive Funktionsbeeinträchtigungen noch Verschlechterungen der kognitiven Leistungen im untersuchten Beobachtungszeitraum oder im Vergleich zu anderen Therapiemodalitäten zur Folge.

Möglicherweise hat die Strahlentherapie aber dennoch, alleine oder in Kombination mit einer Chemotherapie, ungünstige Auswirkungen auf eine Erholung der mnestischen Funktionen nach dem operativen Eingriff. Diese Interpretation lässt sich auf einen Trend zurückführen, der den vorliegenden Daten zu entnehmen ist und erst sichtbar wurde, als die dichotomisierten Gruppen (Mit Strahlentherapie vs Ohne Strahlentherapie) miteinander verglichen wurden:

Patienten mit strahlentherapeutischer Behandlung (RT oder RChT) zeigten innerhalb des betrachteten 2-Jahres-Intervalls im Bereich des *Figuralen Gedächtnisses* eine signifikant geringere Leistungsverbesserung als Patienten, die im Rahmen ihrer Therapie nicht bestrahlt wurden. In der Tendenz war auch hinsichtlich des verbalen Kurzzeitgedächtnisses (*Zifferspanne*), des *Verbalen Gedächtnisses* und der Intrusionen beim Lernen figuralen Materials bei den Patienten mit Strahlentherapie eine geringere Leistungssteigerung zu verzeichnen. Unter Verwendung der in Teilprojekt I definierten Cut-off-Werte zur Definition eines kognitiven Defizits auf Individualniveau, war der Anteil der bestrahlten Patienten, die sich im Bereich des *Verbalen Gedächtnisses* und des *Figuralen Gedächtnisses* klinisch verschlechterten, in der Tendenz größer als der entsprechende Anteil der nicht bestrahlten Patienten. Zudem zeigte sich nach der adjuvanten Therapie zum Zeitpunkt der Verlaufsuntersuchung ein signifikanter Zusammenhang zwischen einer Bestrahlung und dem Vorliegen eines kognitiven Defizits im Bereich des verbalen Kurzzeitgedächtnisses (*Zifferspanne Länge*). Schließlich bestanden zum Zeitpunkt der Verlaufsuntersuchung, 2 Jahre nach der adjuvanten Therapie, signifikante Leistungsunterschiede zwischen der Beobachtungsgruppe und der Gesamtgruppe aller 35 bestrahlten Patienten sowie der Gesamtheit aller 56 adjuvant behandelten Patienten hinsichtlich des verbalen Kurzzeitgedächtnisses (*Zifferspanne*) und des mittelfristigen verbalen Gedächtnisses (*Verbales Gedächtnis*) zugunsten der Beobachtungsgruppe. Zum Zeitpunkt der Baseline-Untersuchung vor der adjuvanten Therapie waren diese Unterschiede noch nicht signifikant gewesen. Dies könnte darauf hindeuten, dass eine adjuvante Therapie im zeitlichen Verlauf hinsichtlich ihrer Auswirkungen auf die kognitiven Leistungen der reinen Beobachtung als Therapieoption unterlegen ist.

Der Befund, dass strahlentherapierte Gliom-Patienten innerhalb von 2 Jahren nach Therapiebeginn im Vergleich zu nicht bestrahlten Gliom-Patienten eine

Diskussion - Teilprojekt II: Mittelfristige Neurotoxizität bei Gliomen

geringere Leistungsverbesserung in spezifischen figuralen, tendenziell aber auch in verbalen Gedächtnisfunktionen aufweisen, deutet möglicherweise darauf hin, dass Gedächtnisfunktionen im Vergleich zu anderen kognitiven Funktionen sensitiver hinsichtlich der Strahlenwirkung sind. Dies würde bedeuten, dass die mit den Gedächtnisfunktionen verbundenen hippocampalen Strukturen und die in diesen Bereichen lokalisierten neuronalen Progenitor- und Stammzell-Kompartimente besonders sensitiv für mittelfristige Auswirkungen einer fokalen Strahlentherapie sind.

Außerdem deuten die dargestellten Trends der vorliegenden Studie möglicherweise auch darauf hin, dass die Strahleneinwirkung insbesondere einer Wiederherstellung kurz- und mittelfristiger mnestischer Funktionen, d.h. einer Wiederherstellung des verbalen Kurzzeitgedächtnisses und des mittelfristigen Verbal- und Figuralgedächtnisses, nach dem operativen Eingriff entgegenwirkt. Zumindest scheint die Strahleneinwirkung eine postoperative Erholung dieser kognitiven Funktionen, wie sie bei den Patienten ohne strahlentherapeutische Behandlung gesehen wird, zu verzögern. Demgegenüber scheinen sich die Aufmerksamkeits- und Exekutivfunktionen trotz der Bestrahlung des Gehirns innerhalb eines 2-Jahres-Intervalls nach dem operativen Eingriff vergleichsweise besser zu erholen.

Aus pathophysiologischer Sicht sind diese Befunde mit der negativen Auswirkung ionisierender Strahlung auf die Generierung von neuen Neuronen im Gyrus dentatus des Hippocampus (hippocampale Neurogenese) und mit der strahleninduzierten Verminderung der Myelin-Produktion verbunden. Insbesondere zur Bearbeitung von Lernlisten-Gedächtnistests sind neben ventrofrontalen Strukturen auch temporo-mesiale hippocampale Gedächtnisstrukturen essentiell (Grasby et al, 1993). Zudem erfolgt die hippocampale Neurogenese beim Menschen während des gesamten Lebens (Eriksson et al, 1998) und wird als entscheidend für die Gedächtnisfunktion erachtet (Shors et al, 2002, Saxe et al, 2006). Pathophysiologisch verursacht ionisierende Strahlung einen Verlust von neuronalen Stammzellen, inflammatorische Reaktionen der Mikroglia (Fike et al, 2009, Greene-Schloesser & Robbins, 2012), eine Zytokinausschüttung und oxidative Stressreaktionen (Raber et al, 2011, Dietrich et al, 2008). Die Konsequenz ist eine Reduzierung des Stammzell- und Vorläuferzellpools, eine Verminderung der Proliferationskapazität der Vorläuferzellen und der neuronalen Stammzellen (Monje et al, 2002), sowie eine gehemmte Differenzierung der Stammzellen in Neurone, Oligodendrozyten oder Astrozyten. Diese Prozesse, die auch noch Monate nach der Bestrahlung nachweisbar sind, unterbinden in der Folge in deutlichem Ausmaß die hippocampale Neurogenese und den Myelin-Umsatz (Monje et al, 2002, Monje et al, 2003, Monje et al, 2007, Ekdahl et al, 2003, Mizumatsu et al, 2003, Ramanan et al, 2009). Hinzu kommt, dass die hippocampale Neurogenese durch eine strahleninduzierte Veränderung und Dysfunktionalisierung der dortigen Mikroumgebung zusätzlich eingeschränkt wird (Monje et al, 2002, Monje et al, 2003). Durch den zahlenmäßigen Verlust und die Funktionsschädigung der Stammzell- und Precursorzellpopulationen und die in der Folge auftretende eingeschränkte Neurogenese und Demyelinisierung, kann die Funktionalität der kognitiven Prozesse, insbesondere des Arbeitsgedächtnisses, der Aufmerksamkeit, der Informationsverarbeitung und der Gedächtnisfunktionen, nicht mehr aufrechterhalten werden (Gibson & Monje, 2012).

Armstrong et al (2012) konnten anschaulich darstellen, wie eine herunterregulierte hippocampale und gliale Neurogenese, oxidative Stressreaktionen und Mechanismen der neuronalen Inflammation schließlich strahleninduzierte kognitive Leistungsdefizite verursachen. Der Effekt der Strahlentherapie zeigte sich innerhalb eines Jahres nach der Therapie in Form einer selektiven Verschlechterung des verzögerten Abrufs von semantischen Gedächtnisinhalten, d.h. von bedeutungsvollen Wörtern und benennbaren Bildern. Anschließend fand eine Erholung statt (Armstrong et al, 2012). Für die Enkodierung und Speicherung neuer Gedächtnisinhalte und für den Abruf von bedeutungsvollen Inhalten aus dem Langzeitgedächtnis sind insbesondere der semantische Kortex, d.h. kortikale semantische Gedächtnisnetzwerke, sowie der Hippocampus und der mesiale Temporallappen als Gedächtnissysteme relevant (Zeineh et al, 2003, Eldridge et al, 2005, Armstrong et al, 2012). Daraus könnte abgeleitet werden, dass Gedächtnistests mit bedeutungsvollem Stimulusmaterial vermutlich sensitiver für eine Abbildung von Strahleneffekten sind als Tests mit figuralen abstrakten oder geometrischen Stimuli, da die semantische Assoziation ausgedehnte kortikale Netzwerke umfasst und den Hippocampus mit einschließt (Fuster, 1995). Das bedeutet wiederum, dass nicht der Gedächtnisabruf oder das Lernen von neuem Material im Allgemeinen durch die Strahleneinwirkung beeinträchtigt wird, sondern vielmehr, dass der Abruf semantischer Inhalte im Speziellen eine Beeinträchtigung erfährt (Armstrong et al, 2012). Der vorliegende Befund, der im Bereich des *Figuralen Gedächtnisses* eine signifikant geringere Leistungsverbesserung bei den bestrahlten Patienten anzeigt, steht dieser „semantischen" Interpretation allerdings entgegen, da es sich bei dem figuralen Stimulusmaterial in NeuroCogFX um abstraktes geometrisches Material in Form von Mosaikmustern handelt, welches unmittelbar keinem semantischen Inhalt zugeordnet werden kann. Es ist jedoch nicht auszuschließen, dass figurale Stimuli zur besseren Enkodierung dennoch durch die Patienten verbal benannt werden (Goldstein et al, 2004) und auf diese Weise eine Bedeutung erhalten.

Damit implizieren die Ergebnisse der vorliegenden Studie, dass im Rahmen der Bestrahlungsplanung die sensiblen hippocampalen Strukturen und ihre

Diskussion - Teilprojekt II: Mittelfristige Neurotoxizität bei Gliomen

assoziierten Strukturen möglichst weitflächig ausgespart werden sollten, was bereits mit guten Erfolgen praktiziert wird (Jalali et al, 2010, Marsh et al, 2011, Redmond et al, 2011, Gondi et al, 2012).

In einer früheren Untersuchung von Armstrong et al (1995) hatte sich der Hinweis darauf ergeben, dass sich zwei Jahre nach einer Strahlentherapie eine sekundäre Verschlechterung der verbalen Gedächtnisleistungen entwickelt, nachdem anderthalb Monate nach Beendigung einer fokalen Strahlentherapie (Gesamtstrahlendosis 54 Gy, Einzeldosis 1.8 bis 2.0 Gy) bei 20 Patienten mit niedriggradigen Tumoren (darunter 13 Patienten mit Oligodendrogliomen und Astrozytomen WHO-Grad II) eine primäre selektive Verschlechterung der verbalen Gedächtnisleistungen mit anschließender Erholung festgestellt worden war (Armstrong et al, 2000). Dieser phasenförmige Verlauf der verbalen Gedächtnisleistung konnte auf Basis der vorliegenden Ergebnisse nicht gesehen werden. Dies könnte darauf zurückgeführt werden, dass im vorliegenden Projekt die neuropsychologische Verlaufsuntersuchung bei einer ausschließlichen Strahlentherapie im Median 14.1 Monate nach Beendigung der Strahlentherapie und bei einer kombinierten Strahlen- und Chemotherapie im Median 18.3 Monate nach Bestrahlungsende erfolgte, so dass das von Armstrong et al (1995) untersuchte Zeitfenster im vorliegenden Projekt noch nicht ausgeschöpft ist.

Das grundlegende Ergebnis, dass sich innerhalb von 2 Jahren nach Beginn einer fokalen Strahlentherapie mit einer standardmäßigen mittleren Gesamtstrahlendosis von 59.4 Gy keine relevanten Leistungsverschlechterungen bei Patienten mit Gliomen aufzeigen lassen und sich zudem mit Ausnahme des *Figuralen Gedächtnisses* keine signifikanten Unterschiede in der Leistungsveränderung zwischen bestrahlten und nicht bestrahlten Patienten ergeben, ist mit anderen Studienergebnissen vereinbar.

So konnten mehrere Studien mit allerdings kleinen Stichproben und überwiegend niedriggradigen Gliomen zeigen, dass innerhalb der ersten 5 bis 6 Jahre nach einer fokalen Strahlentherapie keine signifikante Verschlechterung der kognitiven Leistungsfähigkeit erkennbar ist, sofern Gesamtstrahlendosen zwischen 50.4 und maximal 64.8 Gy und Einzelfraktionsdosen von 1.8 Gy verwendet werden (Torres et al, 2003, Laack et al, 2005, Vigliani et al, 1996). Zudem zeigte sich, dass die bestrahlten Patienten in diesem Zeitraum keine signifikante kognitive Beeinträchtigung im Vergleich zu Patienten ohne Strahlentherapie aufweisen (Vigliani et al, 1996). Vielmehr scheinen sich innerhalb von 5 Jahren nach fokaler Bestrahlung die kognitiven Leistungen im Bereich der Aufmerksamkeit und der Exekutivfunktionen sogar zu verbessern (Armstrong et al, 2001). Auch Froklage et al (2014) schlossen aus ihren Studiendaten, dass der Einfluss einer kombinierten Strahlen- und Chemotherapie auf die kognitiven Funktionen von Patienten mit hochgradigen Gliomen, insbesondere Glioblastomen WHO-Grad IV, begrenzt ist und dass innerhalb von

Diskussion - Teilprojekt II: Mittelfristige Neurotoxizität bei Gliomen

etwa 1 Jahr nach der Strahlentherapie überwiegend stabile oder sogar verbesserte kognitive Leistungen bei diesen Patienten nachzuweisen sind (Froklage et al, 2014). Aufgrund des großen Anteils an Patienten mit hochgradigen Gliomen, insbesondere Glioblastomen WHO-Grad IV, in den bestrahlten oder kombiniert behandelten Patientengruppen der vorliegenden Studie, sowie aufgrund des überwiegenden Einsatzes von Temozolomid im Rahmen der Chemotherapie, sind die Ergebnisse der vorliegenden Studie auch mit den Ergebnissen von Hilverda et al (2010) vergleichbar. Dort wurden prospektiv die kognitiven Leistungen von allerdings nur 13 progressionsfreien Patienten mit GBM im Verlauf einer kombinierten Strahlen- und Chemotherapie mit TMZ innerhalb eines etwas kürzeren Beobachtungszeitraums von etwa 6 Monaten untersucht. Die Autoren fanden innerhalb der ersten 6 Monate nach der Erkrankung überwiegend stabile, teilweise verbesserte und teilweise verschlechterte kognitive Leistungen, so dass insgesamt, wie im vorliegenden Projekt, keine signifikante Verschlechterung der kognitiven Leistungen in diesem Intervall festgestellt werden konnte (Hilverda et al, 2010).

In der Studie von Klein et al (2002) zeigten Patienten mit niedriggradigen Gliomen 6 Jahre nach einer Strahlentherapie im Vergleich zu nicht bestrahlten Gliom-Patienten nur dann Einbußen ihrer kognitiven Leistungsfähigkeit, wenn die Strahlendosen verhältnismäßig hoch, d.h. > 2 Gy lagen. Die kognitiven Einschränkungen waren dabei insbesondere im Bereich des verbalen und figuralen Gedächtnisses aufgetreten. In Übereinstimmung mit den vorliegenden Daten, die allerdings einen deutlich kürzeren Zeitraum betrachten, führte die Bestrahlung als einzelner Faktor keine signifikanten kognitiven Funktionsstörungen herbei. Wenn Einschränkungen auftreten, dann sind diese laut Klein et al (2002) in diesem Zeitfenster auf die Tumorerkrankung und die Medikation mit Antiepileptika zurückzuführen. In der vorliegenden Studie wirkte sich eine antiepileptische Medikation jedoch nicht negativ auf die kognitiven Leistungen der Patienten aus, so dass der konfundierende Einfluss einer antiepileptischen Medikation bei der Beurteilung potentieller neurotoxischer Therapiefolgen vernachlässigt werden kann. Hierdurch wird wiederum der Befund unterstützt, dass in einem Untersuchungsintervall von maximal 2 Jahren nach der adjuvanten Therapie keine ungünstigen Auswirkungen einer fokalen Strahlentherapie mit Strahlendosen < 2 Gy auf die kognitiven Leistungen festzustellen sind. Strahleninduzierte kognitive Spätfolgen konnten allerdings auch bei geringen Strahlendosen < 2 Gy aufgedeckt werden. Dies war allerdings erst nach 12 Jahren der Fall (Douw et al, 2009). Eine externe fokale Strahlentherapie scheint demzufolge erst nach mehreren Jahren zu kognitiven Defiziten und einer späten kognitiven Verschlechterung zu führen, selbst wenn die Strahlendosen < 2 Gy liegen (Douw et al, 2009).

Schließlich zeigten in einer Studie von Bosma et al (2007) Patienten mit hochgradigen Gliomen 8 Monate nach erhaltener Strahlentherapie kognitive Einbußen und nach insgesamt 16 Monaten weitere Leistungsverschlechterungen, auch dann, wenn kein Tumorprogress vorlag. Da in dieser Studie mehr als 10% der Patienten eine Ganzhirnbestrahlung erhielten und die Strahlenfraktionen teilweise > 2 Gy lagen, kann nicht ausgeschlossen werden, dass diese Faktoren zu einer Verschlechterung der kognitiven Leistungen beigetragen haben. In der vorliegenden Studie konnte bei den Patienten mit hochgradigen Gliomen in einem vergleichbaren Beobachtungszeitraum nach ausschließlicher fokaler Strahlentherapie oder nach kombinierter Strahlen- und Chemotherapie und Einzeldosen zwischen 1.8 und 2.0 Gy (bei nur einem Patienten lag die Fraktionsdosis > 2 Gy) in keinem Funktionsbereich eine Verschlechterung der kognitiven Leistungen festgestellt werden.

Hinsichtlich einer Beurteilung der neurotoxischen Auswirkungen einer Chemotherapie deuten die vorliegenden Daten außerdem für den untersuchten 2-Jahres-Zeitraum nach Therapiebeginn darauf hin, dass eine Chemotherapie in dem untersuchten Kollektiv nicht neurotoxischer ist als eine andere adjuvante Therapieform oder gar zu einer Verschlechterung der untersuchten kognitiven Leistungen führt. Zu berücksichtigen ist hierbei, dass es sich im Teilprojekt II um relativ kleine Patientengruppen und eine verhältnismäßig kurze Beobachtungszeit handelt. Zudem kam im vorliegenden Projekt im Rahmen der adjuvanten oder konkomitanten Chemotherapie ganz überwiegend das Chemotherapeutikum TMZ zum Einsatz. Dieses ist für sein neurologisch äußerst günstiges Nebenwirkungsprofil bekannt. Zumindest wird hinsichtlich einer TMZ-Monotherapie keine relevante Neurotoxizität berichtet (Soussain et al, 2009, Schiff et al, 2009). Dies steht in Einklang mit den vorliegenden Ergebnissen. Die auf der Basis von Tiermodellen nahegelegten Annahmen, dass Chemotherapeutika toxische Auswirkungen auf Progenitorzellen im Gehirn haben, indem sie deren Zelltod herbeiführen oder die Zellproliferation unterdrücken (Winocur et al, 2006, Dietrich et al, 2006, Seigers et al, 2008, Seigers et al, 2009), finden keine Unterstützung in den vorliegenden Daten zum Chemotherapeutikum TMZ. Darüber hinaus ergibt sich kein Hinweis darauf, dass die zur Anwendung gekommenen Chemotherapeutika mit Dysfunktionen in präfrontalen Gehirnregionen assoziiert sind, wie dies von Kesler et al (2009) beschrieben wird. Das prospektive Untersuchungsdesign, wie es exemplarisch im „Zentralprojekt 5" des GGN realisiert wird, kann als Vorbild für multizentrische kollaborative Projekte dienen, in denen die bislang eher vernachlässigte Frage nach der potentiellen späten chemotherapieinduzierten Neurotoxizität angegangen wird.

5.2.4 Kritische Betrachtung methodischer Aspekte

Die Leistungsverbesserung, die zwischen den beiden neuropsychologischen Untersuchungen in allen Therapiegruppen gesehen wurde, legt den Schluss nahe, dass es sich hierbei um „Testwiederholungseffekte" aufgrund der besseren Vertrautheit mit dem Test handeln könnte. Bei einem Teil der Gehirntumor-Patienten handelte es sich bei der Verlaufsuntersuchung nach der adjuvanten Therapie um die insgesamt zweite Untersuchung mit NeuroCogFX, so dass bei diesen Patienten etwa 12 Monate oder mehr zwischen den beiden Untersuchungen lagen. Ein Übungseffekt im Sinne einer Übertragung der vormals gelernten effektiven Bearbeitungsstrategien erscheint aufgrund des langen Intervalls sehr unwahrscheinlich. Ein Übungseffekt, der durch die Erinnerung an vormals gelernte Inhalte auftritt, ist ebenso wenig plausibel, da in NeuroCogFX für diejenigen Untertests, bei denen eine Erinnerung an das früher gelernte Material auftreten könnte (Untertests *Verbales Gedächtnis*, *Figurales Gedächtnis* und *Wortflüssigkeit*), Parallelversionen der Untertests mit unterschiedlichem Wort-, Muster- und Buchstabenmaterial zum Einsatz kommen. Bei den übrigen Gehirntumor-Patienten stellte die Verlaufsuntersuchung die dritte oder vierte Untersuchung mit NeuroCogFX dar, für die zumindest bei gesunden Probanden keine umfassenden Übungseffekte mehr nachzuweisen sind (Fliessbach et al, 2006, Hoppe et al, 2009). Hinzu kommt gemäß Teilprojekt I, dass die Übungseffekte in der Gruppe der Gehirntumor-Patienten deskriptiv insgesamt eher geringer ausgeprägt sind als in der Gruppe der gesunden Kontrollprobanden, so dass die festgestellten Leistungsverbesserungen eher nicht durch Übungseffekte erklärt werden können.

In der Gruppe der Patienten mit kombinierter Strahlen- und Chemotherapie fand bei 6 Patienten die neuropsychologische Verlaufsuntersuchung noch während der Chemotherapie statt. Aufgrund der akuten toxischen Wirkung der Chemotherapeutika könnte vermutet werden, dass z.B. Müdigkeit zu Leistungseinschränkungen führte, so dass bei diesen Patienten die Testergebnisse zusätzliche akute Behandlungseffekte widerspiegeln. Allerdings scheint sich dieser Effekt in den Daten aufgrund der geringen Anzahl der betroffenen Patienten nicht abzuzeichnen. Die zweite neuropsychologische Untersuchung fand in keinem Fall unmittelbar nach der Strahlentherapie statt, so dass in die Leistungsdaten keine Effekte akuter Strahlenfolgen eingingen.

Da eine Tumorprogression zu kognitiven Leistungseinbrüchen führen kann (Archibald et al, 1994, Armstrong et al, 2004), die eine eventuell vorliegende therapieinduzierte Neurotoxizität überlagern können, sollten nur diejenigen neuropsychologischen Daten in die Auswertung einbezogen werden, die deutlich vor dem Auftreten des Progresses erhoben worden sind. In Teilprojekt II wurden Untersuchungsergebnisse nur dann verwendet, wenn gesichert war, dass bei den Patienten innerhalb von mindestens 3 Monaten nach der Untersuchung kein Tumorprogress im MRT nachgewiesen werden konnte.

5.3 Teilprojekt III: Polychemotherapie bei PZNSL

Das Ziel des vorliegenden Projektes bestand in einer langfristigen Analyse der kognitiven Leistungen von Patienten mit Primären ZNS-Lymphomen nach einer ausschließlichen Polychemotherapie. Die untersuchte Polychemotherapie, das *Bonner Chemotherapie-Protokoll*, bestand aus einer systemischen Chemotherapie mit 6 Zyklen hochdosiertem MTX und Ara-C, die mit der Gabe von Dexamethason, Vinca-Alkaloiden, Ifosfamid und Cyclophosphamid kombiniert wurde. Zusätzlich erhielten die Patienten eine intraventrikuläre Chemotherapie, indem ihnen über ein Ommaya-Reservoir in jedem Zyklus MTX, Prednisolon und Ara-C verabreicht wurde (Pels et al, 2003). In Teilprojekt III sollte die potentielle späte Neurotoxizität dieser Polychemotherapie aus neuropsychologischer Sicht erfasst werden.

5.3.1 Kognitiver Leistungsstatus zum Zeitpunkt der späten Verlaufsuntersuchung

Der Zeitpunkt der späten Verlaufsuntersuchung lag im Median 100 Monate nach der histopathologischen Diagnosesicherung der PZNSL. Zu diesem Zeitpunkt, welche in der vorliegenden Arbeit als Zeitpunkt einer potentiellen späten chemotherapieinduzierten Neurotoxizität definiert wurde, erfolgte eine umfassende neuropsychologische Untersuchung von 19 PZNSL-Patienten, die nach dem *Bonner Chemotherapie-Protokoll* behandelt worden waren. Dabei entsprachen die kognitiven Leistungen der langzeitüberlebenden Patienten in den Bereichen des *Kurzzeit- und Arbeitsgedächtnisses*, des *Verbalgedächtnisses*, der *Psychomotorischen Geschwindigkeit*, der *Wortflüssigkeit* und der *Visuokonstruktion* dem kognitiven Leistungsniveau gesunder Probanden. Dies entspricht anderen Studien, die eine signifikante späte Neurotoxizität durch eine auf HD-MTX-basierte Chemotherapie ebenfalls nicht bestätigen konnten (Correa et al, 2007b, Correa et al, 2012) und berichten, dass die Leistungen der PZNSL-Patienten (zumindest 14 Monate nach der Therapie) größtenteils innerhalb einer SD unterhalb der entsprechenden Normwerte gesunder Probanden einzustufen waren (Correa et al, 2012). Lediglich in den Bereichen der *Aufmerksamkeits- und Exekutivfunktionen* und des *Figuralgedächtnisses* waren die Leistungen der Patienten im Vergleich zu gesunden Probanden als signifikant schlechter einzustufen.

Zusammenfassend weisen damit die meisten kognitiven Funktionsbereiche, die als besonders sensitiv hinsichtlich der Abbildung von Tumoreffekten und

Behandlungseffekten gelten, keine relevanten Einschränkungen im Sinne der späten chemotherapieassoziierten Neurotoxizität auf: Lernen und Gedächtnis, v.a. Verbalgedächtnis im Sinne des Wiedererkennens und Abrufens von Wortlisten, psychomotorische bzw. motorische Geschwindigkeit und Visuokonstruktion (Armstrong et al, 2002, Wefel et al, 2004, Correa et al, 2004, Taphoorn & Klein, 2004, Correa, 2010, Lageman et al, 2010, Witgert & Meyers, 2011). Darüber hinaus erfassen die NeuroCogFX-Untertests *Reaktionszeit*, *Wahlreaktion 1* und *Wahlreaktion 2*, die den Funktionsbereich *Psychomotorische Geschwindigkeit* konstituieren, gemäß der Validitätsanalysen in Teilprojekt 1 durchaus Aspekte der selektiven Aufmerksamkeitsfokussierung (Beachten relevanter Reize, Umschalten zwischen Aufgaben) oder der Exekutivfunktionen im Sinne der Interferenzanfälligkeit. Auch hinsichtlich dieser Funktionen waren die Leistungen der Patienten folglich als normgerecht zu beurteilen.

5.3.2 Langfristiger Verlauf der kognitiven Leistungen

Zur Beurteilung des langfristigen kognitiven Leistungsverlaufs nach erfolgter Polychemotherapie wurden die kognitiven Leistungen von 13 PZNSL-Patienten betrachtet. Von diesen Patienten lagen neuropsychologische Untersuchungsergebnisse zum Zeitpunkt *Vor der Therapie* (Baseline), zum Zeitpunkt *Nach Beendigung der Therapie* (im Median 4 Monate nach Beendigung der Therapie), sowie zum Zeitpunkt der *Späten Verlaufsuntersuchung* (im Median 100 Monate nach der Diagnosestellung) vor. Auf diese Weise konnten die Veränderungen der kognitiven Leistungen über einen Zeitraum von über 8 Jahren analysiert werden.

Die Patienten zeigten deskriptiv einen stetigen Leistungszuwachs in nahezu allen kognitiven Funktionsbereichen im langfristigen Verlauf über die drei Untersuchungszeitpunkte. Eine Ausnahme stellte dabei die Leistung im Bereich des *Figuralgedächtnisses* dar. Hier zeigte sich zwar zunächst ebenfalls eine Leistungszunahme zwischen der Leistung vor der Behandlung und der Leistung nach der Behandlung. Diese kehrte sich allerdings in eine Leistungsverschlechterung zum Zeitpunkt der späten Verlaufsuntersuchung um, so dass die Leistung zu diesem Zeitpunkt unterhalb der Leistung zum Zeitpunkt vor der Behandlung einzustufen war. Ein äquivalentes Muster zeigte sich hinsichtlich der Anzahl der Patienten, welche in einem spezifischen kognitiven Funktionsbereich defizitäre Leistungen aufwiesen. Die Anzahl der Patienten mit defizitären Leistungen sank oder stagnierte vom Zeitpunkt vor der Behandlung bis zum Zeitpunkt nach der Behandlung und erneut vom Zeitpunkt nach der Behandlung bis zum Zeitpunkt der späten Verlaufsuntersuchung in den Funktionsbereichen *Kurzzeit- und Arbeitsgedächtnis, Verbalgedächtnis, Visuo-*

konstruktion, Psychomotorische Geschwindigkeit und *Wortflüssigkeit.* Im Bereich des *Figuralgedächtnisses* stieg hingegen die Anzahl der Patienten, die eine defizitäre Leistung aufwiesen, von keinem Patienten zum Zeitpunkt vor der Behandlung auf 6 Patienten zum Zeitpunkt der späten Verlaufsuntersuchung an.

Insgesamt zeigten die 13 Patienten jedoch zum Zeitpunkt der späten Verlaufsuntersuchung im Gruppenmittel ein der Altersnorm entsprechendes kognitives Leistungsprofil hinsichtlich aller kognitiven Funktionsbereiche.

Einzelne Patienten, die zum Zeitpunkt der späten Verlaufsuntersuchung kognitive Einschränkungen aufwiesen, was insbesondere auf den Bereich der *Aufmerksamkeits- und Exekutivfunktionen* zutraf, hatten diese Defizite bereits vor und nach Abschluss der Therapie aufgewiesen, so dass sie am ehesten als tumorbedingte residuelle Beeinträchtigung und nicht als neurotoxische Spätfolge der Therapie zu werten sind.

Individuelle Leistungsverschlechterungen, d.h. Leistungsabnahmen um mehr als eine Standardabweichung zwischen der Untersuchung nach der Therapie und der späten Verlaufsuntersuchung traten größtenteils in den Bereichen des *Verbalgedächtnisses* und des *Figuralgedächtnisses* auf. Zudem zeigten Patienten auch nur in diesen beiden Bereichen im langfristigen Verlauf über 8 Jahre seit der Untersuchung vor der Therapie individuelle Leistungsverschlechterungen. Die vergleichsweise hohe Anzahl an Patienten, die im zeitlichen Verlauf eine Verschlechterung ihrer Leistung hinsichtlich des *Figuralgedächtnisses* zeigten, könnte darauf zurückzuführen sein, dass die Testverfahren, die zu den verschiedenen Untersuchungszeitpunkten zur Erfassung der figural-mnestischen Leistungen eingesetzt wurden, nicht vollständig vergleichbar waren. Hierfür spricht auch, dass zum Zeitpunkt der späten Verlaufsuntersuchung der Gruppenmittelwert im *Figuralgedächtnis* im Vergleich zu den anderen Funktionsbereichen am geringsten ausgeprägt war, und dass vom Zeitpunkt vor der Behandlung bis zum Zeitpunkt der späten Verlaufsuntersuchung in diesem Bereich deskriptiv eine Leistungsverschlechterung sichtbar wurde. Möglicherweise ist ein erhöhtes Schwierigkeitsniveau zum Zeitpunkt der späten Verlaufsuntersuchung dafür verantwortlich, dass sich tendenziell eine Leistungsverschlechterung in diesem Bereich abzeichnet: Zum Untersuchungszeitpunkt vor der Therapie wurde der Benton-Test, Version A (Benton, 1990) und zum Untersuchungszeitpunkt nach der Therapie eine Vorläuferversion des NeuroCogFX-Untertests *Figurales Gedächtnis* angewendet. Da in der Version A des Benton-Tests geometrische Formen unmittelbar nach ihrer Darbietung aus dem Gedächtnis nachgezeichnet werden sollen, besteht hier eine grundlegend andere Aufgabenstellung mit tendenziell geringerem Schwierigkeitsniveau im Vergleich zu den Anforderungen der Aufgabenstellung zum Zeitpunkt der späten Verlaufsuntersuchung. Dort mussten 3x3-Schachbrettmuster, die naturgemäß einen höheren Komplexitätsgrad beinhalten, gelernt und wiedererkannt werden. Der auf der Basis äquivalenter Testparameter analysierte intraindividuelle Verlauf zwischen der Leistung vor der Therapie und der Leistung zum Zeitpunkt der späten Verlaufsuntersuchung ergab signifikante Leistungssteigerungen in den Bereichen *Aufmerksamkeits- und Exekutivfunktionen, Kurzzeit- und Arbeitsgedächtnis* und *Wortflüssigkeit* sowie in der Tendenz bedeutsame Leistungssteigerungen in den Bereichen *Verbalgedächtnis, Visuokonstruktion* und *Psychomotorische Geschwindigkeit*. Hingegen unterschieden sich die Leistungen im Bereich des *Figuralgedächtnisses* zu den drei Untersuchungszeitpunkten nicht signifikant voneinander.

Die Therapie zeigte eine unmittelbare Wirksamkeit und führte bereits kurz nach Therapieende zu Verbesserungen einiger kognitiver Leistungen, insbesondere im Bereich der *Aufmerksamkeits- und Exekutivfunktionen* und der *Wortflüssigkeit*. Die Chemotherapie bewirkte damit eine Reduzierung der direkten beeinträchtigenden Auswirkungen des Gehirntumors. Insgesamt bleibt festzuhalten, dass es insbesondere die Leistungen im Bereich der *Aufmerksamkeits- und Exekutivfunktionen*, des *Kurzzeit- und Arbeitsgedächtnisses*, sowie der *Wortflüssigkeit* sind, die langfristig durch die Chemotherapie günstig beeinflusst werden und im Vergleich zu den Leistungen vor der Therapie Leistungssteigerungen erfahren. Bei der Interpretation der Ergebnisse des vorliegenden Teilprojektes muss berücksichtigt werden, dass nicht identische Untersuchungsinstrumente zu den unterschiedlichen Untersuchungszeitpunkten eingesetzt worden waren, und dass es sich teilweise um kleine Patientengruppen handelte, die in die Auswertung eines spezifischen kognitiven Funktionsbereiches eingingen. Die Patientengruppengrößen variierten dabei zwischen 6 und 13 Patienten. Diese methodische Einschränkung sollte jedoch einem methodischen Gütevorgang dienen, indem hierdurch eine identische Gruppenzusammensetzung zu den verschiedenen Untersuchungszeitpunkten erreicht werden konnte und damit die Beurteilung eines intraindividuellen Verlaufs möglich war.

5.3.3 Beurteilung der langfristigen chemotherapieinduzierten Neurotoxizität

Abrey et al (2000) hatten gezeigt, dass etwa ein Drittel der „jungen" PZNSL-Patienten unter 60 Jahren nach 6 bis 8 Jahren nach dem Erhalt einer kombinierten Strahlen- und Chemotherapie und praktisch alle „alten" Patienten über 60 Jahre innerhalb von 2 bis 4 Jahren neurokognitive Funktionsstörungen aufweisen. Fasst man hingegen die Ergebnisse des vorliegenden Projektes zusammen, dann weisen Patienten mit PZNSL nach einer ausschließlichen systemischen und intraventrikulären Chemotherapie nach dem *Bonner*

Chemotherapie-Protokoll, die keine Strahlentherapie beinhaltete, 8 Jahre nach der Diagnosestellung ein überwiegend normentsprechendes neurokognitives Leistungsprofil auf. Nur im Bereich des Figuralgedächtnisses konnten vereinzelt Funktionsstörungen festgestellt werden. Dabei war der Anteil der „jungen" PZNSL-Patienten in der untersuchten Patientengruppe mit 17/19 Patienten sehr hoch, so dass die erhaltenen Daten am ehesten über diese Altersgruppe Aussagen machen. Die meisten „alten" Patienten waren zum Zeitpunkt der späten Verlaufsuntersuchung bereits verstorben. Dennoch ist das Gesamtergebnis der untersuchten Polychemotherapie als deutlich günstiger zu bewerten als nach einer kombinierten Strahlen- und Chemotherapie (Abrey et al, 2000).

Die Betrachtung der individuellen Leistungsverläufe sowie der Gruppenleistungen zu den verschiedenen Untersuchungszeitpunkten über einen Zeitraum von mehr als 8 Jahren deuten darauf hin, dass die Bereiche *Aufmerksamkeits- und Exekutivfunktionen* und *Figuralgedächtnis* möglicherweise diejenigen Funktionsbereiche sind, in denen sich Therapieauswirkungen am stärksten abzeichnen. Allerdings bestanden die festgestellten defizitären Leistungen hinsichtlich der *Aufmerksamkeits- und Exekutivfunktionen* bereits vor der Therapie und sind daher eher als Folge oder Residuum der Tumorerkrankung zu erachten.

Hatten Patienten bereits vor der Therapie in einzelnen Funktionsbereichen normgerechte Leistungen gezeigt, so konnte dieses Leistungsniveau auch nach der Therapie und im Langzeitverlauf größtenteils aufrechterhalten oder sogar verbessert werden.

Übungseffekte bei einer wiederholten Testdurchführung stellen theoretisch eine mögliche Erklärung der Stabilität bzw. Verbesserung der kognitiven Leistungen dar. Dennoch erscheinen sie in der vorliegenden Arbeit eher unwahrscheinlich, da das mittlere Zeitintervall zwischen der neuropsychologischen Untersuchung nach der Therapie und der späten Verlaufsuntersuchung mindestens 3 Jahre betrug.

Das vorliegende Projekt trägt dem Anspruch Rechnung, ausführliche neuropsychologische Untersuchungen in die Bewertung einer therapieassoziierten Neurotoxizität einzuschließen. In diesem Punkt erfüllt das vorliegende Projekt Anforderungen, die in vorangegangenen Studien oftmals nicht berücksichtigt wurden und als Unzulänglichkeiten in diesem Forschungskontext zu werten sind. Darüber hinaus erscheint ein Nachbeobachtungszeitraum von 100 Monaten ausreichend lang, um Veränderungen der kognitiven Leistungsfähigkeit abzubilden, selbst wenn sich die kognitiven Veränderungen langsam vollziehen und erst nach Jahren in Erscheinung treten (Abrey et al, 1998).

In der Gesamtschau sprechen die Ergebnisse des vorliegenden Projektes dafür, dass die HD-MTX-basierte systemische und intraventrikuläre Polychemotherapie nach dem *Bonner Chemotherapie-Protokoll*, die keine Strahlentherapie einschließt, weitestgehend das Auftreten neurotoxischer Therapiespätfolgen im Sinne von kognitiven Leistungseinschränkungen bei „jungen" PZNSL-Patienten vermeidet. Es konnte gezeigt werden, dass diese Polychemotherapie mit durchaus wünschenswerten Effekten verbunden ist, so dass sich selbst nach einem langen Beobachtungsintervall von etwa 8 Jahren die Leistungen der therapierten „jungen" PZNSL-Patienten nicht wesentlich von den Leistungen gesunder Probanden unterschieden. Zumindest ließ sich eine Leistungsverschlechterung im Langzeitverlauf im Sinne einer späten therapieinduzierten Neurotoxizität für den Großteil der untersuchten Funktionsbereiche nicht nachweisen. Durch das Erreichen dieses bedeutsamen Therapieziels ist ein wesentlicher Schritt in Richtung einer Erhaltung der Lebensqualität dieser Patienten vollzogen.

Aufgrund des fehlenden Hinweises auf eine späte therapieinduzierte Neurotoxizität, die in umfassender, globaler Weise die kognitiven Leistungen beeinträchtigt, könnte gefolgert werden, dass PZNSL-Langzeit-Überlebende von einer alleinigen systemischen und intraventrikulären Polychemotherapie profitieren (Correa et al, 2004, Neuwelt et al, 2005, Fliessbach et al, 2005), und dass diese eine vorteilhafte Therapieoption darstellt, welche hinsichtlich ihrer Wirksamkeit für einen weitgehenden Verzicht auf eine Ganzhirnbestrahlung weiterentwickelt und optimiert werden sollte.

6 Gesamtbetrachtung

Aufgrund verbesserter therapeutischer Ansätze bei der Behandlung von Gehirntumoren nimmt neben den Überlebenszeiten auch die Bedeutung der Lebensqualität und der therapieassoziierten Neurotoxizität als „weiche" Therapieeffizienzkriterien zu (Weller & Westphal, 2003). Die kognitiven Leistungen stellen dabei neben körperlichen und sozialen Aspekten eine wichtige Determinante für das Gesamtkonstrukt Lebensqualität dar. Entscheidend ist dabei die Lebensqualität aus der Perspektive der Patienten, die nicht nur länger, sondern besser leben wollen. Da ein Teil der Patienten mit Gehirntumoren (z.B. mit niedriggradigen Gliomen) mehrere Jahre bis Jahrzehnte überlebt, ist die Bedeutung einer Verbesserung der Lebensqualität enorm. Diesem therapeutischen Anspruch kann man durch die Vermeidung von therapieassoziierten Nebenwirkungen gerecht werden. Eine praktikable und zuverlässige Erfassung der kognitiven Leistungen von Gehirntumor-Patienten in großen neuroonkologischen Therapiestudien ist daher essentiell, um tumorspezifische Therapien hinsichtlich ihrer langfristigen Auswirkungen auf die Kognition zu untersuchen. Dies stellt die Grundlage dar, um die Effektivität spezifischer Therapiemodalitäten gegenüber ihren potentiellen Langzeitnebenwirkungen, wie kognitiven Defiziten, zu evaluieren (Meyers et al, 2000b). Die neuropsychometrischen Daten können dann Behandlungsprotokolle beeinflussen, um das Risiko einer kognitiven Dysfunktion zu minimieren und die Verträglichkeit von Behandlungen zu optimieren. Das Ziel besteht in einer Vermeidung langfristiger kognitiver Beeinträchtigungen. Durch die Fokussierung auf kognitive Funktionen wird in der vorliegenden Arbeit ein Forschungsbereich thematisiert, der trotz seiner Wichtigkeit in der Studienlandschaft der Neuroonkologie bislang vernachlässigt wurde. Zudem ist die aktuelle Studienlage hinsichtlich einer Beurteilung langfristiger Therapieauswirkungen auf die kognitiven Leistungen sehr heterogen. Erst in jüngster Zeit nehmen die neurokognitiven Funktionen als Ergebnismaße in klinischen Studien einen immer größeren Stellenwert ein. Es wird zunehmend anerkannt, dass es von enormer Bedeutung ist, zu erfassen, ob Patienten Monate und Jahre nach potentiell neurotoxischen Therapien, die das Gehirn und seine Funktionen schädigen, noch in der Lage sind, alltagsrelevante Tätigkeiten auszuführen.

Dabei hat eine neurokognitive Untersuchung Vorteile gegenüber insensitiven Testinstrumenten, wie dem MMST (Folstein et al, 1975), der noch immer als „neuropsychologischer Indikator" angewendet wird (Brown et al, 2003a). Zudem ist sie auch Selbstbeurteilungs-Instrumenten, wie z.B. dem von der European Organization for Research and Treatment of Cancer (EORTC) entwickelten Fragebogen EORTC QLQ-C30 (Quality of Life Questionnaire mit 30 Fragen) überlegen. Der EORTC QLQ-C30 wurde für Patienten mit unterschiedlichen Tumoren entwickelt und erfasst Dimensionen der gesundheitsbezogenen Lebensqualität (globaler Gesundheitszustand, körperliches, emotionales, kognitives, soziales und rollenbezogenes Funktionsniveau) sowie häufige körperliche Symptome, wie Erschöpfung, Übelkeit, Erbrechen und Schmerzen (Aaronson et al, 1993). Als Selbstbeurteilungs-Instrument spiegelt er aber immer einen subjektiven und daher möglicherweise verzerrten Eindruck wieder.

In der vorliegenden Dissertation wird innerhalb von drei Teilprojekten eine neuropsychologische Methode validiert und angewendet. Auf dieser Grundlage werden die Ergebnisse von zwei neuroonkologischen Studien präsentiert.

Im vorliegenden Teilprojekt I wurde geprüft, ob das computergestützte Testinstrument NeuroCogFX (Fliessbach et al, 2006, Hoppe et al, 2009), dessen Untertests überwiegend auf etablierten neuropsychologischen Paradigmen basieren, bei Patienten mit Gehirntumoren zur Untersuchung kognitiver Leistungen bzw. Funktionsstörungen anwendbar ist. Es wurde untersucht, ob NeuroCogFX ein sensitives, praktikables und reliables Testinstrument ist, das als valide betrachtet werden kann und sich daher zur Erfassung therapieassoziierter kognitiver Leistungsveränderungen eignet. Diese Fragen können grundlegend mit „ja" beantwortet werden.

Das Projekt verfolgte das Ziel, eine aussagekräftige neuropsychologische Leistungserfassung in großen neuroonkologischen Studien zu etablieren, die zeitökonomisch, sensitiv, standardisiert und wiederholbar ist, breitflächig angewendet werden kann, und relevante kognitive Leistungen, z.B. aus den Bereichen Gedächtnis und Aufmerksamkeit, erfasst.

Die konvergenten Validitätsanalysen legen nahe, dass die durch die Testkonstruktion intendierten kognitiven Funktionen durch die NeuroCogFX-Untertests größtenteils gut erfasst werden. So zeigten sich im Sinne der Konstruktvalidität zufriedenstellende bis gute Korrelationen der NeuroCogFX-Parameter mit etablierten Parametern konventioneller Testverfahren, mit Ausnahme des *Two back-Tests*. Eine besonders gute Kriteriumsvalidität und damit eine hohe Sicherheit für das korrekte Aufdecken von Defiziten wiesen dabei die Untertests *Reaktionszeit, Wahlreaktion 1, Wahlreaktion 2, Verbales Gedächtnis, Zifferspanne* und *Wortflüssigkeit* auf. Damit erlaubt NeuroCogFX eine valide Erfassung der psychomotorischen Geschwindigkeit, der basalen Aufmerksamkeitsfunktionen, der Fähigkeit zur selektiven Aufmerksamkeitsfokussierung und zur Inhibition von irrelevanten Reaktionen, der verbalen Lern- und Gedächtnisleistungen, des verbalen Kurzzeitgedächtnisses und der Wortflüssigkeit. Für das *Figurale Gedächtnis* konnte eine gute Kriteriumsvalidität allerdings nicht bestätigt werden.

Darüber hinaus ermöglicht NeuroCogFX mit einer als zufriedenstellend bis hoch einzustufenden Spezifität und Sensitivität die serielle Individualdiagnostik

Gesamtbetrachtung

neuropsychologischer Teilleistungsstörungen und Leistungsveränderungen bei Patienten mit Gehirntumoren im Verlauf einer tumorspezifischen Behandlung. Die Ergebnisse des Teilprojektes I liefern für Patienten mit Gliomen Testwertdifferenzen, die im Sinne „kritischer Differenzen" interpretiert werden können, und zur längsschnittlichen Beurteilung signifikanter, d.h. klinisch bedeutsamer Leistungsveränderungen herangezogen werden können.

Zudem ist NeuroCogFX im Sinne der Retest-Reliabilität hinreichend reliabel. Dies gilt insbesondere für die Erfassung mnestischer Leistungen (verbales Kurzzeitgedächtnis, Verbal- und Figuralgedächtnis, verzögerte verbale und figurale Wiedererkennensleistung) und die Wortflüssigkeit. NeuroCogFX kann demnach zuverlässig zur wiederholten individuellen Verlaufsuntersuchung in längsschnittlichen neuroonkologischen Therapiestudien eingesetzt werden. Dies kann nur für den *Two back-Test* als Maß für das verbale Arbeitsgedächtnis nicht angenommen werden.

Weitere Aspekte, die NeuroCogFX attraktiv machen, sind seine kurze Durchführungsdauer (etwa 25 Minuten), welche die Testbatterie zu einem zeitökonomischen Instrument machen, das die Compliance der Patienten erhöht, Ermüdungserscheinungen vermindert und die Patientenausfallrate im zeitlichen Verlauf reduziert. Darüber hinaus macht die Standardisierung der Testprozedur, das Vorliegen von Parallelversionen und die überwiegende Unanfälligkeit gegenüber Übungseffekten NeuroCogFX zu einem praktikablen Instrument, zumal die Anwendung computerisierter Testverfahren generell positiv bewertet wird (Will et al, 2008, Korczyn & Aharonson, 2007) und die Akzeptanz auf Seiten der Patienten hoch ist (Wilson & McMillan, 1992). Aufgrund der einfachen Handhabung (überwiegender Gebrauch einer Reaktionstaste), lässt sich die Testbatterie auch problemlos bei älteren Probanden ohne spezifische Computerkenntnisse anwenden. Damit erfüllt NeuroCogFX im Wesentlichen die von Correa et al (2007b) aufgestellten Grundanforderungen und Empfehlungen für eine neuropsychologische Testbatterie, die sich zum Einsatz in klinischen Studien eignet. Hierzu zählt z.B. die Erfassung von Leistungsaspekten innerhalb klinisch relevanter kognitiver Domänen, die sensitiv zur Abbildung von therapieassoziierten neurotoxischen Effekten bei Patienten mit Gehirntumoren sind (Correa et al, 2004, Wefel et al, 2004, Taphoorn & Klein, 2004, Meyers & Brown, 2006, Correa et al, 2007b). Diese sind die Domänen Aufmerksamkeit, Exekutivfunktionen und psychomotorische Geschwindigkeit (Untertests *Reaktionszeit, Wahlreaktion 1* und *Wahlreaktion 2, Two back-Test*), Lernen und Gedächtnis (Untertests *Ziffernspanne, Verbales Gedächtnis* und *Figurales Gedächtnis*) und Sprache (Untertest *Wortflüssigkeit*). Diese kognitiven Funktionen stellen zum einen bedeutsame Aspekte einer guten Lebensqualität dar und besitzen zudem Alltagsrelevanz.

Obwohl sich die Empfehlungen zur Durchführung von neuropsychometrischen Untersuchungen von Correa et al (2007b) in erster Linie auf die Untersuchung von Patienten mit PZNSL beziehen, können sie dennoch als elaborierter Standard hinsichtlich der Kriterien für die neuropsychologische Untersuchung von Gehirntumor-Patienten im Allgemeinen angesehen werden. Zudem fand ein Großteil der von Correa et al (2007b), Meyers & Brown (2006) und Giovagnoli (2012) empfohlenen etablierten Testverfahren, die aufgrund ihrer Veränderbarkeit im Verlauf einer tumorspezifischen Therapie als sensitiv gelten, teilweise lediglich in diskreter Abwandlung, Eingang in die Testbatterie zur Überprüfung der Validität von NeuroCogFX in Teilprojekt I. Es ergab sich eine gute Übereinstimmung mit den Parametern der NeuroCogFX-Untertests, wodurch eine vergleichbare Sensitivität der NeuroCogFX-Untertests angenommen werden kann.

Durch den regulären und standardmäßigen Einsatz von NeuroCogFX würde in Zukunft der Einsatz unterschiedlicher Testzusammenstellungen mit variablem Aussagewert und damit eine mangelhafte Vergleichbarkeit der Untersuchungsergebnisse deutlich reduziert werden können.

Allerdings müssen die vorliegenden Ergebnisse an einigen Stellen eingeschränkt werden: In der vorliegenden Arbeit wurde die Validität von NeuroCogFX in Bezug auf eine unselektierte Gruppe von Gehirntumor-Patienten erhoben, die sich hinsichtlich der Reliabilitätsanalyse aus Gliom-Patienten zusammensetzte und bei der Analyse der Validitäts-Aspekte unterschiedliche Gehirntumor-Entitäten umfasste, und neben Gliom-Patienten z.B. auch Patienten mit zerebralen Metastasen oder Medulloblastomen einschloss. Darüber hinaus war auch der WHO-Grad der Tumoren heterogen, da sowohl niedriggradige als auch hochgradige Gliome in unselektierter Form Eingang in die Untersuchung fanden. Die Heterogenität der Patientengruppe, die zur Analyse der Validitäts-Aspekte herangezogen wurde, limitiert eine Aussage darüber, ob die Validität für verschiedene Arten von Gehirntumoren als gleichermaßen hoch betrachtet werden kann.

Der Untertest *Figurales Gedächtnis* stellt möglicherweise den Untertest dar, der wegen der Art der verwendeten Stimuli und der Operationalisierung am kritischsten zu betrachten ist. Allerdings gibt es keine äquivalenten etablierten Testverfahren im Sinne eines „Gold-Standards" zur validen testpsychologischen Erfassung der nonverbalen Lern- und mittelfristigen Gedächtnisleistungen, an denen sich die Aufgabenstellung ansonsten orientieren könnte. Generell werden zur Erfassung nonverbaler Lern- und Gedächtnisleistungen abstrakte geometrische Muster als Stimulusmaterial verwendet. Zudem hat sich das Listenlernparadigma als valider Indikator für alltagsrelevante Gedächtnisleistungen erwiesen (Helmstaedter et al, 1998). Eine weitere Voraussetzung für eine reliable und valide Erfassung des nonverbalen Gedächtnisses ist die Verwendung unbekannter, komplexer und schwer zu verbalisierender Stimuli

Gesamtbetrachtung

(Lee et al, 1989). Diese genannten Aspekte werden in NeuroCogFX realisiert. Damit erfüllt NeuroCogFX einen hohen Standard hinsichtlich der Umsetzung dieser Validitätskriterien und könnte verbreitet eingesetzt werden.

In Teilprojekt II wurde untersucht, ob unter Einsatz von NeuroCogFX in einem großen klinischen Verbund kognitive Funktionsstörungen im Sinne der mittelfristigen therapieassoziierten Neurotoxizität bei Patienten mit Gliomen erfasst werden können. Die Frage, ob sich der Einsatz von NeuroCogFX in einem großen klinischen Verbund bewährt hat, kann mit „ja" beantwortet werden. Die Frage, ob in einem mittelfristigen Beobachtungszeitraum neurotoxische Behandlungseffekte im Sinne kognitiver Funktionsstörungen abgebildet werden, muss mit einem „weitestgehend nein" beantwortet werden. Es ergaben sich innerhalb eines Beobachtungszeitraums von knapp 2 Jahren nach der Baseline-Untersuchung keine konsistenten Hinweise dafür, dass eine ausschließliche fokale Strahlentherapie (Gesamtstrahlendosis von 59.4 Gy, Einzelfraktionen 1.8 bis 2.0 Gy) oder eine kombinierte Strahlen- und Chemotherapie grundlegend neurotoxischer ist als eine adjuvante ausschließliche Chemotherapie (v.a. mit TMZ) oder eine abwartende Beobachtungshaltung. Es waren keine relevanten und insbesondere nicht umfassenden strahlenbedingten neurotoxischen Therapiefolgen zu identifizieren. Vielmehr stellte sich der Befund dar, dass innerhalb dieses mittelfristigen Beobachtungszeitraums keine der untersuchten adjuvanten tumorspezifischen Therapien mit neurotoxischem Potential einen relevanten kognitiven Funktionseinbruch oder Leistungsverschlechterungen in den durch NeuroCogFX erfassten Funktionsbereichen verursacht. Das kognitive Funktionsniveau aller Behandlungsgruppen entsprach 2 Jahre nach der Baseline-Untersuchung in allen Domänen der altersentsprechenden Norm gesunder Probanden. Dies kann im Sinne der Lebensqualität als positives Ergebnis gewertet werden, da die Patienten hinsichtlich verbal-mnestischer Funktionen, selektiver Aufmerksamkeitsfunktionen, der Inhibition irrelevanter Reaktionen, der Wortflüssigkeit, des verbalen Kurzzeit- und Arbeitsgedächtnisses und der psychomotorischen Geschwindigkeit keine relevanten Einschränkungen aufweisen und damit die für die Alltagsbewältigung erforderlichen Grundvoraussetzungen erfüllen.

Vielmehr konnten im zeitlichen Verlauf Verbesserungen der kognitiven Leistungen in allen Therapiegruppen gesehen werden, die vermutlich als Erholungseffekte vom operativen Eingriff zu werten sind. So führt z.B. die Resektion von frontalen oder präzentralen Gehirntumoren häufig zu leichtgradigen Aufmerksamkeitsstörungen, die sich in einer postoperativen Verschlechterung weiterer kognitiver Funktionen äußern können (Braun et al, 2006, Goldstein et al, 2003). Mit zunehmender Zeit nach der Resektion ist dieser „Operations-Effekt" möglicherweise rückläufig und äußert sich in einer Leistungsverbesserung. Zudem beeinflussen hochgradige Gliome die kognitiven Funktionen aufgrund ihres

Masseneffektes und ihres infiltrativen Charakters, so dass die Resektion des Gehirntumors durch Reduzierung des Masseneffektes meist zu einer Verbesserung einiger kognitiver Fähigkeiten führt (Talacchi et al, 2011), die sich auf neuronaler und funktionaler Ebene langsam vollzieht und erst nach mehreren Monaten sichtbar wird. In Übereinstimmung damit hatten auch in Teilprojekt II ein hoher WHO-Grad, ein größeres Resektionsausmaß und eine antiepileptische Medikation begünstigende Auswirkungen auf die postoperative Entwicklung einiger Aufmerksamkeits- und Gedächtnisleistungen.

Möglicherweise sind die Verbesserungen aber auch Ausdruck eines Ansprechens des Gehirntumors auf die Therapie. So konnten bei Patienten mit zerebralen Metastasen, die ein partielles Ansprechen des Tumors auf die Therapie zeigten, Verbesserungen der Exekutivfunktionen (*Trail Making Test - Teil B*) und der Verarbeitungsgeschwindigkeit (*Trail Making Test - Teil A*) gesehen werden (Meyers et al, 2004). Eine kognitive Verbesserung korrelierte mit dem Ansprechen auf die Therapie und eine Verschlechterung mit einer Progression der Erkrankung bzw. einem Tumorwachstum. Offensichtlich wurde den funktionsbeeinträchtigenden Auswirkungen des Tumors durch die Therapie entgegengewirkt.

Hinsichtlich der Leistungszunahmen weisen strahlentherapierte Patienten jedoch eine geringere Leistungsverbesserung in spezifischen figuralen, tendenziell aber auch in verbalen kurz- und mittelfristigen Gedächtnisfunktionen auf, so dass Gedächtnisfunktionen besonders sensitiv gegenüber der Strahleneinwirkung zu sein scheinen. Pathophysiologisch wäre dieser Befund mit einer strahleninduzierten Funktionsminderung der Stammzell- und Precursorzellpopulationen zu erklären, die in der Folge eine eingeschränkte hippocampale Neurogenese und Demyelinisierung verursacht (Monje et al, 2002, Ekdahl et al, 2003, Mizumatsu et al, 2003, Monje et al, 2003, Monje et al, 2007, Ramanan et al, 2009). Mittlerweile gelten die Neurogenese beim erwachsenen Menschen (Gage, 2000), sowie der Zusammenhang zwischen adulter Neurogenese bzw. Lernen und Gedächtnis (Deng et al, 2010) als gesichert.

Dabei ist kritisch zu berücksichtigen, dass im vorliegenden Teilprojekt II kleine Patientengruppen betrachtet wurden, die naturgemäß sehr heterogen zusammengesetzt sind. Daher muss kritisch die Möglichkeit erwogen werden, dass ein Trend, der aus den Ergebnissen wahrnehmbar zu sein scheint, aus dieser Heterogenität resultiert. Die vorliegenden Befunde aus Teilprojekt II stimmen mit zahlreichen Studien überein (Torres et al, 2003, Laack et al, 2005, Vigliani et al, 1996, Armstrong et al, 2001, Froklage et al, 2014, Hilverda et al, 2010), die in einem vergleichbaren Zeitraum mit ausführlichen neuropsychologischen Testbatterien ebenfalls keine strahlentherapieassoziierte Neurotoxizität finden konnten, so dass die bisherigen Ergebnisse aus Teilprojekt II zumindest ein

Beleg für die Nützlichkeit, Aussagekraft und Validität der eingesetzten Testbatterie NeuroCogFX sind.

Viele Studien, die eine Verschlechterung der kognitiven Leistungen im Sinne der strahleninduzierten Neurotoxizität feststellen, beziehen sich auf Bestrahlungstechniken und Bestrahlungsplanungen, die heute als veraltet gelten, da sie wenig präzise sind und breitflächig gesundes Gehirnvolumen mitbestrahlen. Bis vor wenigen Jahren beinhaltete die Strahlentherapie auch bei Patienten mit niedriggradigen Gliomen große Bestrahlungsvolumina, sowie hohe Gesamtstrahlendosen (> 60 Gy) und hohe Fraktionsdosen (> 2 Gy), die heute nicht mehr angewendet werden. So wurden z.B. Gesamtstrahlendosen von 68 Gy verwendet (Correa et al, 2008), wodurch das Risiko für kognitive Beeinträchtigungen im Vergleich zu moderaten Dosen und einer Strahlentherapie mit begrenztem Bestrahlungsfeld naturgemäß erhöht ist (Brown et al, 2003a). Zusätzlich zur Bestrahlung großer Gehirnvolumina wurden in früheren Jahren sensible Gehirnregionen, wie z.B. der Hippocampus, nicht ausgespart, sondern in das Bestrahlungsfeld mit eingeschlossen. Erst seit etwa zwei Jahrzehnten gibt es zunehmend grundlegende Veränderungen der strahlentherapeutischen Techniken, die zur Folge haben, dass geringere Anteile gesunden Gehirnvolumens hohen Strahlendosen ausgesetzt werden (Brown & Cerhan, 2009).

Der Beobachtungszeitraum von zwei Jahren ist zu kurz, um die Frage nach einer potentiellen langfristigen therapieassoziierten Neurotoxizität im Sinne eines möglichen späteren Leistungseinbruches im Kontext der Gehirntumor-Behandlung abschließend zu beantworten, da ausgeprägte strahleninduzierte kognitive Leistungsveränderungen bei Strahlendosen < 2 Gy wahrscheinlich erst zu einem deutlich späteren Zeitpunkt, etwa nach 6 bis 12 Jahren nach der Therapie, in Erscheinung treten (Klein et al, 2002, Douw et al, 2009). Diese Frage wird endgültig erst in einigen Jahren beantwortet werden können, wenn innerhalb des „Zentralprojektes 5" des GGN langfristige Verlaufsdaten vorliegen. Ein längeres Beobachtungsintervall war derzeit aufgrund der bestehenden Datenverfügbarkeit innerhalb des GGN allerdings noch nicht möglich oder wäre mit zu kleinen Patientengruppen verbunden gewesen. Daher bleibt die weitergehende langfristige Verlaufsuntersuchung dieses Patientenkollektivs im Rahmen des „Zentralprojektes 5" des GGN ausgesprochen relevant. Teilprojekt II impliziert Verbesserungen gegenüber früheren Studien zur Erfassung der therapieassoziierten Neurotoxizität (Harder et al, 2004, Correa et al, 2004), indem es einerseits eine neuropsychologische Baseline-Untersuchung vor Beginn der adjuvanten Therapie einschließt. Hierdurch liegt eine optimale Basis für die Beurteilung der therapieassoziierten Neurotoxizität und der kognitiven Behandlungseffekte vor. Andererseits ist das Untersuchungsdesign in Teilprojekt II insofern als besonders zu betrachten, als sämtliche Patienten ihre „eigenen Kontrollen" darstellen, indem konsequent die intraindividuelle Leistungsveränderung betrachtet wurde. Auf diese Weise werden Einflussfaktoren, die sich auf die individuellen Erkrankungscharakteristika beziehen, minimiert. Insgesamt betrachtet, stellen diese beiden Aspekte eine gute Basis für eine langfristige Beurteilung der kognitiven Leistungsveränderungen dar und ermöglichen zudem eine weitgehend konfundierungsarme Beurteilung von Behandlungseffekten.

In Teilprojekt III wurde der Frage nachgegangen, ob Patienten mit PZNSL, die mit einer MTX-basierten systemischen und intrathekalen Polychemotherapie nach dem *Bonner Chemotherapie-Protokoll* behandelt wurden, kognitive Funktionsstörungen im Sinne einer späten therapieassoziierten Neurotoxizität aufweisen, wenn sie mehrere Jahre nach erhaltener Therapie neuropsychologisch untersucht werden. Diese Frage kann mit „nein" beantwortet werden.

Zum Zeitpunkt der Datenerhebung lebten noch 21 der ursprünglichen 65 Patienten (Pels et al, 2003), so dass eine mediane Gesamtüberlebenszeit von 54 Monaten für die gesamte Kohorte resultierte. Alle Patienten hatten ein komplettes Ansprechen des Tumors auf die Chemotherapie gezeigt. Von den 21 Langzeit-Überlebenden gehörten 17 der Gruppe der ursprünglich 30 „jungen" Patienten an, die bei der Diagnosestellung 60 Jahre alt oder jünger waren. Demnach sind die vorliegenden Ergebnisse mit den günstigen Überlebensdaten am ehesten für „junge" Patienten gültig: 57% der „jungen" Patienten konnten durch die Therapie geheilt werden und die progressionsfreie Überlebenszeit war für ansprechende „junge" Patienten mit 64 Monaten deutlich höher als für ansprechende „alte" Patienten mit 30 Monaten.

Zudem entsprachen die kognitiven Leistungen der 19 langzeitüberlebenden PZNSL-Patienten 8 Jahre nach der Diagnosestellung in den Bereichen des *Kurzzeit- und Arbeitsgedächtnisses*, des *Verbalgedächtnisses*, der *Psychomotorischen Geschwindigkeit*, der *Wortflüssigkeit* und der *Visuokonstruktion* im Gruppenmittel dem kognitiven Leistungsniveau gesunder Probanden. In der Gesamtbetrachtung wiesen die meisten untersuchten PZNSL-Patienten eine Stabilität ihrer kognitiven Leistungen oder teilweise sogar Verbesserungen im Verlauf der langfristigen Beobachtung auf. Die Verbesserungen entsprachen dabei einem Rückgang der zuvor bestandenen Defizite. Eine Ausnahme stellte lediglich die Leistung im Bereich des *Figuralgedächtnisses* dar. Teilweise konnten im Verlauf sogar vor der Therapie bestehende Defizite ausgeglichen werden, so dass sie im langfristigen Verlauf nicht mehr nachweisbar waren. In den Leistungsverbesserungen spiegelt sich die Effizienz der Therapie wider, sowie das Ansprechen des Tumors auf die Therapie im Sinne eines Nachlassens der beeinträchtigenden Tumorauswirkungen. Zudem kommt in den Verbesserungen die Tumorkontrolle durch die Polychemotherapie zum Ausdruck (Wefel & Schagen, 2012). Allerdings zeigten einzelne Patienten im vorliegenden Projekt Einschränkungen und Leistungsverschlechterungen in vereinzelten Domänen, die langfristig am ehesten den Bereich des Figuralgedächtnisses betrafen. Festgestellte Einschränkungen der Aufmerksamkeits- und Exekutivfunktionen sind am ehesten als Residuum der Tumorerkrankung zu erachten, da diese bereits vor und nach Abschluss der Therapie bestanden.

Insgesamt deuten die Ergebnisse darauf hin, dass die untersuchte systemische und intraventrikuläre Polychemotherapie nicht mit einer späten therapie-induzierten Neurotoxizität bei den untersuchten PZNSL-Patienten verbunden war. Bei den Patienten bestanden 8 Jahre nach der Therapie keine relevanten kognitiven Beeinträchtigungen. Vielmehr sind stabile oder in der Tendenz verbesserte kognitive Leistungen im langfristigen Verlauf zu konstatieren, selbst wenn vor der Therapie kognitive Beeinträchtigungen bestanden haben. Eine potentielle neurotoxische Wirkung der Polychemotherapie würde sich in neu auftretenden Defiziten mehrere Monate nach der Therapie, und nicht nur in einer Persistenz der bereits bestehenden Defizite, manifestieren.

Im Gegensatz dazu weisen Patienten nach einer Ganzhirnbestrahlung oder nach einer Kombination aus Strahlentherapie und HD-MTX-basierter Chemotherapie nach einem vergleichbaren Beobachtungsintervall (z.B. Abrey et al, 2000) häufig ein diffuses Muster an mäßigen bis schweren kognitiven Defiziten im Sinne neurotoxischer Langzeitfolgen auf (Correa et al, 2012), die die Lebensqualität massiv beeinträchtigen. In den eher kleinen Fallstudien ist dabei vor allem die Ganzhirnbestrahlung (Blay et al, 1998, Harder et al, 2004, Correa et al, 2004) und nicht die Chemotherapie (Correa et al, 2012) als Hauptursache für die späte Neurotoxizität zu sehen. Zudem stellen sich in diesen Fällen insbesondere diejenigen sensiven Funktionen als beeinträchtigt dar, die im vorliegenden Teilprojekt III als adäquat in Erscheinung traten (Harder et al, 2004, Correa et al, 2004, Correa et al, 2012). Dies bestätigt die deutliche Überlegenheit der HD-MTX-basierten Polychemotherapie nach dem *Bonner Chemotherapie-Protokoll* gegenüber WBRT-basierten Therapien (Abrey et al, 2000, Korfel & Schlegel, 2013), so dass auf Grundlage der vorliegenden Daten von einer Optimierung eines Polychemotherapie-Protokolls gesprochen werden kann, durch das auf eine WBRT verzichtet werden könnte.

In der Gesamtschau stellt damit die Polychemotherapie nach dem *Bonner Chemotherapie-Protokoll* eine außerordentlich vorteilhafte Therapieoption bei Verzicht auf eine WBRT dar. Sie hat ein sehr günstiges kognitives Nebenwirkungsprofil und weist für mehr als 50% der „jungen" Patienten gute Überlebensdaten mit einer langen Krankheitskontrolle von mindestens 5 Jahren auf (Schlegel et al, 2001, Pels et al, 2003, Linnebank et al, 2009, Juergens et al, 2010). Die Ergebnisse des vorliegenden Projektes bestätigen, dass die untersuchte Polychemotherapie sich auf den Erhalt der kognitiven Funktionen bei „jungen" Patienten auch langfristig günstig auswirkt und damit wesentlich zum Erhalt der Lebensqualität beiträgt. Für „alte" Patienten gilt das zum gegenwärtigen Zeitpunkt leider noch nicht.

7 Ausblick

Der Anspruch im Bereich der neuroonkologischen Forschung besteht darin, tumorspezifische Therapien derart zu modifizieren, dass posttherapeutische Verschlechterungen kognitiver Leistungen minimiert werden, um somit dem Bewertungskriterium des „Erhalts einer möglichst hohen Lebensqualität" Rechnung zu tragen. Hierfür sind Testverfahren mit einer möglichst hohen Sensitivität und Spezifität erforderlich, die diese Leistungsveränderungen abbilden können, damit auf den gewonnenen Erkenntnissen Modifikationen der Therapien vorgenommen werden können. NeuroCogFX kann aufgrund der vorliegenden Daten zu diesen Testverfahren gezählt werden und eignet sich, wie Teilprojekt I zeigen konnte, für die Anwendung bei Patienten mit Gehirntumoren.

Zudem wurde bereits vor fast 10 Jahren innerhalb eines interdisziplinären Treffens der „International PCNSL Collaborative Group" (IPCG) in Lugano in der Schweiz die Forderung nach einer standardisierten Testbatterie laut, die systematisch in prospektiven Studien angewendet werden soll, um kognitive Therapieauswirkungen zu erfassen. Bislang wurde eine solche Testbatterie noch nicht etabliert. Dies verdeutlicht die Schwierigkeit, die mit der Umsetzung dieser sinnvollen Zielvorstellung verbunden ist. NeuroCogFX würde diesbezüglich eine gute Option darstellen. Mit seiner Etablierung würde ein bedeutsamer Forschungsbereich, dem bislang relativ wenig Aufmerksamkeit geschenkt wurde, deutlich vorangebracht werden und es lägen einheitliche und vergleichbare Daten vor, die innerhalb großer klinischer Konsortien gesammelt werden könnten.

NeuroCogFX hat sich bereits für den effizienten und praktikablen Einsatz in einer multizentrischen Studie innerhalb des großen klinischen Verbundes Deutsches Gliomnetzwerk bewährt. Insbesondere seine computergestützte Form erhöht seine Eignung für die standardmäßige Etablierung in wissenschaftlichen Therapiestudien bei Gehirntumor-Patienten zur Evaluierung der Toxizität von Therapien. Hierzu gehört z.B. die weiterführende Evaluierung von optimalen Behandlungsmodalitäten bei anaplastischen Oligodendrogliomen mit dem molekularbiologischen Marker eines kombinierten Verlusts der Chromosomenarme 1p und 19q. Die Patienten mit diesen Gliomen profitieren hinsichtlich ihrer Überlebenszeit besonders von einer PCV-Chemotherapie, die zusätzlich zur Strahlentherapie angewendet wird (Roth et al, 2013). Ob dieser positive Effekt auch für die erwartete Neurotoxizität gilt, kann derzeit für Langzeit-Überlebende mit diesen Tumoren noch nicht beantwortet werden. Zudem gibt es bisher keine aussagekräftigen und langfristigen Daten, die den Wert des Alkylans Temozolomid als möglichen Ersatz für die schlechter verträgliche PCV-Chemotherapie untersuchen (Roth et al, 2013). Die vorliegenden Daten aus Teilprojekt II deuten darauf hin, dass Temozolomid zumindest in einem

Zeitraum von zwei Jahren keine relevanten Nebenwirkungen aufweist. Aber eine langfristige Beurteilung steht auch hier noch aus.

Zu weiteren Forschungsgebieten zählen auch die Evaluierung von Mutationen der Gene IDH1 und IDH2 bei niedriggradigen Gliomen, sowie vom Methylierungsstatus des MGMT (Methylguaninmethyltransferase)-Promoters, einem DNA-Reparaturprotein, bei GBM, hinsichtlich der Wahl der optimalen Therapieform bei Berücksichtigung kognitiver Langzeitnebenwirkungen.

Die Beurteilung der späten therapieinduzierten Neurotoxizität, die sich erst nach mehreren Jahren manifestieren kann, stellt einen immer relevanteren Aspekt hinsichtlich der Entwicklung neuer Therapieprotokolle dar und steht bei Betrachtung der bisherigen Therapiestudien tatsächlich derzeit größtenteils noch aus. Die Erweiterung und Fortsetzung des vorliegenden Teilprojektes II könnte hierüber weiteren Aufschluss geben. Aufgrund der relativ geringen Auftretenshäufigkeit spezifischer Tumorentitäten eignen sich zudem insbesondere große multizentrische Netzwerke zur Erlangung dieser wichtigen Daten und damit auch zur Beantwortung dieser Fragestellung. Die Anwendung von NeuroCogFX wäre auch in diesem Kontext gut vorstellbar.

Ein weiterer für die zukünftige Forschung interessanter Bereich bestünde auch in der frühzeitigen Erkennung einer Tumorprogression unter Zuhilfenahme kognitiver Leistungsveränderungen. Damit dienten neurokognitive Veränderungen als Prädiktor eines Tumorprogresses oder Tumorrezidives (Armstrong et al, 2003, Taphoorn & Klein, 2004). Meyers & Hess (2003) konnten zeigen, dass sich die kognitiven Leistungen von Patienten mit einem Glioblastom oder einem anaplastischen Astrozytom WHO-Grad III mindestens 6 Wochen vor dem neuroradiologischen Nachweis einer Tumorprogression im MRT signifikant verschlechterten. Dabei hatten der Abruf und das Wiedererkennen verbalen Materials einen besonders hohen prädiktiven Wert (Meyers & Hess, 2003). Zudem fanden Meyers et al (2000b) bei 80 Patienten mit rezidivierenden hochgradigen Gliomen (GBM und anaplastische Astrozytome), dass die Leistung im verbalen Gedächtnis unabhängig und stark mit der Überlebenszeit der Patienten verbunden war.

Darüber hinaus waren frühe kognitive Dysfunktionen nach der Tumorresektion (v.a. im Bereich der Exekutivfunktionen im *Trail Making Test - Teil B* und der phonematischen Wortflüssigkeit) mit einer schlechten Prognose, d.h. mit einer kürzeren Überlebenszeit bei Patienten mit neu diagnostizierten GBM verbunden (Johnson et al, 2012). Aus diesen Befunden kann abgeleitet werden, dass kognitive Funktionen und insbesondere ein kognitiver Funktionsabfall im Bereich des Verbalgedächtnisses (Meyers et al, 2000b, Meyers & Hess, 2003) eine Veränderung im Krankheitsprozess sensitiver anzeigt als eine radiologische Befunderhebung. Zudem sind das verbale Gedächtnis (Meyers et al, 2000b, Meyers et al, 2004), sowie Exekutivfunktionen und Aufmerksamkeit (Johnson et al, 2012) diejenigen kognitiven Domänen, die den größten prognostischen Wert hinsichtlich der Überlebenszeit der Patienten besitzen. Wie Teilprojekt I zeigen konnte, werden diese Funktionen durch NeuroCogFX valide und sensitiv erfasst, so dass sein Einsatz zu prognostischen Zwecken und zur Vorhersage eines Tumorprogresses in Zukunft prinzipiell möglich wäre. Auch Reaktionszeittests, wie sie in NeuroCogFX operationalisiert sind, wären in der Lage, strahlentherapieinduzierte Aufmerksamkeitsdefizite aufzudecken und die Entwicklung einer Tumorprogression zu überwachen (Vigliani et al, 1996).

Darüber hinaus bleibt zu erwähnen, dass im vorliegenden Teilprojekt II diese genannten tumorbedingten Auswirkungen auf die kognitiven Leistungen weitestgehend vernachlässigt werden können, da nur Daten von Patienten ausgewertet wurden, von denen gesichert war, dass sie in den folgenden 3 Monaten nach radiologischen Kriterien keinen Tumorprogress oder –rezidiv aufwiesen. Vielmehr überlebten 42 Patienten bis zu 3 Jahre progressions- und rezidivfrei und 26 Patienten überlebten ohne Tumorprogress oder Rezidiv länger als 3 Jahre. Zukünftig sollten Effekte des Tumors wie Erkrankungsdauer, Lateralisation und Lokalisation des Tumors als Einflussfaktoren auf die kognitiven Funktionen weiter untersucht werden.

Das Deutsche Gliomnetzwerk wird seit 2004 von der Deutschen Krebshilfe e.V. gefördert und stellt einen multizentrischen Forschungsverbund dar aus Universitätskliniken mit klinischen Schwerpunkten in der Neuroonkologie/Neurologie und der Neurochirurgie, sowie Referenzzentren für Neuroradiologie, Neuropathologie, molekulare Diagnostik und Biometrie. Das Verbundprojekt hat sich zum Ziel gesetzt, interdisziplinäre Kompetenzzentren in der Neuroonkologie zu schaffen, in denen eine einheitliche Handhabung von Diagnostik, Therapie, Betreuung und Dokumentation von Patienten mit Gliomen realisiert werden soll.

Das GGN-Forschungsprojekt „Zentralprojekt 5" ist als erfolgreiches multizentrisches Projekt zu betrachten, das zeigt, dass die Zusammenarbeit unterschiedlicher klinischer Zentren und Kompetenzzentren unterschiedlicher Fachdisziplinen gut funktionieren und wertvolle Erkenntnisse liefern kann. Zur Interpretation der neuropsychologischen Daten ist in jedem Fall die aktive Teilnahme von erfahrenen Neuropsychologen zu empfehlen, die zur Konsultation sowie zur Interpretation der Ergebnisse herangezogen werden. Dabei sollten immer „Zentrumseffekte" z.B. aufgrund von zentrumsspezifischen unterschiedlichen klinischen Herangehensweisen kontrolliert werden, wenn Daten unterschiedlicher Zentren miteinander verglichen werden (Helmstaedter, 2013). Hierfür wäre die Etablierung eines neuropsychologischen Referenzzentrums vorstellbar, das in kritischen Fällen beratend eingreift.

Das „Zentralprojekt5" ist in seiner dargestellten Form einzigartig und könnte beispielgebend sein für multizentrische Projekte mit großen Patienten-

Ausblick

kollektiven, die die Forschung im neuroonkologischen Gebiet der therapie-assoziierten Neurotoxizität deutlich voranbringen und z.B. auf der Grundlage starker Kollaborationen die Untersuchung der Neurotoxizität von chemotherapiebasierten Behandlungen vorantreiben.

8   Publikationen aus dieser Dissertation

Die folgenden Veröffentlichungen basieren auf den Ergebnissen der vorliegenden Arbeit:

Fliessbach, K. *, Rogowski, S. *, Hoppe, C., Sabel, M., Goeppert, M., Helmstaedter, C., Calabrese, P., Schackert, G., Tonn, J.C., Simon, M., Schlegel U. (2010). Computer-based assessment of cognitive functions in brain tumor patients. *Journal of Neuro-Oncology, 100(3)*, 427 – 437.

*Gemeinsame Erstautorenschaft

Juergens, A. *, Pels, H. *, Rogowski, S., Fliessbach, K., Glasmacher, A., Engert, A., Reiser, M., Diehl, V., Vogt-Schaden, M., Egerer, G., Schackert, G., Reichmann, H., Kroschinsky, F., Bode, U., Herrlinger, U., Linnebank, M., Deckert, M., Fimmers, R., Schmidt-Wolf, I.G., Schlegel, U. (2010). Long-term survival with favorable cognitive outcome after chemotherapy in primary central nervous system lymphoma. *Annals of Neurology, 67(2)*, 182 – 189.

*Gemeinsame Erstautorenschaft

9 Abkürzungsverzeichnis

AE⁻	Nicht antikonvulsiv behandelt
AE⁺	Antikonvulsiv behandelt
Ara-C	Cytosin-Arabinosid
AVLT	Rey Auditory Verbal Learning Test
CBTRUS	Central Brain Tumor Registry of the United States
CCNU	Lomustin (alkylierendes Zytostatikum)
CELEX	Datenbank des Max-Planck-Instituts für Neurolinguistik (Nijmegen)
ChT	Chemotherapie
CT	Computer-Tomographie
df	Freiheitsgrade
DGN	Deutsche Gesellschaft für Neurologie e.V.
DNA	Deoxyribonucleic Acid
EFS	Event Free Survival
EORTC	European Organization for Research and Treatment of Cancer
FA	Falscher Alarm
GBM	Glioblastoma multiforme
GGN	German Glioma Network
Gy	Gray
HD-MTX	Hochdosis- Methotrexat
KI	Konfidenz-Intervall
LPS	Leistungsprüfsystem
M	Mittelwert
Md	Median
MD	Mittlere Differenzen
MMST	Mini-Mental-Status-Test
MRT	Magnet-Resonanz-Tomographie
MTX	Methotrexat
NOA	Neuroonkologische Arbeitsgemeinschaft
NPSY	Neuropsychologische Untersuchung mit NeuroCogFX

ns	Nicht signifikant
OR	Odds Ratio
OS	Overall survival
p	Signifikanzwert
PCA	Principal Component Analysis
PCV	Polychemotherapie mit Procarbazin, CCNU (Lomustin) und Vincristin
PFS	Progression free survival
PR	Prozentrang
PZNSL	Primäre Lymphome des Zentralen Nervensystems
r	Korrelationskoeffizient
RANO	Response Assessment in Neuro-Oncology
RChT	Kombinationstherapie aus Strahlen- und Chemotherapie
RNA	Ribonucleic Acid
ROC	Receiver Operating Characteristic
ROCF	Rey-Osterrieth Complex Figure Test
RT	Strahlentherapie
RT^-	Keine Strahlentherapie erhalten (Patientengruppe mit ausschließlicher Chemotherapie oder Beobachtung)
RT^+	Strahlentherapie erhalten (Patientengruppe mit ausschließlicher Strahlentherapie oder kombinierter Strahlen- und Chemotherapie)
RWT	Regensburger Wortflüssigkeitstest
RZ	Reaktionszeit
SAS	Supervisory Attentional System
SD	Standardabweichung
SE	Standardfehler
SEM	Standardfehler des Mittelwertes
SPSS	Statistical Package for Social Sciences
SW	Standardwert
TAP	Testbatterie zur Aufmerksamkeitsprüfung
TMT	Trail Making Test

Abkürzungsverzeichnis

TMZ	Temozolomid
VLMT	Verbaler Lern- und Merkfähigkeitstest
WAIS-R	Wechsler Adult Intelligence Scale - Revised
WBRT	Whole Brain Radiation Therapy
WHO	World Health Organization
WMS-R	Wechsler Memory Scale - Revised
ZNS	Zentrales Nervensystem

10   Literatur

Aaronson, N.K., Ahmedzai, S., Bergman, B., Bullinger, M., Cull, A., Duez, N.J. & Filiberti, A. (1993). The European Organization for Research and Treatment of Cancer QLQ-C30: A quality-of-life instrument for use in international clinical trials in oncology. *Journal of the National Cancer Institute, 85*, 365-376.

Abrey, L.E., DeAngelis, L.M. & Yahalom, J. (1998). Long-term survival in primary CNS lymphoma. *Journal of Clinical Oncology, 16,* 859–863.

Abrey, L.E., Yahalom, J. & DeAngelis, L.M. (2000). Treatment for primary CNS lymphoma: the next step. *Journal of Clinical Oncology, 18(17)*, 3144-3150.

Abrey, L.E., Moskowitz, C.H., Mason, W.P., Crump, M., Stewart, D., Forsyth, P. et al. (2003). Intensive methotrexate and cytarabine followed by high-dose chemotherapy with autologous stem-cell rescue in patients with newly diagnosed primary CNS lymphoma: an intent to treat analysis. *Journal of Clinical Oncology, 21,* 4151-4156.

Abrey, L.E. (2009). Primary central nervous system lymphoma. *Current Opinion in Neurology, 22(6)*, 675-680.

Abrey, L.E. (2012). The impact of chemotherapy on cognitive outcomes in adults with primary brain tumors. *Journal of Neuro-Oncology, 108,* 285–290.

Ahmed, R., Oborski, M.J., Hwang, M., Lieberman, F.S. & Mountz, J.M. (2014). Malignant gliomas: current perspectives in diagnosis, treatment, and early response assessment using advanced quantitative imaging methods. *Cancer Management and Research, 6,* 149–170.

Archibald, Y.M., Lunn, D., Ruttan, L.A., Macdonald, D.R., Del Maestro, R.F., Barr, H.W. et al. (1994). Cognitive functioning in long-term survivors of high-grade glioma. *Journal of Neurosurgery, 80(2)*, 247-253.

Armstrong, C., Ruffer, J., Corn, B., DeVries, K. & Mollmann, J. (1995). Biphasic patterns of memory deficits following moderate-dose partial-brain irradiation: neuropsychologic outcome and proposed mechanisms. *Journal of Clinical Oncology, 13,* 2263-2271.

Armstrong, C.L., Corn, B.W., Ruffer, J.E., Pruitt, A.A., Mollman, J.E. & Phillips, P.C. (2000). Radiotherapeutic effects on brain function: double dissociation of memory systems. *Neuropsychiatry, Neuropsychology, and Behavioral Neurology, 13(2)*, 101-111.

Literatur

Armstrong, C.L., Stern, C.H. & Corn, B.W. (2001). Memory performance used to detect radiation effects on cognitive functioning. *Applied Neuropsychology, 8(3)*, 129-139.

Armstrong, C.L., Hunter, J.V., Ledakis. G.E., Cohen, B., Tallent, E.M., Goldstein, B.H. et al. (2002). Late cognitive and radiographic changes related to radiotherapy: initial prospective findings. *Neurology, 59*, 40–48.

Armstrong, C.L., Goldstein, B., Shera, D., Ledakis, G.E. & Tallent, E.M. (2003). The predictive value of longitudinal neuropsychologic assessment in the early detection of brain tumor recurrence. *Cancer, 97(3)*, 649-656.

Armstrong, C.L., Gyato, K., Awadalla, A.W., Lustig, R. & Tochner, Z.A. (2004). A critical review of the clinical effects of therapeutic irradiation damage to the brain: the roots of controversy. *Neuropsychology Review, 14(1)*, 65-86.

Armstrong, C.L., Shera, D.M., Lustig, R.A. & Phillips, P.C. (2012). Phase measurement of cognitive impairment specific to radiotherapy. *International Journal of Radiation Oncology, Biology, Physics, 83(3)*, e319-324.

Aschenbrenner, S., Tucha. O. & Lange, K.W. (2000). *Regensburger Wortflüssigkeits-Test (RWT)*, Testmanual. Göttingen, Bern, Toronto, Seattle: Hogrefe.

Baddeley, A. (1986). *Working Memory* (S. 54-72). Oxford: Clarendon Press.

Bamberg, M. & Hess, C.F. (1992). Radiation therapy of malignant gliomas. *Onkologie, 15 (3)*, 178-189.

Batchelor, T., Carson, K., O'Neill, A., Grossman, S.A., Alavi, J., New, P. et al. (2003). Treatment of primary CNS lymphoma with methotrexate and deferred radiotherapy: a report of NABTT 96-07. *Journal of Clinical Oncology, 21(6)*, 1044-1049.

Batchelor T. (2005). Neuro-oncology update: 2005. *Current Opinion in Neurology, 18(6)*, 631.

Batchelor, T. & Loeffler, J. S. (2006). Primary CNS Lymphoma. *Journal of Clinical Oncology, 24*, 1281–1288.

Belka, C., Budach, W., Kortmann, R.D. & Bamberg, M. (2001). Radiation induced CNS toxicity-molecular and cellular mechanisms. *British Journal of Cancer, 85*, 1233-1239.

Bellebaum, C., Thoma, P. & Daum, I. (2012). *Neuropsychologie. Basiswissen Psychologie*. Wiesbaden: VS Verlag für Sozialwissenschaften, Springer.

Benedict, R.H.B., Schretlen, D., Groninger, L. & Brandt, J. (1998). Hopkins Verbal Learning Test-Revised: normative data and analysis of inter-form and test-retest reliability. *The Clinical Neuropsychologist, 12*, 43-55.

Bennett, T. L. (2001). Neuropsychological evaluation in rehabilitation planning and evaluation of functional skills. *Archives of Clinical Neuropsychology, 16*, 237-253.

Benton, A.L. & Hamsher, K. (1989). *Multilingual Aphasia Examination* (2nd ed.). Iowa City, IA: AJA Associates.

Benton, A.L. (1990). *Der Benton-Test*. Handbuch. Deutsche Bearbeitung von Otfried Spreen. (6. Aufl.). Bern, Stuttgart, Toronto: Huber.

Bleyer, W. A., Poplack, D. G. & Simon, R. M. (1978). "Concentration x time" methotrexate via a subcutaneous reservoir: a less toxic regimen for intraventricular chemotherapy of central nervous system neoplasms. *Blood, 51*, 835–842.

Bondy, M.L., Scheurer, M.E., Malmer, B., Barnholtz-Sloan, J.S., Davis, F.G., Il'yasova, D. et al. (2008). Brain tumor epidemiology: consensus from the Brain Tumor Epidemiology Consortium. *Cancer, 113* (7 suppl.), 1953 – 1968

Borsi, J. D. & Moe, P. J. (1987). A comparative study on the pharmacokinetics of methotrexate in a dose range of 0.5 g to 33.6 g/m2 in children with acute lymphoblastic leukemia. *Cancer, 60*, 5–13.

Bosma, I., Vos, M.J., Heimans, J.J., Taphoorn, M.J.B., Aaronson, N.K., Postma, T.J. et al. (2007). The course of neurocognitive functioning in high-grade glioma patients. *Neuro-Oncology, 9(1)*, 53–62.

Bosma, I., Douw, L., Bartolomei, F., Heimans, J.J., van Dijk, B.W., Postma, T.J. et al. (2008). Synchronized brain activity and neurocognitive function in patients with low-grade glioma: a magnetoencephalography study. *Neuro-Oncology, 10*, 734–744.

Bourne, T.D. & Schiff, D. (2010). Update on molecular findings, management and outcome in low-grade gliomas. *Nature Reviews Neurology, 6*, 695–701.

Braun, V., Albrecht, A., Kretschmer, T., Richter, H.P. & Wunderlich, A. (2006). Brain tumour surgery in the vicinity of short-term memory representation–results of neuronavigation using fMRI images. *Acta Neurochirurgica (Wien), 148*, 733–739.

Brickenkamp, R. (2001). *Test d2 Aufmerksamkeits-Belastungs-Test* (9. Aufl.). Göttingen: Hogrefe.

Brown, P.D., Buckner, J.C., O'Fallon, J.R., Iturria, N.L., Brown, C.A., O'Neill, B.P. et al. (2003a). Effects of radiotherapy on cognitive function in patients with low-grade glioma measured by the folstein mini-mental state examination. *Journal of Clinical Oncology, 21*, 2519–2524

Brown, P.D., Buckner, J.C., Uhm, J.H. & Shaw, E.G. (2003b). The neurocognitive effects of radiation in adult low-grade glioma patients. *Neuro-Oncology, 5*, 161-167.

Brown, P.D., Jensen, A.W., Felten, S.J., Balllman, K.V., Schaefer, P.L., Jaeckle, K.A. et al. (2006). Detrimental effects of tumor progression on cognitive function of patients with high-grade glioma. *Journal of Clinical Oncology, 24*, 5427–5433.

Brown, W.R., Blair, R.M., Moody, D.M., Thore, C.R., Ahmed, S., Robbins, M.E. et al. (2007a). Capillary loss precedes the cognitive impairment induced by fractionated whole-brain irradiation: a potential rat model of vascular dementia. *Journal of the Neurological Sciences, 257*, 67-71.

Brown, W.R., Moody, D.M., Thore, C.R., Challa, V.R. & Anstrom, J.A. (2007b). Vascular dementia in leukoaraiosis may be a consequence of capillary loss not only in the lesions, but in normal-appearing white matter and cortex as well. *Journal of the Neurological Sciences, 257*, 62-66.

Brown, P.D. & Cerhan, J.H. (2009). Same, better, or worse? Neurocognitive effects of radiotherapy for low-grade gliomas remain unknown. *The Lancet Neurology, 8*, 779-781.

Brunbech, L. & Sabers, A. (2002). Effect of antiepileptic drugs on cognitive function in individuals with epilepsy: a comparative review of newer versus older agents. *Drugs, 62*, 593–604.

Buchsbaum, B.R., Padmanabhan, A. & Berman, K.F. (2011). The neural substrates of recognition memory for verbal information: spanning the divide between short- and long-term memory. *Journal of Cognitive Neuroscience, 23(4)*, 978-991.

Budrukkar, A., Jalali, R., Dutta, D., Sarin, R., Devlekar, R., Parab, S. & Kakde, A. (2009). Prospective assessment of quality of life in adult patients with primary brain tumors in routine neurooncology practice. *Journal of Neuro-Oncology, 95(3)*, 413-419.

Caine, C., Mehta, M.P., Laack, N.N. & Gondi, V. (2012). Cognitive function testing in adult brain tumor trials: lessons from a comprehensive review. *Expert Review of Anticancer Therapy, 12*, 655-667.

Cairncross, G., Wang, M., Shaw, E., Jenkins, R., Brachman, D., Buckner, J. et al. (2013). Phase III trial of chemoradiotherapy for anaplastic oligodendroglioma: long-term results of RTOG 9402. *Journal of Clinical Oncology, 31*, 337-343.

Cammer, W. (2000). Effects of TNFalpha on immature and mature oligodendrocytes and their progenitors in vitro. *Brain Research, 864*, 213–219.

Capelle, L., Fontaine, D., Mandonnet, E., Taillandier, L., Golmard, J.L., Bauchet, L.et al. (2013). Spontaneous and therapeutic prognostic factors in adult hemispheric World Health Organization Grade II gliomas: a series of 1097 cases: clinical article. *Journal of Neurosurgery, 118*, 1157–1168.

Chamberlain, M.C. & Levin, V.A. (1992). Primary central nervous system lymphoma: a role for adjuvant chemotherapy. *Journal of Neuro-Oncology, 14*, 271-275.

Cher, L., Glass, J. & Harsh, G.R. (1996). Therapy of primary CNS Lymphoma with methotrexate-based chemotherapy and deferred radiotherapy: primary results. *Neurology, 46*, 1757-1759.

Corn, B.W., Wang, M., Fox, S., Michalski, J., Purdy, J., Simpson, J. et al. (2009). Health related quality of life and cognitive status in patients with glioblastoma multiforme receiving escalating doses of conformal three dimensional radiation on RTOG 98-03. *Journal of Neuro-Oncology, 95(2)*, 247-257.

Correa, D.D., DeAngelis, L.M., Shi, W., Thaler, H., Glass, A. & Abrey, L.E. (2004). Cognitive functions in survivors of primary central nervous system lymphoma. *Neurology, 62*, 548–555.

Correa, D.D., DeAngelis, L.M., Shi, W., Thaler, H.T., Lin, M. & Abrey, L.E. (2007a). Cognitive functions in low-grade gliomas: disease and treatment effects. *Journal of Neuro-Oncology, 81(2)*, 175-184.

Correa, D.D., Maron, L., Harder, H., Klein, M., Armstrong, C.L., Calabrese, P. et al. (2007b). Cognitive functions in primary central nervous system lymphoma: literature review and assessment guidelines. *Annals of Oncology, 18(7)*, 1145-1151.

Correa, D.D., Shi, W., Thaler, H.T., Cheung, A.M., DeAngelis, L.M. & Abrey, L.E. (2008). Longitudinal cognitive follow-up in low grade gliomas. *Journal of Neuro-Oncology, 86(3)*, 321-327.

Correa, D.D., Rocco-Donovan, M., DeAngelis, L.M., Dolgoff-Kaspar, R., Iwamoto, F., Yahalom, J. & Abrey, L.E. (2009). Prospective cognitive follow-up in primary CNS lymphoma patients treated with chemotherapy and reduced-dose radiotherapy. *Journal of Neuro-Oncology, 91*, 315–321.

Correa, D.D. (2010). Neurocognitive function in brain tumors. Current Neurology and Neuroscience Reports, *10(3)*, 232-239.

Correa, D.D., Shi, W., Abrey, L.E., Deangelis, L.M., Omuro, A.M., Deutsch, M.B. & Thaler, H.T. (2012). Cognitive functions in primary CNS lymphoma after single or combined modality regimens. *Neuro-Oncology, 14(1)*, 101-108.

Costello, A., Shallice, T., Gullan, R. & Beaney, R. (2004). The early effects of radiotherapy on intellectual and cognitive functioning in patients with frontal brain tumours: the use of a new neuropsychological methodology. *Journal of Neuro-Oncology, 67(3)*, 351-359.

Cowan, N. (1999). An embedded-processes model of working memory. In A. Miyake & P. Shah (Hrsg.), *Models of working memory: Mechanisms of active maintenance and executive control* (S. 62-101). New York: Cambridge University Press.

Crossen, J.R., Garwood, D., Glatstein, E. & Neuwelt, E.A. (1994). Neurobehavioral sequelae of cranial irradiation in adults: a review of radiation-induced encephalopathy. *Journal of Clincal Oncology, 12,* 627–642.

DeAngelis, L.M. (1999). Primary CNS lymphoma: treatment with combined chemotherapy and radiotherapy. *Journal of Neuro-Oncology, 43*, 249-257.

DeAngelis, L.M. (2001). Primary central nervous system lymphomas. *Current Treatment Options in Oncology, 2*, 309-318.

DeAngelis, L.M., Seiferheld, W., Schold, S.C., Fisher, B., Schultz, C.J. & Radiation Therapy Oncology Group Study 93-10 (2002). Combination chemotherapy and radiotherapy for primary central nervous system lymphoma: Radiation Therapy Oncology Group Study 93-10. *Journal of Clinical Oncology, 20(24)*, 4643-4648.

DeAngelis, L.M. & Posner, J.B. (2009). Side effects of radiation therapy. In L.M., DeAngelis & J.B. Posner (Hrsg.), *Neurologic Complications of Cancer* (2nd ed.) (S. 551-555). New York: Oxford University Press.

DeAngelis, L.M. (2014). Whither whole brain radiotherapy for primary CNS lymphoma? *Neuro-Oncology, 16*, 1032-1034.

Deng, W., Aimone, J.B. & Gage, F.H. (2010). New neurons and new memories: how does adult hippocampal neurogenesis affect learning and memory? *Nature Reviews. Neuroscience, 11(5)*, 339–350.

Desgranges, B., Baron, J.C. & Eustache, F. (1998). The functional neuroanatomy of episodic memory: the role of the frontal lobes, the hippocampal formation, and other areas. *Neuroimage, 8(2)*, 198-213.

Diaz, A.Z. & Choi, M. (2014). Radiation-associated toxicities in the treatment of high-grade gliomas. *Seminars in Oncology, 41(4)*, 532-540.

Dietrich, J., Han, R., Yang, Y., Mayer-Pröschel, M. & Noble, M. (2006). CNS progenitor cells and oligodendrocytes are targets of chemotherapeutic agents in vitro and in vivo. *Journal of Biology, 5(7)*, 22.

Dietrich, J. & Wen, P. (2008). Neurologic complications of chemotherapy. In D. Schiff, S. Kesari & P. Wen (Hrsg.), *Cancer Neurology in Clinical Practice*, (2nd ed.) (S. 287-326). Totowa, NJ: Humana Press.

Dietrich, J., Monje, M., Wefel, J. & Meyers, C. (2008). Clinical patterns and biological correlates of cognitive dysfunction associated with cancer therapy. *Oncologist, 13(12)*, 1285–1295.

Dinapoli, L., Maschio, M., Jandolo, B., Fabi, A., Pace, A., Sperati, F. & Muti, P. (2009). Quality of life and seizure control in patients with brain tumor-related epilepsy treated with levetiracetam monotherapy: preliminary data of an open-label study. *Neurological Sciences, 30(4)*, 353-359.

Dinkel, A., Geinitz, H., Ringel, F. & Herschbach, P. (2012). Neurokognitive Beeinträchtigungen bei Patienten mit malignen Hirntumoren. *Psychotherapie Psychosomatik, medizinische Psychologie, 62*, 89-94.

Dodrill, C.B. (2002). Progressive cognitive decline in adolescents and adults with epilepsy. *Progress in Brain Research, 135*, 399-407.

Doetsch, F., Garcia-Verdugo, J.M. & Alvarez-Buylla, A. (1999). Regeneration of a germinal layer in the adult mammalian brain. *Proceedings of the National Academy of Sciences of the United States of America, 96*, 11619–11624.

Dolecek, T.A., Propp, J. M., Stroup, N. E. & Kruchko, C. (2012). CBTRUS statistical report: primary brain and central nervous system tumors diagnosed in the United States in 2005–2009. *Neuro-Oncology, 14*, v1–49.

Douw, L., Klein, M., Fagel, S.S., van den Heuvel, J., Taphoorn, M.J., Aaronson, N.K. et al. (2009). Cognitive and radiological effects of radiotherapy in patients with low-grade glioma: long-term follow-up. *The Lancet Neurology, 8*, 810–818.

Douw, L., van Dellen, E., de Groot, M., Heimans, J.J., Klein, M., Stam, C.J. & Reijneveld, J.C. (2010). Epilepsy is related to theta band brain connectivity and network topology in brain tumor patients. *BMC Neuroscience, 11*, 103.

Drane, D.L. & Meador, K.J. (2002). Cognitive and behavioral effects of antiepileptic drugs. *Epilepsy & Behavior, 3(5S)*, 49-53.

Dropcho, E.J. (2004). Neurotoxicity of cancer chemotherapy. *Seminars in Neurology, 24*, 419–426.

Duffau, H. (2013). A new philosophy in surgery for diffuse low-grade glioma (DLGG): oncological and functional outcomes. *Neurochirurgie, 59*, 2–8

Ekdahl, C.T., Claasen, J.H., Bonde, S., Kokaia, Z. & Lindvall, O. (2003). Inflammation is detrimental for neurogenesis in adult brain. *Proceedings oft he National Academy of Scienes of the Unites States of America, 100*, 13632–13637.

Ekenel, M., Iwamoto, F.M., Ben-Porat, L.S., Panageas, K.S., Yahalom, J., DeAngelis, L.M. & Abrey, L.E. (2008). Primary central nervous system lymphoma: the role of consolidation treatment after a complete response to high-dose methotrexate-based chemotherapy. *Cancer, 113*, 1025–1031.

Eldridge, L.L., Engel, S.A., Zeineh, M.M., Bookheimer, S.Y. & Knowlton, B.J. (2005). A dissociation of encoding and retrieval processes in the human hippocampus. *Journal of Neuroscience, 25(13)*, 3280-3286.

Eriksson, P.S., Perfilieva, E., Bjork-Eriksson, T., Alborn, A.M., Nordborq, C., Peterson, D.A. & Gage, F.H. (1998). Neurogenesis in the adult human hippocampus. *Nature Medicine, 4*, 1313–1317.

Falkensteiner, G., Heger-Binder, G., Kartusch, B., Marold, A. & Swoboda, G. (2011). Aufmerksamkeitsstörungen. In J. Lehrner, G. Pusswald, E. Fertl, W. Strubreither & I. Kryspin-Exner (Hrsg.), *Klinische Neuropsychologie. Grundlagen, Diagnostik, Rehabilitation* (S. 501-514). Wien, New York: Springer.

Feng, R., Rampon, C., Tang, Y. P., Shrom, D., Jin, J., Kyin, M. et al. (2001). Deficient neurogenesis in forebrain- specific presenilin-1 knockout mice is associated with reduced clearance of hippocampal memory traces. *Neuron, 32*, 911–926.

Ferreri, A. J., Reni, M., Pasini, F., Calderoni, A., Tirelli, U., Pivnik, A. et al. (2002). A multicenter study of treatment of primary CNS lymphoma. *Neurology, 58*, 1513–1520.

Ferreri, A.J., Abrey, L., Blay, J.Y., Borisch, B., Hochman, J., Neuwelt, E. et al. (2002). Summary statement on Primary Central Nervous System Lymphomas From the Eighth International Conference on Malignant Lymphoma, Lugano, Switzerland, June 12 to 15. *Journal of Clinical Oncology, 12*, 2407-2414.

Ferreri, A.J., Reni, M., Foppoli, M., Martelli, M., Pangalis, G.A., Frezzato, M. et al. (2009). High-dose cytarabine plus high-dose methotrexate versus high-dose methotrexate alone in patients with primary CNS lymphoma: a randomised phase 2 trial. *Lancet, 374*, 1512–1520

Ferreri, A. (2011). How I treat primary CNS lymphoma. *Blood, 118*, 510–522.

Ferreri, A. J. DeAngelis, L., Illerhaus, G., O'Neill, B.P., Reni, M., Soussain, C. & Yahalom, J. (2011). Whole-brain radiotherapy in primary CNS lymphoma. *The Lancet Oncology, 12*, 118–119.

Ffrench-Constant, C. & Raff, M.C. (1986). The oligodendrocyte-type-2 astrocyte cell lineage is specialized for myelination. *Nature, 323*, 335–338.

Fike, J.R., Rosi, S. & Limoli, C.L. (2009). Neural precursor cells and central nervous system radiation sensitivity. *Seminars in Radiation Oncology, 19,* 122-132.

Fisher, B., Seiferheld, W., Schultz, C., DeAngelis, L., Nelson, D., Schold, S.C. et al. (2005). Secondary analysis of Radiation Therapy Oncology Group study (RTOG) 9310: an intergroup phase II combined modality treatment of primary central nervous system lymphoma. *Journal of Neuro-Oncology, 74(2)*, 201-205.

Fliessbach, K., Urbach, H., Helmstaedter, C., Pels, H., Glasmacher, A., Kraus, J.A. et al. (2003). Cognitive performance and magnetic resonance imaging findings after high-dose systemic and intraventricular chemotherapy for primary central nervous system lymphoma. *Archives of Neurology, 60(4)*, 563-568.

Fliessbach, K., Helmstaedter, C., Urbach, H., Althaus, A., Pels, H., Linnebank, M. et al. (2005). Neuropsychological outcome after chemotherapy for primary CNS lymphoma: a prospective study. *Neurology, 64(7)*, 1184-1188.

Fliessbach, K., Hoppe, C., Schlegel, U., Elger, C.E. & Helmstaedter, C. (2006). [NeuroCogFX--a computer-based neuropsychological assessment battery for the follow-up examination of neurological patients]. *Fortschritte der Neurologie-Psychiatrie, 74(11)*, 643-650.

Folstein, M.F., Folstein, S.E. & McHugh, P.R. (1975). „Mini-Mental State". A practical method for grading the cognitive state of patients for the clinician. *Journal of Psychiatric Research, 12*, 189–198.

Froklage, F.E., Oosterbaan, L.J., Sizoo, E.M., de Groot, M., Bosma, I., Sanchez, E. et al. (2014). Central neurotoxicity of standard treatment in patients with newly-diagnosed high-grade glioma: a prospective longitudinal study. *Journal of Neuro-Oncology, 116(2)*, 387-394.

Fuster, J.M. (1995). *Memory in the cerebral cortex*. Cambridge, MA: MIT Press.

Gage, F.H. (2000). Mammalian neural stem cells. *Science, 287*, 1433–1438.

Gavrilovic, I.T., Hormigo, A., Yahalom, J., DeAngelis, L.M. & Abrey, L.E. (2006). Long-term follow-up of high-dose methotrexate-based therapy with and without whole brain irradiation for newly diagnosed primary CNS lymphoma. *Journal of Clinical Oncology, 24*, 4570–4574.

Gibson, E. & Monje, M. (2012). Effect of cancer therapy on neural stem cells: implications for cognitive function. *Current Opinion in Oncology, 24*, 672-678.

Giovagnoli, A.R. & Boiardi, A. (1994). Cognitive impairment and quality of life in long-term survivors of malignant brain tumors. *Italian Journal of Neurological Sciences, 15*, 481-488.

Giovagnoli, A.R., Casazza, M., Ciceri, E., Avanzini, G., & Broggi, G. (2007). Preserved memory in temporal lobe epilepsy patients after surgery for low-grade tumour. A pilot study. *Neurological Sciences, 28*, 251–258.

Giovagnoli, A.R., Franceschetti, S., Reati, F., Parente, A., Maccagnano, C., Villani, F. & Spreafico, R. (2011). Theory of mind in frontal and temporal lobe epilepsy: cognitive and neural aspects. *Epilepsia, 52(11)*, 1995-2002.

Giovagnoli, A.R. (2012). Investigation of cognitive impairments in people with brain tumors. *Journal of Neuro-Oncology, 108*, 277–283.

Gleissner, U., Helmstaedter, C., Schramm, J. & Elger, C.E. (2004). Memory outcome after selective amygdalohippocampectomy in patients with temporal lobe epilepsy: one-year follow-up. *Epilepsia, 45*, 960-962.

Goldenberg, G. (2003). *Neuropsychologie* (3. Aufl.). München - Jena: Urban & Fischer.

Goldstein, B., Armstrong, C.L., John, C. & Tallent, E.M. (2003). Attention in adult intracranial tumors patients. *Journal of Clinical and Experimental Neuropsychology, 25,* 66–78.

Goldstein, B., Armstrong, C. L., Modestino, E., Ledakis, G., John, C. & Hunter, J. V. (2004). The impact of left and right intracranial tumors on picture and word recognition memory. *Brain and Cognition, 54*, 1-6.

Gondi, V., Hermann, B.P., Mehta, M.P. & Tomé, W.A. (2013). Hippocampal dosimetry predicts neurocognitive function impairment after fractionated stereotactic radiotherapy for benign or low-grade adult brain tumors. *International Journal Radiation Oncology, Biology, Physics, 83(4)*, 487-493.

Goodrich-Hunsacker, N.J. & Hopkins, R.O. (2009). Word test performancein amnestic patients with hippocampal damage. *Neuropsychology, 23*, 529-534.

Grasby, P.M., Frith, C.D., Friston, K.J., Bench, C., Frackowiak, R.S. & Dolan, R.J. (1993). Functional mapping of brain areas implicated in auditory-verbal memory function. *Brain, 116*, 1-20.

Green, M.R., Chowdhary, S., Lombardi, K.M., Chalmers, L.M. & Chamberlain, M. (2006). Clinical utility and pharmacology of high-dose methotrexate in the treatment of primary CNS lymphoma. *Expert Review of Neurotherapeutics, 6*, 635-652.

Greene-Schloesser, D. & Robbins, M.E. (2012). Radiation-induced cognitive impairment-from bench to bedside. *Neuro-Oncology, 14*, 37-44.

Gregor, A., Cull, A., Traynor, E., Stewart, M., Lander, F. & Love, S. (1996). Neuropsychometric evaluation of long-term survivors of adult brain tumours: relationship with tumour and treatment parameters. *Radiotherapy and Oncology, 41,* 55–59

Gualtieri, C.T. & Johnson, L.G. (2006). Reliability and validity of a computerized neurocognitive test battery, CNS Vital Signs. *Archives of Clinical Neuropsychology, 21*, 623–643.

Guha-Thakurta, N., Damek, D., Pollack, C., & Hochberg, F.H. (1999). Intravenous methotrexate as initial treatment for primary central nervous system lymphoma: response to therapy and quality of life of patients. *Journal of Neuro-Oncology, 43(3)*, 259-268.

Hahn, C.A., Dunn, R.H., Logue, P.E., King, J.H., Edwards, C.L. & Halperin, E.C. (2003). Prospective study of neuropsychologic testing and quality-of-life assessment of adults with primary malignant brain tumors. *International Journal of Radiation Oncology, Biology, Physics, 55(4)*, 992-999.

Hallbergson, A.F., Gnatenco, C. & Peterson, D.A. (2003). Neurogenesis and brain injury: Managing a renewable resource for repair. *The Journal of Clinical Investigation, 112*, 1128–1133.

Harder, H., Holtel, H., Bromberg, J.E., Poortmans, P., Haaxma-Reiche, H., Kluin-Nelemans, H.C. et al. (2004). Cognitive status and quality of life after treatment for primary CNS lymphoma. *Neurology, 62(4)*, 544-547.

Hart, M.G., Garside, R., Rogers, G., Stein, K. & Grant, R. (2013). Temozolomide for high grade glioma. *The Cochrane Database of Systematic Reviews, 4*, CD007415.

Härting, C., Markowitsch, H. J., Neufeld, H., Calabrese, P., Deisinger, K. & Kessler, J. (Hrsg.). (2000). *Wechsler Memory Scale-Revised - Deutsche Fassung (WMS-R)*. Bern: Huber.

Hautzinger, M., Bailer, M., Worall, H. & Keller, F. (1994). *Beck-Depressions-Inventar (BDI)*. Bern: Huber.

Heaton, R.K., Grant, I. & Matthews, C.G. (1991). *Comprehensive Norms for an Expanded Halstead-Reitan Battery: Demographic Corrections, Research Findings, and Clinical Applications*. Odessa, FL: Psychological Assessment Resources.

Helmstaedter, C., Hauff, M. & Elger, C.E. (1998). Ecological validity of list-learning tests and self-reported memory in healthy individuals and those with temporal lobe epilepsy. *Journal of Clinical and Experimental Neuropsychology, 20(3)*, 365-375.

Helmstaedter, C., Lendt, M. & Lux, S. (2001). *Verbaler Lern- und Merkfähigkeitstest: VLMT, Manual*. Göttingen: Beltz Test GmbH.

Helmstaedter, C. (2013). Cognitive outcomes of different surgical approaches in temporal lobe epilepsy. *Epileptic Disorders, 15(3)*, 221-239.

Henriksson, R., Asklund, T. & Poulsen, H.S. (2011). Impact of therapy on quality of life, neurocognitive function and their correlates in glioblastoma multiforme: a review. *Journal of Neuro-Oncology, 104,* 639-646.

Herrlinger, U., Küker, W., Uhl, M., Blaicher, H.P., Karnath, H.O., Kanz, L. et al. (2005). NOA-03 trial of high-dose methotrexate in primary central nervous system lymphoma: final report. *Annals of Neurology, 57(6),* 843-847.

Hilverda, K., Bosma, I., Heimans, J.J., Postma, T.J., Peter Vandertop, W., Slotman, B.J. et al. (2010). Cognitive functioning in glioblastoma patients during radiotherapy and temozolomide treatment: initial findings. *Journal of Neuro-Oncology, 97(1),* 89-94.

Hoang-Xuan, K., Taillandier, L., Chinot, O., Soubeyran, P., Bogdhan, U., Hildebrand, J. et al. (2003). Chemotherapy alone as initial treatment for primary CNS lymphoma in patients older than 60 years: a multicenter phase II study (26952) of the European Organization for Research and Treatment of Cancer Brain Tumor Group. *Journal of Clinical Oncology, 21(14),* 2726-2731.

Hoppe, C., Elger, C.E. & Helmstaedter, C. (2007). Long-term memory impairment in patientes with focal epilepsy. *Epilepsia, 48,* 26-29.

Hoppe, C., Fliessbach, K., Schlegel, U., Elger, C.E. & Helmstaedter, C. (2009). NeuroCog FX: computerized screening of cognitive functions in patients with epilepsy. *Epilepsy & Behavior, 16(2),* 298-310.

Horn, W. (1983). *Leistungsprüfsystem*. Göttingen: Hogrefe

Interphone study group (2010). Brain tumour risk in relation to mobile telephone use: results of the INTERPHONE international case-control study. *International Journal of Epidemiology, 39,* 675-694.

Jalali, R., Mallick, I., Dutta, D., Goswami, S., Gupta, T., Munshi, A. et al. (2010). Factors influencing neurocognitive outcomes in young patients with benign and low-grade brain tumors treated with stereotactic conformal radiotherapy. *International Journal of Radiation Oncology, Biology, Physics, 77(4),* 974-979.

Jäncke, L. (2012). Funktionale Links-rechts-Asymmetrien. In H.-O. Karnath & P. Thier (Hrsg.), *Kognitive Neurowissenschaften* (S. 693-704). Berlin, Heidelberg: Springer.

Johannesen, T.B., Lien, H.H., Hole, K.H. & Lote, K. (2003). Radiological and clinical assessment of long-term brain tumour survivors after radiotherapy. *Radiotherapy and Oncology, 69,* 169-176.

Johnson, D.R., Sawyer, A.M., Meyers, C.A., O'Neill, B.P. & Wefel, J.S. (2012). Early measures of cognitive function predict survival in patients with newly diagnosed glioblastoma. *Neuro-Oncology, 14(6)*, 808-816.

Jokeit, H., Okujava, M. & Woermann, F.G. (2001). Memory fMRI lateralizes temporal lobe epilepsy. *Neurology, 57(10)*, 1786-1793.

Junck, L. (2012). Clinical trials in neuro-oncology. In W. Grisold & R. Soffietti (Hrsg.), *Handbook of Clinical Neurology* (Vol. 104, 3rd series), *Neuro-Oncology*. Amsterdam: Elsevier.

Kaloshi, G., Benouaich-Amiel, A., Diakite, F., Taillibert, S., Lejeune, J., Laigle-Donadey, F. et al. (2007). Temozolomide for low-grade gliomas: predictive impact of 1p/19q loss on response and outcome. *Neurology, 68*, 1831–1836.

Kane, M. J., Conway, A. R. A., Miura, T. K., & Colflesh, G. J. H. (2007). Working memory, attention control, and the N-back task: A cautionary tale of construct validity. *Journal of Experimental Psychology: Learning, Memory, and Cognition, 33*, 615-622.

Karim, A.B., Maat, B., Hatlevoll, R., Menten, J., Rutten, E.H., Thomas, D.G. et al. (1996). A randomized trial on dose-response in radiation therapy of low grade cerebral glioma: European Organization for Research and Treatment of Cancer (EORTC) study 22844. *International Journal of Radiation Oncology, Biology, Physics, 36*, 549–556.

Karim, A.B., Afra, D., Cornu, P., Bleehan, N., Schraub, S., De Witte, O. et al. (2002). Randomized trial on the efficacy of radiotherapy for cerebral low-grade glioma in the adult: European Organization for Research and Treatment of Cancer Study 22845 with the Medical Research Council study BRO4: an interim analysis. *International Journal of Radiation Oncology, Biology, Physics, 52*, 316-324.

Kehagia, A.A., Murray, G.K. & Robbins, T.W. (2010). Learning and cognitive flexibility: frontostriatal function and monoaminergic modulation. *Current Opinion in Neurobiology, 20*, 199-204.

Keller, I. & Grömminger, O. (1993). Aufmerksamkeit. In D.Y. von Cramon, N. Mai & W. Ziegler (Hrsg.), *Neuropsychologische Diagnostik* (S. 65-90). Weinheim: VCH.

Kesler, S.R., Bennett, F.C., Mahaffey, M.L. & Spiegel, D. (2009). Regional brain activation during verbal declarative memory in metastatic breast cancer. *Clincal Cancer Research, 15(21)*, 6665–6673.

Kessler, J., Denzler, P. & Markowitsch, H.J. (1988). *Demenz-Test*. Göttingen: Beltz Test.

Kettenmann, H. & Ransom, B.R (2012). *Neuroglia*. New York: Oxford University Press.

Khan, A.J. & Dicker, A.P. (2013). On the merits and limitations of whole-brain radiation therapy. *Journal of Clinical Oncology, 31(1)*, 11-13.

Khan, R. B., Shi, W., Thaler, H. T., DeAngelis, L. M. & Abrey, L. E. (2002). Is intrathecal methotrexate necessary in the treatment of primary CNS lymphoma? *Journal of. Neuro-Oncology. 58*, 175–178.

Kim, J.H., Brown, S.L., Jenrow, K.A. & Ryu, S. (2008). Mechanisms of radiation-induced brain toxicity and implications for future clinical trials. *Journal of Neuro-Oncology, 87*, 279–286.

Klein, M., Taphoorn, M.J., Heimans, J.J., van der Ploeg, H.M., Vandertop, W.P., Smit, E.F. et al. (2001). Neurobehavioral status and health-related quality of life in newly diagnosed high-grade glioma patients. *Journal of Clinical Oncology, 19(20)*, 4037-4047.

Klein, M., Heimans, J.J., Aaronson, N.K., van der Ploeg, H.M., Grit, J., Muller, M. et al. (2002). Effect of radiotherapy and other treatment-related factors on mid-term to long-term cognitive sequelae in low-grade gliomas: a comparative study. *Lancet, 360*, 1361–1368

Klein, M., Engelberts, N.H., van der Ploeg, H.M., Kasteleijn-Nolst Trenité, D.G., Aaronson, N.K., Taphoorn, M.J. et al. (2003). Epilepsy in low-grade gliomas: the impact on cognitive function and quality of life. *Annals of Neurology, 54(4)*, 514-520.

Klein, M., Postma, T.J., Taphoorn, M.J., Aaronson, N.K., Vandertop, W.P., Muller, M. et al. (2003). The prognostic value of cognitive functioning in the survival of patients with high-grade glioma. *Neurology, 61*, 1796-1798.

Klein, M. (2010). Health-related quality of life aspects in patients with low-grade glioma. *Advances and Technical Standards in Neurosurgery, 35*, 213–235

Klein, M. (2012). Neurocognitive functioning in adult WHO grade II gliomas: impact of old and new treatment modalities. *Neuro Oncology, 14*, 17-24.

Klein, M., Duffau, H. & De Witt Hamer, P.C. (2012). Cognition and resective surgery for diffuse infiltrative glioma: an overview. *Journal of Neuro-Oncology, 108*, 309-318.

Kluin, P.M., Deckert, M. & Ferry, J.A. (2008). Primary diffuse large B-cell lymphoma oft he CNS. In S.H. Sverdlow, E. Campo,N.L. & Harris (Hrsg.), *WHO classification of tumours of haematopoetic and lymphoid tissues* (S.240-241). Lyon: IARG.

Kockelmann, E., Elger, C.E. & Helmstaedter, C. (2003). Significant improvement in frontal lobe associated neuropsychological functions after withdrawal of topiramate in epilepsy patients. *Epilepsy Research, 54*, 171–178.

Korczyn, A.D. & Aharonson, V. (2007). Computerized methods in the assessment and prediction of dementia. *Current Alzheimer Research, 4(4)*, 364-369.

Korfel, A. & Schlegel, U. (2013). Diagnosis and treatment of primary CNS lymphoma. *Nature Reviews Neurology, 9(6)*, 317-327.

Krauth, J. (1995). *Testkonstruktion und Testtheorie.* Weinheim: Psychologie Verlags Union.

Küker, W., Nägele, T., Thiel, E., Weller, M. & Herrlinger, U. (2005). Primary central nervous system lymphomas (PCNSL): MRI response criteria revised. *Neurology, 65*, 1129–1131.

Kurita, H., Kawahra, N., Asai, A., Ueki, K., Shin, M. & Kirino, T. (2001). Radiation-induced apoptosis of oligodendrocytes in the adult rat brain. *Neurological Research, 23*, 869-874.

Laack, N.N. & Brown, P.D. (2004). Cognitive sequelae of brain radiation in adults. *Seminars in Oncology, 31,* 702–713.

Laack, N.N., Brown, P.D., Ivnik, R.J., Furth, A.F., Ballman, K.V., Hammack, J.E. et al. (2005). Cognitive function after radiotherapy for supratentorial low-grade glioma: a North Central Cancer Treatment Group prospective study. *International Journal of Radiation Oncology, Biology, Physics, 63(4)*, 1175-1183.

Lageman, S.K., Cerhan, J.H., Locke, D.E., Anderson, S.K., Wu, W. & Brown, P.D. (2010). Comparing neuropsychological tasks to optimize brief cognitive batteries for brain tumor clinical trials. *Journal of Neuro-Oncology, 96*, 271-276.

Lai, R., Abrey, L.E., Rosenblum, M.K. & DeAngelis, L.M. (2004). Treatment-induced leukoencephalopathy in primary CNS lymphoma: a clinical and autopsy study. *Neurology, 62(3)*, 451-456.

Laperriere, N.J., Cerezo, L., Milosevic, M.F., Wong, C.S., Patterson, B. & Panzarella, T. (1997). Primary lymphoma of brain: results of management of a modern cohort with radiation therapy. *Radiotherapy and Oncology, 43*, 247–252.

Laperriere, N., Zuraw, L., Cairncross, G. & Cancer Care Ontario Practice Guidelines Initiative Neuro- Oncology Disease Site Group (2002). Radiotherapy for newly diagnosed malignant glioma in adults: a systematic review. *Radiotherapy and Oncology, 64*, 259-273.

Lassman, A.B., Iwamoto, F.M., Cloughesy, T.F., Aldape, K.D., Rivera, A.L., Eichler, A.F. et al. (2011). International retrospective study of over 1000 adults with anaplastic oligodendroglial tumors. *Neuro-Oncology, 13(6)*, 649-659.

Lawrence, Y.R., Li, X.A., El Naqa, I., Hahn, C.A., Marks, L.B., Merchant, T.E. & Dicker, A.P. (2010). Radiation dose-volume effects in the brain. *International Journal of Radiation Oncology, Biology, Physics, 76,* 20–27.

Lee, G.P., Loring, D.W. & Thompson, J.L. (1989). Construct validity of material-specific memory measures following unilateral temporal lobe ablations. *Psychological Assessment: A Journal of Consulting and Clinical Psychology, 1(3)*, 192-197.

Lehrner, J. & Brenner-Walter, B. (2011). Gedächtnisstörungen. In J. Lehrner, G. Pusswald, E. Fertl, W. Strubreither & I. Kryspin-Exner (Hrsg.), *Klinische Neuropsychologie. Grundlagen, Diagnostik, Rehabilitation* (S. 541-559). Wien, New York: Springer.

Leighton, C., Fisher, B., Bauman, G., Depiero, S., Stitt, L., MacDonald, D. & Cairncross, G. (1997). Supratentorial low-grade glioma in adults: an analysis of prognostic factors and timing of radiation. *Journal of Clinical Oncology, 15*, 1294–1301.

Lezak, M. (1995). *Rey-Osterrieth Complex Figure Test.* Göttingen: Hogrefe.

Lezak, M.D. (1995). *Neuropsychological Assessment* (3rd ed.). New York: Oxford University Press.

Lezak, M.D., Howieson, D.B. & Loring, D.W. (2004). *Neuropsychological Assessment* (4th ed.). New York: Oxford University Press.

Linnebank, M., Moskau, S., Jürgens, A., Simon, M., Semmler, A., Orlopp, K. et al. (2009). Association of genetic variants of methionine metabolism with methotrexate-induced CNS white matter changes in patients with primary CNS lymphoma. *Neuro-Oncology, 11(1)*, 2-8.

Liu, R., Page, M., Solheim, K., Fox, S. & Chang, S.M. (2009). Quality of life in adults with brain tumors: current knowledge and future directions. *Neuro-Oncology, 11*, 330–339.

Loring, D.W., Marino, S. & Meador, K.J. (2007). Neuropsychological and behavioral effects of antiepilepsy drugs. *Neuropsychology Review, 17*, 413–425.

Louis, D.N., Ohgaki, H., Wiestler, O.D., Cavenee, W.K., Burger, P.C., Jouvet, A. et al. (2007). The 2007 WHO classification of tumours of the central nervous system. *Acta Neuropathologica, 114*, 97–109.

Macdonald, D.R., Cascino, T.L., Schold, S.C. Jr & Cairncross, J.G. (1990). Response criteria for phase II studies of supratentorial malignant glioma. Journal of Clinical Oncology, 8(7), 1277-1280.

Mandonnet, E., Delattre, J.Y., Tanguy, M.L., Swanson, K.R., Carpentier, A.F., Duffau, H. et al. (2003). Continuous growth of mean tumor diameter in a subset of grade II gliomas. *Annals of Neurology, 53*, 524–582.

Marsh, J.C., Godbole, R., Diaz, A.Z., Gielda, B.T. & Turian, J.V. (2011). Sparing of the hippocampus, limbic circuit and neural stem cell compartment during partial brain radiotherapy for glioma: a dosimetric feasibility study. *Journal of Medical Imaging and Radiation Oncology, 55(4)*, 442-449.

Masuhr, K.F., Masuhr, F. & Neumann, M. (2013). *Duale Reihe Neurologie* (7.Aufl.). Stuttgart: Thieme Verlag.

McCaffrey, R.J. & Westervelt, H.J. (1995). Issues associated with repeated neuropsychological assessments. *Neuropsychology Review, 5*, 203-221.

McFall, R.M. & Treat, T.A. (1999). Quantifying the information value of clinical assessments with signal detection theory. *Annual Review of Psychology, 50*, 215-241.

Meador, K.J. (2002). Cognitive outcomes and predictive factors in epilepsy. *Neurology, 58(8 Suppl 5)*, S21-6.

Meador, K.J. (2006). Cognitive and memory effects of the new antiepileptic drugs. *Epilepsy Research, 68*, 63–67.

Meador, K.J., Gevins, A., Loring, D.W., McEvoy, L.K., Ray, P.G., Smith, M.E. et al. (2007). Neuropsychological and neurophysiologic effects of carbamazepine and levetiracetam. *Neurology, 69(22)*, 2076-2084.

Meyers, C.A., Geara, F., Wong, P.F. & Morrison, W.H. (2000a). Neurocognitive effects of therapeutic irradiation for base of skull tumors. *International Journal of Radiation Oncology, Biology, Physics, 46*, 51–55.

Meyers, C.A., Hess, K.R., Yung, W.K. & Levin, V.A. (2000b). Cognitive function as a predictor of survival in patients with recurrent malignant glioma. *Journal of Clinical Oncology, 18*, 646–650.

Meyers, C.A. & Hess, K.R. (2003). Multifaceted end points in brain tumor clinical trials: cognitive deterioration precedes MRI progression. *Neuro-Oncology, 5 (2)*, 89-95.

Meyers, C.A. & Wefel, J.S. (2003). The use of the mini-mental state examination to assess cognitive functioning in cancer trials: no ifs, ands, buts, or sensitivity. *Journal of Clinical Oncology, 21*, 3557–3558.

Meyers, C.A., Smith, J.A., Bezjak, A., Mehta, M.P., Liebmann, J., Illidge, T. et al. (2004). Neurocognitive function and progression in patients with brain metastases treated with whole-brain radiation and motexafin gadolinium: results of a randomized phase III trial. *Journal of Clinical Oncology, 22(1)*, 157-165.

Meyers, C.A. & Brown, P.D. (2006). Role and relevance of neurocognitive assessment in clinical trials of patients with CNS tumors. *Journal of Clinical Oncology, 24*, 1305-1309.

Mizumatsu, S., Monje, M.L., Morhardt, D.R., Rola, R., Palmer, T.D. & Fike J.R. (2003). Extreme sensitivity of adult neurogenesis to low doses of X-irradiation. *Cancer Research, 63*, 4021–4027.

Monje, M.L., Mizumatsu, S., Fike, J.R. & Palmer, T.D. (2002). Irradiation induces neural precursor-cell dysfunction. *Nature Medicine, 8*, 955-962.

Monje, M.L. & Palmer, T. (2003). Radiation injury and neurogenesis. *Current Opinion in Neurology, 16*, 129–134.

Monje, M.L., Toda, H. & Palmer, T.D. (2003). Inflammatory blockade restores adult hippocampal neurogenesis. *Science, 302(5651)*, 1760-1765.

Monje, M.L., Vogel, H., Masek, M., Ligon, K.L., Fisher, P.G. & Palmer, T.D. (2007). Impaired human hippocampal neurogenesis after treatment for central nervous system malignancies. *Annals of Neurology, 62(5)*, 515–520.

Monje, M. & Dietrich, J. (2012). Cognitive side effects of cancer therapy demonstrate a functional role for adult neurogenesis. *Behavioural Brain Research, 227*, 376-379.

Montesinos-Rongen, M., Kuppers, R., Schluter, D., Spieker, T., Van Roost, D., Schaller, C. et al. (1999). Primary central nervous system lymphomas are derived from germinal-center B cells and show a preferential usage of the V4-34 gene segment. *American Journacl of Pathology, 155*, 2077-2086.

Moretti, R., Torre, P., Antonello, R.M.., Cattaruzza, T., Cazzato, G., Bava, A. et al. (2005). Neuropsychological evaluation of late-onset post-radiotherapy encephalopathy: a comparsion with vascular dementia. *Journal of the Neurological Sciences, 229-230*, 195-200.

Morris, P.G. & Abrey, L.E. (2009). Therapeutic challenges in primary CNS lymphoma. *The Lancet Neurology, 8(6)*, 581-592.

Nagesh, V., Tsien, C.I., Chenevert, T.L., Ross, B.D., Lawrence, T.S., Junick, L. & Cao, Y. (2008). Radiation-induced changes in normal-appearing white matter in patients with cerebral tumors: a diffusion tensor imaging study. *International Journal of Radiation Oncology, Biology, Physics, 70*, 1002-1010.

Nelson, D. F., Martz, K.L., Bonner, H., Nelson, J.S., Newall, J., Kerman, H.D. et al. (1992). Non-Hodgkin's lymphoma of the brain: can high dose, large volume radiation therapy improve survival? Report on a prospective trial by the Radiation Therapy Oncology Group (RTOG): RTOG 8315. *International Journal of Radiation Oncology, Biology, Physics, 23*, 9–17.

Nelson, D.F. (1999). Radiotherapy in the treatment of primary central nervous system lymphoma (PCNSL). *Journal of Neuro-Oncology, 43(3)*, 241-247.

Neuwelt, E.A., Guastadisegni, P.E., Várallyay, P. & Doolittle, N.D. (2005). Imaging changes and cognitive outcome in primary CNS lymphoma after enhanced chemotherapy delivery. *American Journal of Neuroradiology, 26(2)*, 258-265.

Newton, H.B. (2012). Neurological complications of chemotherapy to the central nervous system. *Handbook of Clinical Neurology, 105*, 903-916.

Noble, M. & Dietrich, J. (2002). Intersections between neurobiology and oncology: tumor origin, treatment and repair of treatmentassociated damage. *Trends in Neurosciences, 25,* 103–107.

Noll, K.R., Sullaway, C., Ziu, M., Weinberg, J.S. & Wefel, J.S. (2015). Relationships between tumor grade and neurocognitive functioning in patients with glioma of the left temporal lobe prior to surgical resection. *Neuro-Oncology, 17(4)*, 580-587.

Norman, D.A. & Shallice, T. (1986). Attention to action: Willed and automatic control of behaviour. In: R.J. Davidson, G.E. Schwartz & D.E. Shapiro (Hrsg.), *Consciousness and Self-Regulation* (4th ed.) (S.1-18). New York: Plenum Press.

O'Brien, P.C., Roos, D.E., Pratt, G., Liew, K.H., Barton, M.B., Poulsen, M.G. et al. (2006). Combined-modality therapy for primary central nervous system lymphoma: long-term data from a Phase II multicenter study (Trans-Tasman Radiation Oncology Group). *International Journal of Radiation Oncology, Biology, Physics, 64(2)*, 408-413.

Ohgaki, H. (2009). Epidemiology of brain tumors. *Methods in Molecular Biology, 472,* 323-342.

Olson, J.D., Riedel, E. & DeAngelis, L.M. (2000). Long-term outcome of low-grade oligodendroglioma and mixed glioma. *Neurology, 54,* 1442–1448.

Omuro, A.M,. Ben-Porat, L.S., Panageas, K.S., Kim, A.K., Correa, D.D., Yahalom, J. et al. (2005). Delayed neurotoxicity in primary central nervous system lymphoma. *Archives of Neurology, 62(10),* 1595-1600.

Omuro, A., Taillandier, L., Chinot, O., Sierra Del Rio, M., Carnin, C., Barrie, M. et al. (2011). Primary CNS lymphoma in patients younger than 60: can whole-brain radiotherapy be deferred? *Journal of Neuro-Oncology, 104,* 323–330.

Omuro, A. & DeAngelis, L.M. (2013). Glioblastoma and other malignant gliomas: a clinical review. *JAMA, 310(17),* 1842-1850.

Ortinski, P. & Meador, K.J. (2004). Cognitive side effects of antiepileptic drugs. *Epilepsy & Behavior, 5 (Suppl 1),* 60–65.

Ostrom, Q.T., Gittleman, H., Farah, P., Ondracek, A., Chen, Y., Wolinsky, Y. et al. (2013). CBTRUS Statistical Report: Primary Brain and Central Nervous System Tumors Diagnosed in the United States in 2006-2010. *Neuro-Oncology, 15,* 1-56.

Peissner, W., Kocher, M., Treuer, H. & Gillardon, F. (1999). Ionizing radiation-induced apoptosis of proliferating stem cells in the dentate gyrus of the adult rat hippocampus. *Brain Research. Molecular Brain Research, 71,* 61–68.

Pels, H., Schmidt-Wolf, I.G., Glasmacher, A., Schulz, H., Engert, A., Diehl, V. et al. (2003). Primary central nervous system lymphoma: results of a pilot and phase II study of systemic and intraventricular chemotherapy with deferred radiotherapy. *Journal of Clinical Oncology, 21(24),* 4489-4495.

Pels, H. & Schlegel, U. (2006). Primary central nervous system lymphoma. *Current Treatment Options in Neurology, 8,* 346–357.

Pels, H., Juergens, A., Glasmacher, A., Schulz, H., Engert, A., Linnebank, M. et al. (2009). Early relapses in primary CNS lymphoma after response to polychemotherapy without intraventricular treatment: results of a phase II study. *Journal of Neuro-Oncology, 91*, 299–305.

Peyre, M., Cartalat-Carel, S., Meyronet, D., Ricard, D., Jouvet, A., Pallud, J. et al. (2010). Prolonged response without prolonged chemotherapy: a lesson from PCV chemotherapy in low-grade gliomas. *Neuro-Oncology, 12*, 1078–1082.

Poortmans, P.M., Kluin-Nelemans, H.C., Haaxma-Reiche, H., Van't Veer, M., Hansen, M., Soubeyran, P. et al. (2003). High-dose methotrexate-based chemotherapy followed by consolidating radiotherapy in non-AIDS-related primary central nervous system lymphoma: European Organization for Research and Treatment of Cancer Lymphoma Group Phase II Trial 20962. *Journal of Clinical Oncology, 21(24)*, 4483-4488.

Porter, K.R., McCarthy, B.J., Freels, S., Kim, Y. & Davis, F.G. (2010). Prevalence estimates for primary brain tumors in the United States by age, gender, behavior, and histology. *Neuro-Oncology, 12(6)*, 520–527.

Postma, T.J., Klein, M., Verstappen, C.C., Bromberg, J.E., Swennen, M., Langendijk, J.A. et al. (2002). Radiotherapy-induced cerebral abnormalities in patients with low-grade glioma. *Neurology, 59*, 121–123

Pouratian, N. & Schiff, D. (2010). Management of low-grade glioma. *Current Neurology and Neuroscience Reports, 10*, 224–231

Pschyrembel, W. (2014). *Pschyrembel - Klinisches Wörterbuch* (265. Aufl). Berlin: De Gruyter

Raber, J., Villasana, L., Rosenberg, J., Zou, Y., Huang, T.T. & Fike, J.R. (2011). Irradiation enhances hippocampus-dependent cognition in mice deficient in extracellular superoxide dismutase. *Hippocampus, 21,* 72-80.

Ramanan, S., Kooski, M., Zhao, W., Hsu, F.C., Riddle, D.R. & Robbins, M.E. (2009). The PPARa agonist fenofibrate preserves hippocampal neurogenesis and inhibits microglial activation after whole-brain irradiation. *International Journal of Radiation Oncology, Biology, Physics, 75*, 870–877.

Redmond, K.J., Achanta, P., Grossman, S.A., Armour, M., Reyes, J., Kleinberg, L. et al. (2011). A radiotherapy technique to limit dose to neural progenitor cell niches without compromising tumor coverage. *Journal of Neuro-Oncology, 104(2)*, 579-587.

Reiche, W. & Deinzer, M. (1998). Neuroradiologic diagnosis of primary non-Hodgkin's lymphoma of the brain. *Radiologe, 38*, 913-923.

Reijneveld, J.C., Sitskoorn, M.M., Klein, M., Nuyen, J. & Taphoorn, M.J. (2001). Cognitive status and quality of life in patients with suspected versus proven low-grade gliomas. *Neurology, 56*, 618–623.

Reitan, R.M. (1958). Validity of the Trail Making Test as an indicator of organic brain damage. *Perceptual and Motor Skills, 8*, 271-276.

Reitan, R.M. & Wolfson, D. (1985). *The Halstead-Reitan Neuropsychological Test Battery*. Tucson, AZ: Neuropsychology Press.

Reitan, R. (1992). *Trail Making Test (Adult Version)*. USA: Reitan Neuropsychology Laboratory.

Reitan, R. M. (1992). *Trail Making Test: Manual for administration and scoring*. Tucson, AZ: Reitan Neuropsychology Laboratory.

Reni, M., Ferreri, A.J., Garancini, M.P. & Villa, E. (1997). Therapeutic management of primary central nervous system lymphoma in immuncompetent patients: Results of a critical review of the literature. *Annals of Oncology, 8*, 227-234.

Rey, A. (1941). L'examen psychologique dans les cas d'encéphalopathie traumatique. Les problems. / The psychological examination in cases of traumatic encepholopathy. Problems. *Archives de Psychologie, 28*, 215-285.

Rey, A. (1964). *L'examen clinique en psychologie*. Paris: Presses Universitaires de France.

Rey, A. & Osterrieth, P.A. (1993). Translations of excerpts from Andre Rey's 'Psychological Examination of Traumatic Encephalopathy' and P.A. Osterrieth's 'The Complex Figure Copy Test'. *The Clinical Neuropsychologist, 7 (1)*, 4–21.

Ricard, D., Soussain, C. & Psimaras, D. (2011). Neurotoxicity of the CNS: diagnosis, treatment and prevention. *Review Neurology (Paris), 167(10)*, 737-745.

Ricard, D., Idbaih, A., Ducray, F., Lahutte, M., Hoang-Xuan, K. & Delattre, J.Y. (2012). Primary brain tumours in adults. *Lancet, 379(9830)*, 1984-1996.

Rösler, F. (2011). *Psychophysiologie der Kognition. Eine Einführung in die kognitive Neurowissenschaft*. Heidelberg: Spektrum Akademischer Verlag.

Roth, P., Wick, W. & Weller, M. (2013). Anaplastic oligodendroglioma: a new treatment paradigm and current controversies. *Current Treatment Options in Oncology, 14(4)*, 505-513.

Rottenberg, D. (1991). Acute and chronic effects of radiation therapy on the nervous system. In D. Rottenberg (Hrsg.), *Neurological complications of cancer treatment* (S.3-18). Boston: Butterworth-Heineman.

Sandor, V., Stark-Vancs, V., Pearson, D., Nussenblat, R., Whitcup, S.M., Brouwers, P. et al. (1998). Phase II trial of chemotherapy alone for primary CNS and intraocular lymphoma. *Journal of Clinical Oncology, 16*, 3000-3006.

Sattler, W. (2011). Funktionen frontaler Strukturen – Exekutivfunktionen. In J. Lehrner, G. Pusswald, E. Fertl, W. Strubreither & I. Kryspin-Exner (Hrsg.), *Klinische Neuropsychologie. Grundlagen, Diagnostik, Rehabilitation* (S. 561-576). Wien, New York: Springer.

Sauer, R. & Fietkau, R. (2011). Strahlentherapie. In G. Kauffmann, R. Sauer & W. Weber (Hrsg.), *Radiologie. Bildgebende Verfahren, Strahlentherapie, Nuklearmedizin und Strahlenschutz* (S. 249-286). München: Urban & Fischer.

Sawrie, S.M., Chelune, G.J., Naugle, R.I. & Lüders, H.O. (1996). Empirical methods for assessing meaningful neuropsychological change following epilepsy surgery. *Journal of the International Neuropsychological Society, 2(6)*, 556-564.

Saxe, M.D., Battaglia, F., Wang, J.W., Malleret, G., David, D.J., Monckton, J.E. et al. (2006). Ablation of hippocampal neurogenesis impairs contextual fear conditioning and synaptic plasticity in the dentate gyrus. *Proceedings oft he National Academy of Sciences of the Unites States of America, 103*, 17501–17506.

Schabet, M. (1999). Epidemiology of primary CNS lymphoma. *Neuro-Oncology, 43*, 199-201.

Scherwath, A. Poppelreuter, M., Weis, J., Schulz-Kinderman, F., Koch, U. & Mehnert, A. (2008). Psychometrische Überprüfung einer neuropsychologischen Testbatterie zur Erfassung kognitiver Dysfunktionen bei Krebspatienten – Empfehlungen für ein Basisassessment. *Fortschritte der Neurologie-Psychiatrie, 76*, 583 – 593.

Schiff, D., Brown, P.D. & Giannini, C. (2007). Outcome in adult lowgrade glioma: the impact of prognostic factors and treatment. *Neurology, 69*, 1366–1373.

Schiff, D., Wen, P.Y. & van den Bent, M.J. (2009). Neurological adverse effects caused by cytotoxic and targeted therapies. *Nature Reviews Clinical Oncology, 6(10)*, 596-603.

Schlegel, U., Pels, H., Oehring, R. & Blümcke, I. (1999). Neurologic sequelae of treatment of primary CNS lymphomas. *Journal of Neuro-Oncology, 43*, 277-286.

Schlegel, U., Schmidt-Wolf, I. & Deckert, M. (2000). Primary CNS Lymphoma: clinical presentation, pathological classification, molecular pathogenesis and treatment. *Journal of Neurological Science, 181*, 1-12.

Schlegel, U., Pels, H., Glasmacher, A., Kleinschmidt, R., Schmidt-Wolf, I., Helmstaedter, C. et al. (2001). Combined systemic and intraventricular chemotherapy in primary CNS lymphoma: a pilot study. *Journal of Neurology, Neurosurgery, and Psychiatry, 71(1)*, 118-122.

Schlegel, U., Korfel, A., Thiel, E., Wick, W., Kortmann, R., Deckert, M. & Schackert, G. (2009). Primäre ZNS Lymphome. *Onkologe, 15*, 211-221.

Schlegel, U. & Thiel, E. (2012). Primäre ZNS-Lymphome. In H.-C. Diener (Hrsg.), *Leitlinien für Diagnostik und Therapie in der Neurologie. Herausgegeben von der Kommission "Leitlinien" der Deutschen Gesellschaft für Neurologie* (5. Aufl.) (S. 959-965). Stuttgart: Thieme.

Schmidbauer, M. (2011). Funktionelle Neuroanatomie. In J. Lehrner, G. Pusswald, E. Fertl, W. Strubreither & I. Kryspin-Exner (Hrsg.), *Klinische Neuropsychologie. Grundlagen, Diagnostik, Rehabilitation* (S. 105-114). Wien, New York: Springer.

Schmidt, M. (1996). *Rey Auditory and Verbal Learning Test: A handbook*. Los Angeles, CA: Western Psychological Services.

Schnider, A. (2004). *Verhaltensneurologie*. Stuttgart: Thieme.

Schretlen, D., Bobholz, J.H. & Brandt, J. (1996). Development and psychometric properties of the brief test of attention. *Clinical Neuropsychologist, 10 (1)*, 80–89.

Schultheiss, T.E., Kun, L.E., Ang, K.K. & Stephens, L.C. (1995). Radiation response of the central nervous system. *International Journal of Radiation Oncology, Biology, Physics, 31*, 1093-112.

Scoccianti, S., Detti, B., Cipressi, S., Iannalfi, A., Franzese, C. & Biti, G. (2012). Changes in neurocognitive functioning and quality of life in adult patients with brain tumors treated with radiotherapy. *Journal of Neuro-Oncology, 108(2)*, 291-308.

Seigers, R., Schagen, S.B., Beerling, W., Boogerd, W., van Tellingen, O., van Dam, F.S. et al. (2008). Long-lasting suppression of hippocampal cell proliferation and impaired cognitive performance by methotrexate in the rat. *Behavioural Brain Research, 186(2)*, 168–175.

Seigers, R., Schagen, S.B., Coppens, C.M., van der Most, P.J., van Dam, F.S., Koolhaas, J.M. & Buwalda, B. (2009). Methotrexate decreases hippocampal cell proliferation and induces memory deficits in rats. *Behavioural Brain Research, 201(2)*, 279–284.

Shah, G.D., Yahalom, J., Correa, D.D., Lai, R.K., Raizer, J.J., Schiff, D. et al. (2007). Combined immunochemotherapy with reduced wholebrain radiotherapy for newly diagnosed primary CNS lymphoma. *Journal of Clinical Oncology, 25,* 4730–4735.

Shapiro, W. R., Young, D. F. & Mehta, B. M. (1975). Methotrexate: distribution in cerebrospinal fluid after intravenous, ventricular and lumbar injections. *The New England Journal of Medicine, 293,* 161–166.

Shaw, E., Arusell, R., Scheithauer, B., O'Fallon, J., O'Neill, B., Dinapoli, R. et al. (2002). Prospective randomized trial of low- versus high-dose radiation therapy in adults with supratentorial low-grade glioma: initial report of a North Central Cancer Treatment Group/Radiation Therapy Oncology Group/Eastern Cooperative Oncology Group study. *Journal of Clinical Oncology, 20,* 2267–2276.

Shors, T.J., Miesegaes, G., Beylin, A., Zhao, M., Rydel, T. & Gould, E. (2001). Neurogenesis in the adult is involved in the formation of trace memories. *Nature, 410,* 372–376.

Shors, T.J., Townsend, D.A., Zhao, M., Kozorovitskiy, Y. & Gould, E. (2002). Neurogenesis may relate to some but not all types of hippocampal-dependent learning. *Hippocampus, 12,* 578–584.

Sierra del Rio, M., Rousseau, A., Soussain, C., Ricard, D. & Hoang-Xuan, K. (2009). Primary CNS lymphoma in immunocompetent patients. *Oncologist, 14(5),* 526-539.

Sierra del Rio, M., Ricard, D., Houillier, C., Navarro, S., Gonzalez-Aquilar, A., Idbaih, A. et al. (2012). Prophylactic intrathecal chemotherapy in primary CNS lymphoma. *Journal of Neuro-Oncology, 106,* 143–146.

Smith, E.E. & Jonides, J. (1999). Storage and executive processes in the frontal lobes. *Science, 283,* 1657-1661.

Smith, J.S., Chang, E.F., Lamborn, K.R., Chang, S.M., Prados, M.D., Cha, S. et al. (2008). Role of extent of resection in the long-term outcome of low-grade hemispheric gliomas. *Journal of Clinical Oncology*, 26, 1338–1345.

Soffietti, R., Baumert, B.G., Bello, L., von Deimling, A., Duffau, H., Frénay, M. et al. (2010). Guidelines on management of low-grade gliomas: report of an EFNS-EANO Task Force. *European Journal of Neurology*, 17, 1124–1133.

Soffietti, R., Trevisan, E. & Rudà, R. (2014). Neurologic complications of chemotherapy and other newer and experimental approaches. *Handbook of Clinical Neurology*, 121, 1199-1218.

Soussain, C., Ricard, D., Fike, J.R., Mazeron, J.J., Psimaras, D. & Delattre, J.Y. (2009). CNS complications of radiotherapy and chemotherapy. *Lancet*, *374(9701)*, 1639-1651.

Stege, E.M., Kros, J.M., de Bruin, H.G., Enting, R.H., van Heuvel, I., Looijenga, L.H. et al. (2005). Successful treatment of lowgrade oligodendroglial tumors with a chemotherapy regimen of procarbazine, lomustine, and vincristine. *Cancer*, 103, 802 – 809.

Stöver, I. & Feyer, P. (2010). *Praxismanual Strahlentherapie*. Berlin: Springer.

Strauss, E., Sherman, E. M. S. & Spreen, O. (2006). *A Compendium of neuropsychological tests: Administration, norms, and commentary* (3rd ed.). New York, NY: Oxford University Press.

Struik, K., Klein, M., Heimans, J.J., Gielissen, M.F., Bleijenberg, G., Taphoorn, M.J. et al. (2009). Fatigue in low-grade glioma. *Neuro-Oncology*, *92(1)*, 73-78.

Stupp, R., Mason, W.P., van den Bent, M.J., Weller, M., Fisher, B., Taphoorn, M.J. et al. (2005). Radiotherapy plus concomitant and adjuvant temozolomide for glioblastoma. *The New England Journal of Medicine*, *352(10)*, 987-996.

Stupp, R., Hegi, M.E., Mason, W.P., van den Bent, M.J., Taphoorn, M.J., Janzer, R.C. et al. (2009). Effects of radiotherapy with concomitant and adjuvant temozolomide versus radiotherapy alone on survival in glioblastoma in a randomised phase III study: 5-year analysis of the EORTC-NCIC trial. *The Lancet Oncology*, 10, 459–466.

Sturm, W. & Zimmermann, P. (2000). Aufmerksamkeitsstörungen. In W. Sturm, M. Herrmann, & C. Wallesch (Hrsg.), *Lehrbuch der klinischen Neuropsychologie* (S.345-365). Lisse: Swets & Zeitlinger Publishers.

Sturm, W. (2002). Aufmerksamkeitsstörungen. In W. Hartje & K. Poeck (Hrsg.), *Klinische Neuropsychologie* (S. 372-392). Stuttgart: Thieme.

Sturm, W. (2009). Aufmerksamkeitsstörungen. In W. Sturm, M. Herrmann & T.F. Munte (Hrsg.), *Lehrbuch der klinischen Neuropsychologie*. Heidelberg: Spektrum Akademischer Verlag.

Suchan, B., Botko, R., Gizewski, E., Forsting, M. & Daum, I. (2006). Neural substrates of manipulation in visuospatial working memory. *Neuroscience, 139(1)*, 351-357.

Suchan, B. & Daum, I. (2006). Exekutive und mnestische Funktionen. In H.-O. Karnath & P. Thier (Hrsg.), *Neuropsychologie* (S. 512-520). Heidelberg: Springer.

Suchan, B., Linnewerth, B., Köster, O., Daum, I. & Schmid, G. (2006). Cross-modal processing in auditory and visual working memory. *Neuroimage, 29(3)*, 853-858.

Suchan, B. (2008). Neuroanatomical correlates of processing in visual and visuospatial working memory. *Cogn Process, 9(1)*, 45-51.

Sun, A., Bae, K., Gore, E.M., Movsas, B., Wong, S.J., Meyers, C.A. et al. (2011). Phase III trial of prophylactic cranial irradiation compared with observation in patients with locally advanced non-small-cell lung cancer: neurocognitive and quality-of-life analysis. *Journal of Clinical Oncology, 29(3)*, 279-286.

Surma-aho, O., Niemela, M., Vilkki, J., Kouri, M., Brander, A., Salonen, O. et al. (2001) Adverse long-term effects of brain radiotherapy in adult low-grade glioma patients. *Neurology*, 56, 1285–1290.

Tada, E., Yang, C., Gobbel, G.T., Lamborn, K.R. & Fike, J.R. (1999). Long-term impairment of subependymal repopulation following damage by ionizing irradiation. *Experimental Neurology, 160*, 66–77.

Talacchi, A., Santini, B., Savazzi, S. & Gerosa, M. (2011). Cognitive effects of tumour and surgical treatment in glioma patients. *Journal of Neuro-Oncology, 103(3)*, 541–549.

Tallet, A.V., Azria, D., Barlesi, F., Spano, J.P., Carpentier, A.F., Gonçalves, A. & Metellus, P. (2012). Neurocognitive function impairment after whole brain radiotherapy for brain metastases: actual assessment. *Radiation Oncology, 7*, 77.

Taphoorn, M.J. (2003). Neurocognitive sequelae in the treatment of low-grade gliomas. *Seminars in Oncology, 30(6 Suppl 19)*, 45-48.

Taphoorn, M.J. & Klein, M. (2004). Cognitive deficits in adult patients with brain tumours. *The Lancet Neurology, 3(3)*, 159-168.

Taphoorn, M.J.B. & Klein, M. (2012). Evaluation of cognitive functions and quality of life. In W. Grisold & R. Soffietti (Hrsg.), *Handbook of Clinical Neurology. Neuro-Oncology* (S. 173-183). Amsterdam: Elsevier.

Tewes, U. (1991). *Hamburg-Wechsler-Intelligenztest für Erwachsene – Revision*. Bern, Schweiz: Huber.

Thiel, E., Korfel, A., Martus. P., Kanz, L., Griesinger, F., Rauch, M., et al. (2010). High-dose methotrexate with or without whole brain radiotherapy for primarxy CNS lymphoma (G PCNSL SG 1): a phase 3, randomised, non-inferiority trial. *The Lancet Oncology, 11*, 1036–1047.

Thompsett, A.R., Ellison, D.W., Stevenson, F.K. & Zhu, D. (1999). V(H) gene sequences from primary central nervous system lymphomas indicate derivation from highly mutated germinal center B cells with ongoing mutational activity. *Blood, 94*, 1738-1746.

Tofilon, P.J. & Fike, J.R. (2000). The radioresponse of the central nervous system: a dynamic process. *Radiation Research, 153*, 357–370.

Tonn, J.C. & Rainov, N.G.:"Intrakranielle Gliome. Deutsche Gesellschaft für Neurochirurgie (DGNC)", unter: http://www.dgnc.de/dgnc-homepage/patienteninformationen /intrakranielle-gliome.html (abgerufen am 27.09.2015).

Torres, I.J., Mundt, A.J., Sweeney, P.J., Llanes-Macy, S., Dunaway, L., Castillo, M., & Macdonald, R.L. (2003). A longitudinal neuropsychological study of partial brain radiation in adults with brain tumors. *Neurology, 60*, 1113–1118.

Tucha, O., Smely, C., Preier, M. & Lange, K.W. (2000). Cognitive deficits before treatment among patients with brain tumors. *Neurosurgery, 47*, 324–333.

Ullsperger, M. & Von Cramon, D.Y. (2006). Funktionen frontaler Strukturen. In H.-O. Karnath & P. Thier (Hrsg.), *Neuropsychologie* (S. 479-488). Heidelberg: Springer.

Ullsperger, M. & Derrfuß, J. (2012). Funktionen frontaler Strukturen. In H.-O. Karnath & P. Thier (Hrsg.), *Kognitive Neurowissenschaften* (S. 585-594). Berlin, Heidelberg: Springer.

Van den Bent, M.J., Afra, D., de Witte, O., Ben Hassel, M., Schraub, S., Hoang-Xuan, K. et al. (2005). Long-term efficacy of early versus delayed radiotherapy for low-grade astrocytoma and oligodendroglioma in adults: the EORTC 22845 randomised trial. *Lancet, 366*, 985–990.

Van den Bent, M.J., Wefel, J.S., Schiff, D., Taphoorn, M.J., Jaeckle, K., Junck, L. et al. (2011). Response assessment in neuro-oncology (a report of the RANO group): assessment of outcome in trials of diffuse low-grade gliomas. *The Lancet Oncology, 12(6)*, 583-593.

Van den Bent, M.J., Brandes, A.A., Taphoorn, M.J., Kros, J.M., Kouwenhoven, M.C., Delattre, J.Y. et al. (2013). Adjuvant procarbazine, lomustine, and vincristine chemotherapy in newly diagnosed anaplastic oligodendroglioma: long-term follow-up of EORTC brain tumor group study 26951. Journal of Clinical Oncology, 31, 344-350.

Verstappen, C.C., Heimans, J.J., Hoekman, K. & Postma, T.J. (2003). Neurotoxic complications of chemotherapy in patients with cancer: clinical signs and optimal management. *Drugs, 63(15)*, 1549-1563.

Vigliani, M.C., Sichez, N., Poisson, M. & Delattre, J.Y. (1996). A prospective study of cognitive functions following conventional radiotherapy for supratentorial gliomas in you ng adults: 4-year results. *International Journal of Radiation Oncology, Biology, Physics, 35*, 527-533.

Waldman, A.D., Jackson, A., Price, S.J., Clark, C.A., Booth, T.C., Auer, D.P. et al. (2009). Quant itative imaging biomarkers in neuro-oncology. *Nature Reviews Clincal Oncology, 6*, 445–454.

Walla, P., Puregger, E., Lehrner, J., Mayer, D., Deecke, L. & Dal-Bianco, P. (2005). Depth of word processing in Alzheimer patients and normal controls: a magnetoencephalographic (MEG) study. *Journal of Neural Transmission, 112*, 713–730.

Ward, J. (2010). *The student's guide to cognitive neuroscience*. Hove, New York: Psychology Press.

Wechsler, D. (1997). *Wechsler Adult Intelligence Scale* (3rd ed.). San Antonio, TX: Harcourt Brace & Co.

Wefel, J.S., Kayl, A.E. & Meyers, C.A. (2004). Neuropsychological dysfunction associated with cancer and cancer therapies: A conceptual review of an emerging target. *British Journal of Cancer, 90*, 1691–1696.

Wefel, J.S., Saleeba, A.K., Buzdar, A.U. & Meyers, C.A. (2010). Acute and late onset cognitive dysfunction associated with chemotherapy in women with breast cancer. *Cancer, 116(14)*, 3348–3356.

Wefel, J.S. & Schagen, S.B. (2012). Chemotherapy-Related Cognitive Dysfunction. *Current Neurology and Neuroscience Reports, 12*, 267-275.

Weigel, R., Senn, P., Wies, J. & Krauss, J.K. (2004). Severe complications after intrathecal methotrexate (MTX) for treatment of primary central nervous system lymphoma (PCNSL). *Clinical Neurology Neurosurgery, 106*, 82-87.

Weller, M. & Westphal, M. (2003). Therapiestudien. In U. Schlegel, M. Weller & M. Westphal (Hrsg.), *Neuroonkologie*. Stuttgart: Thieme.

Weller, M., Gorlia, T., Cairncross, J.G., van den Bent, M.J., Mason, W. & Belanger, K. (2011). Prolonged survival with valproic acid use in the EORTC/NCIC temozolomide trial for glioblastoma. *Neurology, 77(12)*, 1156–1164.

Weller (2012). Gliome. In H.-C. Diener (Hrsg.), *Leitlinien für Diagnostik und Therapie in der Neurologie. Herausgegeben von der Kommission "Leitlinien" der Deutschen Gesellschaft für Neurologie* (5. Aufl.) (S. 922-940). Stuttgart: Thieme.

Weller, M., Martus, P., Roth, P., Thiel, E., Korfel, A.; German PCNSL Study Group (2012). Surgery for primary CNS lymphoma? Challenging a paradigm. *Neuro-Oncology, 14(12)*, 1481-1484.

Weller, M. (2014). *Gliome - Leitlinien für Diagnostik und Therapie in der Neurologie. Herausgegeben von der Kommission Leitlinien der Deutschen Gesellschaft für Neurologie*. Zugriff am 02.03.2015, von http://www.dgn.org/images/red_leitlinien/LL_2014/PDFs_Download/030099_DGN_LL_Gliome_final.pdf

Wesseling, P. (2013). Classification of gliomas. In C. Watts (Hrsg.), *Emerging concepts in neuro-oncology*. Heidelberg: Springer.

Whittle, I.R. (2010). What is the place of conservative management for adult supratentorial low-grade glioma?. *Advances and Technical Standards in Neurosurgery, 35*, 65–79.

Wick, W., Hartmann, C., Engel, C., Stoffels, M., Felsberg, J., Stockhammer, F. et al. (2009). NOA-04 randomized phase III trial of sequential radiochemotherapy of anaplastic glioma with procarbazine, lomustine, and vincristine or temozolomide. *Journal of Clincal Oncology, 27*, 5874–5880.

Wild, K., Howieson, D., Webbe, F., Seelye, A. & Kaye, J.(2008). Status of computerized cognitive testing in aging: a systematic review. *Alzheimer's & Dementia, 4(6)*, 428-437.

Wilson, S.L. & McMillan, T.M. (1992). Computer-based assessment in neuropsychology. In J.R. Crawford, D.M. Parker & W.W. McKinlay (Hrsg.), *A handbook of neuropsychological assessment* (S.413-431). Hove: LEA.

Winocur, G., Vardy, J., Binns, M.A., Kerr, L. & Tannock, I. (2006). The effects of the anti-cancer drugs, methotrexate and 5-fluorouracil, on cognitive function in mice. *Pharmacology, Biochemistry and Behavior, 85(1)*, 66–75.

Witgert, M.E. & Meyers, C.A. (2011). Neurocognitive and quality of life measures in patients with metastatic brain disease. *Neurosurgery Clinics of North America, 22*, 79 – 85.

Wong, C.S. & Van der Kogel, A.J. (2004). Mechanisms of radiation injury to the central nervous system: Implications for neuroprotection. *Molecular Interventionsv, 4*, 273–284.

Zeineh, M.M., Engel, S.A., Thompson, P.M. & Bookheimer, S.Y. (2003). Dynamics of the hippocampus during encoding and retrieval of face-name pairs. *Science, 299(5606)*, 577-580.

Zimmermann, P. & Fimm, B. (2009). *Testbatterie zur Aufmerksamkeitsprüfung Version 2.2.* Herzogenrath: PSYTEST.

Eigene Veröffentlichungen

Rogowski, S. (2008). Negative Priming bei Zwangsstörungen – Einfluss von idiosynkratischem Reizmaterial auf Inhibitionsprozesse. Unveröffentlichte Diplomarbeit, Bergische Universität Wuppertal

Fliessbach, K. *, Rogowski, S. *, Hoppe, C., Sabel, M., Goeppert, M., Helmstaedter, C., Calabrese, P., Schackert, G., Tonn, J.C., Simon, M., Schlegel U. (2010). Computer-based assessment of cognitive functions in brain tumor patients. *Journal of Neuro-Oncology, 100(3)*, 427 – 437.
*Gemeinsame Erstautorenschaft

Juergens, A. *, Pels, H. *, Rogowski, S., Fliessbach, K., Glasmacher, A., Engert, A., Reiser, M., Diehl, V., Vogt-Schaden, M., Egerer, G., Schackert, G., Reichmann, H., Kroschinsky, F., Bode, U., Herrlinger, U., Linnebank, M., Deckert, M., Fimmers, R., Schmidt-Wolf, I.G., Schlegel, U. (2010). Long-term survival with favorable cognitive outcome after chemotherapy in primary central nervous system lymphoma. *Annals of Neurology, 67(2)*, 182 – 189.
*Gemeinsame Erstautorenschaft

Doolittle, N.D., Korfel, A., Lubow, M.A., Schorb, E., Schlegel, U., Rogowski, S., Fu, R., Dósa, E., Illerhaus, G., Kraemer, D.F., Muldoon, L.L., Calabrese, P., Hedrick, N., Tyson, R.M., Jahnke, K., Maron, L.M., Butler, R.W., Neuwelt, E.A. (2013). Long-term cognitive function, neuroimaging, and quality of life in primary CNS lymphoma. *Neurology, 81(1)*, 84 – 92.

11 Abbildungsverzeichnis

Abbildung 1: Verteilung der primären Gehirn- und ZNS-Tumoren gemäß Histologie (N = 326711), CBTRUS Statistical Report: NPCR (National Program of Cancer Registries) and SEER (Surveillance, Epidemiology and End Results), 2006-2010, adaptiert und ins Deutsche übersetzt. 20

Abbildung 2: Verteilung der histologischen Entitäten der primären Gliome des Gehirns und des ZNS (N = 92 504). Aus: CBTRUS Statistical Report: NPCR (National Program of Cancer Registries) and SEER (Surveillance, Epidemiology and End Results), 2006-2010, adaptiert und ins Deutsche übersetzt.... 24

Abbildung 3: Bildschirmdarbietung aus dem Untertest *Ziffernspanne*. 85

Abbildung 4: Mittlere Z-transformierte Werte der Differenzen zwischen Untersuchungszeitpunkt t2 (nach der Therapie) und Untersuchungszeitpunkt t1 (vor der Therapie), nach Behandlungsgruppen getrennt abgebildet, für den Bereich Kurzzeit- und Arbeitsgedächtnis (selektierte Parameter und Prozentränge der Untertests *Ziffernspanne* und *Two back-Test*)........................ 149

Abbildung 5: Mittlere Z-transformierte Werte der Differenzen zwischen Untersuchungszeitpunkt t2 (nach der Therapie) und Untersuchungszeitpunkt t1 (vor der Therapie), nach Behandlungsgruppen getrennt abgebildet, für den Bereich Figurales Gedächtnis (selektierte Parameter und Prozentrang des Untertests *Figurales Gedächtnis*). 150

Abbildung 6: Mittlere Z-transformierte Werte der Differenzen zwischen Untersuchungszeitpunkt t2 (nach der Therapie) und Untersuchungszeitpunkt t1 (vor der Therapie), nach Behandlungsgruppen getrennt abgebildet, für den Bereich Verbales Gedächtnis und Wortflüssigkeit (selektierte Parameter und Prozentränge der Untertests *Verbales Gedächtnis* und *Wortflüssigkeit*).. 151

Abbildungsverzeichnis

Abbildung 7: Mittlere Z-transformierte Werte der Differenzen zwischen Untersuchungszeitpunkt t2 (nach der Therapie) und Untersuchungszeitpunkt t1 (vor der Therapie), nach Behandlungsgruppen getrennt abgebildet, für den Bereich Psychomotorische Geschwindigkeit, Aufmerksamkeit und Exekutivfunktionen (Inhibitionsfähigkeit) (selektierte Parameter und Prozentränge der Untertests *Reaktionszeit*, *Wahlreaktion 1* und *Wahlreaktion 2*). 152

Abbildung 8: Mittlere Prozentränge zu Untersuchungszeitpunkt t1 (vor der adjuvanten Therapie) und Untersuchungszeitpunkt t2 (nach der adjuvanten Therapie) für 36 Patienten mit abwartender Haltung (Beobachtung).. 153

Abbildung 9: Mittlere Prozentränge zu Untersuchungszeitpunkt t1 (vor der adjuvanten Therapie) und Untersuchungszeitpunkt t2 (nach der adjuvanten Therapie) für 11 Patienten mit Strahlentherapie.154

Abbildung 10: Mittlere Prozentränge zu Untersuchungszeitpunkt t1 (vor der adjuvanten Therapie) und Untersuchungszeitpunkt t2 (nach der adjuvanten Therapie) für 21 Patienten mit Chemotherapie.. 154

Abbildung 11: Mittlere Prozentränge zu Untersuchungszeitpunkt t1 (vor der adjuvanten Therapie) und Untersuchungszeitpunkt t2 (nach der adjuvanten Therapie) für die Gesamtgruppe der 35 bestrahlten Patienten (Strahlentherapie oder kombinierte Strahlen- und Chemotherapie).. 154

Abbildung 12: Mittlere Prozentränge zu Untersuchungszeitpunkt t1 (vor der adjuvanten Therapie) und Untersuchungszeitpunkt t2 (nach der adjuvanten Therapie) für die Gesamtgruppe der 56 adjuvant behandelten Patienten (Strahlentherapie oder kombinierte Strahlen- und Chemotherapie oder Chemotherapie). 155

Abbildung 13: Mittlere Z-transformierte Leistungsdifferenzen, getrennt nach Patienten *Mit Strahlentherapie* (Strahlen- oder Kombinationstherapie) und Patienten *Ohne Strahlentherapie* (Beobachtung oder Chemotherapie) für alle Parameter und Prozentrangskalen. 157

Abbildung 14: Zeitlicher Verlauf der Prozentrangskalen, getrennt für Patienten ohne Strahlentherapie (Beobachtung oder Chemotherapie) und für Patienten mit Strahlentherapie (Strahlen- oder Kombinationstherapie) für das *Figurale Gedächtnis*, das *Verbale Gedächtnis*, die *Einfache Reaktion* und die *Ziffernspanne*. 161

Abbildungsverzeichnis

Abbildung 15: Zeitlicher Verlauf der Prozentrangskalen, für Patienten ohne Strahlentherapie und für Patienten mit Strahlentherapie getrennt dargestellt, für den *Two back-Test*, die *Wortflüssigkeit*, die *Wahlreaktion 1* und die *Wahlreaktion 2*....... 162

Abbildung 16: Mittlere Prozentränge zu Untersuchungszeitpunkt t1 (vor der adjuvanten Therapie) und Untersuchungszeitpunkt t2 (nach der adjuvanten Therapie) für Patienten mit hochgradigen Gliomen. 173

Abbildung 17: Mittlere Prozentränge zu Untersuchungszeitpunkt t1 (vor der adjuvanten Therapie) und Untersuchungszeitpunkt t2 (nach der adjuvanten Therapie) für Patienten mit niedriggradigen Gliomen... 173

Abbildung 18: Mittlere Prozentränge zu Untersuchungszeitpunkt t1 (vor der adjuvanten Therapie) und Untersuchungszeitpunkt t2 (nach der adjuvanten Therapie) für 62 Patienten mit einer *Gross Total Resektion* oder einer *Subtotalen Resektion*. 175

Abbildung 19: Mittlere Prozentränge zu Untersuchungszeitpunkt t1 (vor der adjuvanten Therapie) und Untersuchungszeitpunkt t2 (nach der adjuvanten Therapie) für 30 Patienten mit einer *Teilresektion* oder einer *offenen oder stereotaktischen Biopsie*. 175

Abbildung 20: Mittlere Prozentränge zu Untersuchungszeitpunkt t1 (vor der adjuvanten Therapie) und Untersuchungszeitpunkt t2 (nach der adjuvanten Therapie) für 36 Patienten, die durchgängig antiepileptisch behandelt wurden. 177

Abbildung 21: Mittlere Prozentränge zu Untersuchungszeitpunkt t1 (vor der adjuvanten Therapie) und Untersuchungszeitpunkt t2 (nach der adjuvanten Therapie) für 38 Patienten, die durchgängig keine antiepileptische Medikation erhielten.................................. 178

Abbildung 22: Mittlere Standardwerte der kognitiven Funktionsbereiche in der Gruppe der 19 PZNSL-Patienten für den Zeitpunkt der Späten Verlaufsuntersuchung.. 182

Abbildung 23: Mittlere Standardwerte der einzelnen Funktionsbereiche für jeden der drei Untersuchungszeitpunkte in der Gruppe der 13 PZNSL-Patienten. 186

12 Tabellenverzeichnis

Tabelle 1: Induzierte Neurotoxizität bei der chemotherapeutischen Behandlung von Gliomen und PZNSL ... 43

Tabelle 2: NeuroCogFX: Untertests, erfasste Funktionsbereiche, Aufgabenstellungen und Ergebnismaße. ... 82

Tabelle 3: Validierungs-Testbatterie zur Überprüfung der Validität der NeuroCogFX-Untertests. ... 91

Tabelle 4: Auflistung der extrahierten Rohwert-Parameter aus den NeuroCogFX-Untertests und der etablierten Testverfahren, die als Grundlage für die Extraktion dienten. ... 94

Tabelle 5: Klinische Charakteristika der 49 Patienten der Reliabilitäts-Analyse. ... 113

Tabelle 6: Retest-Reliabilitäten, Übungseffekte und kritische Differenzen zur Beurteilung von Veränderungen in der Gruppe der Gliom-Patienten. ... 117

Tabelle 7: Klinische Charakteristika der 54 Patienten der Validitäts-Analyse. ... 119

Tabelle 8: Korrelationskoeffizienten der Produkt-Moment-Korrelation nach Pearson zwischen NeuroCogFX-Testparametern und den neuropsychologischen Leistungsmaßen der korrespondierenden etablierten Testverfahren. ... 123

Tabelle 9: Matrix der Faktorladungen aus der Hauptkomponenten-Analyse für die Test-Rohwerte mit anschließender Varimax-Rotation. Nur Ladungen ≥ 0.5 sind gesondert gekennzeichnet (grau hinterlegt). ... 127

Tabelle 10: Übereinstimmung zwischen NeuroCogFX-Untertests und etablierten Testverfahren bei der Aufdeckung von Defiziten. ... 129

Tabelle 11: Soziodemographische und klinische Charakteristika der Patienten, getrennt nach Behandlungsgruppen ... 133

Tabelle 12: Im Rahmen der Chemotherapie verwendete Substanzen, sowie Häufigkeit ihrer Anwendung (Anzahl Patienten) ... 139

Tabelle 13: Mittelwerte (M) und Standardabweichungen (SD) der Rohwerte und Prozentränge für den Bereich Kurzzeit- und Arbeitsgedächtnis (selektierte Parameter und Prozentränge der Untertests *Ziffernspanne* und *Two back-Test*). Ebenfalls abgebildet sind die Ergebnisse der Varianzanalyse, welche mögliche Unterschiede zwischen den Gruppen anzeigen soll. ... 144

Tabellenverzeichnis

Tabelle 14: Mittelwerte (M) und Standardabweichungen (SD) der Rohwerte und Prozentränge für den Bereich Figurales Gedächtnis (selektierte Parameter und Prozentrang des Untertests *Figurales Gedächtnis*). Ebenfalls abgebildet sind die Ergebnisse der Varianzanalyse, welche mögliche Unterschiede zwischen den Gruppen anzeigen soll. 145

Tabelle 15: Mittelwerte (M) und Standardabweichungen (SD) der Rohwerte und Prozentränge für den Bereich Verbales Gedächtnis und Wortflüssigkeit (selektierte Parameter und Prozentränge der Untertests *Verbales Gedächtnis* und *Wortflüssigkeit*). Ebenfalls abgebildet sind die Ergebnisse der Varianzanalyse, welche mögliche Unterschiede zwischen den Gruppen anzeigen soll. 146

Tabelle 16: Mittelwerte (M) und Standardabweichungen (SD) der Rohwerte und Prozentränge für den Bereich Psychomotorische Geschwindigkeit, Aufmerksamkeit und Exekutivfunktionen (Inhibitionsfähigkeit) (selektierte Parameter und Prozentränge der Untertests *Reaktionszeit*, *Wahlreaktion 1* und *Wahlreaktion 2*). Ebenfalls abgebildet sind die Ergebnisse der Varianzanalyse, welche mögliche Unterschiede zwischen den Gruppen anzeigen soll. 147

Tabelle 17: Mittelwerte (M) und Standardabweichungen (SD) der Differenzwerte der Rohwerte und Prozentränge für alle Parameter, nach dichotomisierter Therapie [Ohne Strahlentherapie (Beobachtung oder Chemotherapie) vs Mit Strahlentherapie (Strahlentherapie oder kombinierte Strahlen- und Chemotherapie)] abgebildet. Ebenfalls abgebildet sind die Ergebnisse der Varianzanalyse, welche mögliche Unterschiede zwischen den Gruppen anzeigen soll. Signifikante Unterschiede sind hervorgehoben. PR: Prozentrang.. 158

Tabelle 18: Mittelwerte und Standardabweichungen für die Prozentrangskalen zum Zeitpunkt vor der Therapie und dem Zeitpunkt nach der Therapie, sowie die Ergebnisse der messwiederholten Varianzanalyse... 163

Tabelle 19: Mittelwerte und Standardabweichungen für die PR-Skalen zum Zeitpunkt vor der Therapie und dem Zeitpunkt nach der Therapie, sowie die Ergebnisse der messwiederholten Varianzanalyse... 164

Tabelle 20: Prozentualer Anteil der Patienten mit kognitiv stabilen Werten oder Verschlechterungen in den einzelnen Funktionsbereichen, sowie odds ratios und Konfidenzintervalle für die Prozentrangskalen. 168

Tabelle 21: Prozentualer Anteil der Patienten mit kognitiv stabilen Werten oder Verbesserungen in den einzelnen Funktionsbereichen, sowie odds ratios und Konfidenzintervalle für die Prozentrangskalen. 169

Tabelle 22: Prozentualer Anteil der Patienten mit kognitiven Defiziten in Abhängigkeit von der Strahlentherapie, getrennt für den Zeitpunkt der Baseline-Untersuchung und den Zeitpunkt der Verlaufsuntersuchung dargestellt. 170

Tabelle 23: Charakteristika der kognitiven Funktionsbereiche und Ergebnisse der Ein-Stichproben T-Tests auf Abweichungen der mittleren Leistungen der Patientengruppe (in SW) vom Wert 100. 181

Tabelle 24: Mittlere Testleistungen als Standardwerte, Anzahl der Patienten mit defizitären Leistungen und Gesamtzahl der untersuchten Patienten in jedem kognitiven Funktionsbereich zu jedem der drei Untersuchungszeitpunkte... 184

Tabelle 25: Leistungsveränderungen zwischen jeweils zwei der drei Untersuchungszeitpunkte mittels paarweiser T-Tests. Da pro Datenreihe 2 Vergleiche durchgeführt wurden, wurde das Alpha-Niveau $\alpha = 0.05$ gemäß Bonferroni adjustiert, indem es durch den Faktor 2 dividiert wurde; es resultierte $\alpha_{korrigiert} = 0.025$, welches die Referenz für die Signifikanzprüfung darstellte. Die signifikanten Werte sind besonders hervorgehoben; SW=Standardwert, SD= Standardabweichung, df=Freiheitsgrade................. 188

13   Eidesstattliche Erklärung

Hiermit erkläre ich an Eides statt, dass ich die von mir vorgelegte Dissertation mit dem Titel „Therapieassoziierte kognitive Funktionsstörungen und deren psychometrische Erfassung bei Patienten mit primären Gehirntumoren" selbständig und ohne unzulässige fremde Hilfe angefertigt und verfasst habe, dass ich die benutzten Quellen und Hilfsmittel vollständig angegeben habe und dass alle Stellen, die ich wörtlich oder inhaltlich aus anderen Veröffentlichungen entnommen habe, als solche kenntlich gemacht worden sind. Die Bestimmungen der geltenden Promotionsordnung sind mir bekannt.

Des Weiteren erkläre ich, dass ich die vorliegende Dissertation mit dem Titel „Therapieassoziierte kognitive Funktionsstörungen und deren psychometrische Erfassung bei Patienten mit primären Gehirntumoren" nicht in der gegenwärtigen oder in einer anderen Fassung zu einem früheren Zeitpunkt an dieser oder einer anderen Fakultät oder Universität vorgelegt oder mich um Zulassung zur Promotion an einer anderen Hochschule beworben habe.

Bochum, Februar 2016   Sabine Rogowski

14 Anhang

Anmerkung: NPSY: neuropsychologische Untersuchung mit NeuroCogFX, LEV: Levetiracetam, VPA: Valproinsäure, LTG: Lamotrigin, OXC: Oxcarbazepin, GBP: Gabapentin, ZON: Zonisamid, CBZ: Carbamazepin, TPM: Topiramat, PHT: Phenytoin.

Anhang A: Antiepileptische Medikation einschließlich der eingesetzten Wirkstoffe und ihrer Dosierungen, aufgeschlüsselt nach Zeitpunkt der neuropsychologischen Untersuchung und Behandlungsgruppe. Neue Antiepileptika (Zulassung nach 1990): LEV, LTG, OXC, GBP, TPM. Alte Antiepileptika: VPA, CBZ, PHT.

Strahlentherapie	Patient Nr.	Untersuchungs-zeitpunkt	Antiepileptikum	Dosis
	1	1. NPSY	LEV	2000 mg
		2. NPSY	LEV	2000 mg
	2	1. NPSY	CBZ	1600 mg
		2. NPSY	CBZ	1600 mg
	3	1. NPSY	LTG	300 mg
		2. NPSY	LTG	400 mg
	4	1. NPSY	LEV	1500 mg
		2. NPSY	LEV	1500 mg
	5	1. NPSY	LEV, VPA	3000 mg, 600 mg
		2. NPSY	LEV, VPA	3000 mg, 600 mg
	6	1. NPSY	PHT	300 mg
		2. NPSY	LEV	500 mg
	7	1. NPSY	PHT	300 mg
		2. NPSY	fehlende Angaben	fehlende Angaben
	8	1. NPSY	PHT	300 mg
		2. NPSY	-	
	9	1. NPSY	-	
		2. NPSY	-	
	10	1. NPSY	-	
		2. NPSY	-	
	11	1. NPSY	-	
		2. NPSY	-	

Anhang

Fortsetzung Anhang A: Antiepileptische Medikation einschließlich der eingesetzten Wirkstoffe und ihrer Dosierungen, aufgeschlüsselt nach Zeitpunkt der neuropsychologischen Untersuchung und Behandlungsgruppe. Neue Antiepileptika (Zulassung nach 1990): LEV, LTG, OXC, GBP, TPM. Alte Antiepileptika: VPA, CBZ, PHT.

Strahlen- und Chemotherapie	Patient Nr.	Untersuchungs- zeitpunkt	Antiepileptikum	Dosis
	1	1. NPSY	-	
		2. NPSY	-	
	2	1. NPSY	LEV	1000 mg
		2. NPSY	-	
	3	1. NPSY	OXC	600 mg
		2. NPSY	-	
	4	1. NPSY	CBZ	900 mg
		2. NPSY	CBZ	fehlende Angaben
	5	1. NPSY	TPM, LEV, OXC	200 mg, 2000 mg, 600 mg
		2. NPSY	TPM, LEV, OXC	fehlende Angaben
	6	1. NPSY	VPA	1000 mg
		2. NPSY	VPA	1000 mg
	7	1. NPSY	-	
		2. NPSY	-	
	8	1. NPSY	-	
		2. NPSY	LEV	2000 mg
	9	1. NPSY	-	
		2. NPSY	-	
	10	1. NPSY	OXC	1200 mg
		2. NPSY	fehlende Angaben	fehlende Angaben
	11	1. NPSY	CBZ	900 mg
		2. NPSY	CBZ	900 mg
	12	1. NPSY	CBZ	400 mg
		2. NPSY	CBZ	fehlende Angaben
	13	1. NPSY	-	
		2. NPSY	-	
	14	1. NPSY	-	
		2. NPSY	-	
	15	1. NPSY	TPM	50 mg
		2. NPSY	fehlende Angaben	fehlende Angaben
	16	1. NPSY	LEV, LTG	2500 mg, 100 mg
		2. NPSY	LEV, LTG	2500 mg, 100 mg

Fortsetzung Anhang A: Antiepileptische Medikation einschließlich der eingesetzten Wirkstoffe und ihrer Dosierungen, aufgeschlüsselt nach Zeitpunkt der neuropsychologischen Untersuchung und Behandlungsgruppe. Neue Antiepileptika (Zulassung nach 1990): LEV, LTG, OXC, GBP, TPM. Alte Antiepileptika: VPA, CBZ, PHT.

Strahlen- und Chemotherapie	Patient Nr.	Untersuchungszeitpunkt	Antiepileptikum	Dosis
	17	1. NPSY	LEV	1500 mg
		2. NPSY	LEV	fehlende Angaben
	18	1. NPSY	-	
		2. NPSY	-	
	19	1. NPSY	LEV	3000 mg
		2. NPSY		
	20	1. NPSY	-	
		2. NPSY	-	
	21	1. NPSY	OXC	600 mg
		2. NPSY	-	
	22	1. NPSY	LEV	1000 mg
		2. NPSY	LEV	2000 mg
	23	1. NPSY	-	
		2. NPSY	-	
	24	1. NPSY	-	
		2. NPSY	-	

Anhang

Fortsetzung Anhang A: Antiepileptische Medikation einschließlich der eingesetzten Wirkstoffe und ihrer Dosierungen, aufgeschlüsselt nach Zeitpunkt der neuropsychologischen Untersuchung und Behandlungsgruppe. Neue Antiepileptika (Zulassung nach 1990): LEV, LTG, OXC, GBP, TPM. Alte Antiepileptika: VPA, CBZ, PHT.

Chemotherapie	Patient Nr.	Untersuchungszeitpunkt	Antiepileptikum	Dosis
	1	1. NPSY	CBZ	900 mg
		2. NPSY	CBZ	900 mg
	2	1. NPSY	LEV	1000 mg
		2. NPSY	-	
	3	1. NPSY	-	
		2. NPSY	-	
	4	1. NPSY	LTG, VPA, ZON	250 mg, 1200 mg, 300 mg
		2. NPSY	LTG, VPA, ZON	fehlende Angaben
	5	1. NPSY	LEV, LTG	2000 mg, 100 mg
		2. NPSY	LEV, LTG	fehlende Angaben
	6	1. NPSY	-	
		2. NPSY	-	
	7	1. NPSY	LEV	1500 mg
		2. NPSY	LEV	3000 mg
	8	1. NPSY	LEV	1500 mg
		2. NPSY	-	
	9	1. NPSY	LEV	2000 mg
		2. NPSY	LEV	2000 mg
	10	1. NPSY	LEV	2000 mg
		2. NPSY	LEV	fehlende Angaben
	11	1. NPSY	-	
		2. NPSY	-	
	12	1. NPSY	-	
		2. NPSY	-	
	13	1. NPSY	LEV, VPA	1000 mg, 2400 mg
		2. NPSY	VPA	fehlende Angaben
	14	1. NPSY	-	
		2. NPSY	-	
	15	1. NPSY	-	
		2. NPSY	LEV	1500 mg
	16	1. NPSY	-	
		2. NPSY	-	

Fortsetzung Anhang A: Antiepileptische Medikation einschließlich der eingesetzten Wirkstoffe und ihrer Dosierungen, aufgeschlüsselt nach Zeitpunkt der neuropsychologischen Untersuchung und Behandlungsgruppe. Neue Antiepileptika (Zulassung nach 1990): LEV, LTG, OXC, GBP, TPM. Alte Antiepileptika: VPA, CBZ, PHT.

Chemotherapie	Patient Nr.	Untersuchungs-zeitpunkt	Antiepileptikum	Dosis
	17	1. NPSY	-	
		2. NPSY	-	
	18	1. NPSY	LEV	1000 mg
		2. NPSY	LEV	1000 mg
	19	1. NPSY	LEV	1500 mg
		2. NPSY	LEV	1500 mg
	20	1. NPSY	-	
		2. NPSY	LEV	1500 mg
	21	1. NPSY	LEV	2000 mg
		2. NPSY	LEV	2000 mg

Anhang

Fortsetzung Anhang A: Antiepileptische Medikation einschließlich der eingesetzten Wirkstoffe und ihrer Dosierungen, aufgeschlüsselt nach Zeitpunkt der neuropsychologischen Untersuchung und Behandlungsgruppe. Neue Antiepileptika (Zulassung nach 1990): LEV, LTG, OXC, GBP, TPM. Alte Antiepileptika: VPA, CBZ, PHT.

Beobachtung	Patient Nr.	Untersuchungs- zeitpunkt	Antiepileptikum	Dosis
	1	1. NPSY	LTG	400 mg
		2. NPSY	LTG	400 mg
	2	1. NPSY	-	
		2. NPSY	-	
	3	1. NPSY	CBZ	400 mg
		2. NPSY	-	
	4	1. NPSY	CBZ	600 mg
		2. NPSY	CBZ	600 mg
	5	1. NPSY	OXC, LTG	1500 mg, 300 mg
		2. NPSY	OXC, LTG	fehlende Angaben
	6	1. NPSY	CBZ	600 mg
		2. NPSY	CBZ	800 mg
	7	1. NPSY	-	
		2. NPSY	-	
	8	1. NPSY	-	
		2. NPSY	OXC	fehlende Angaben
	9	1. NPSY	-	
		2. NPSY	-	
	10	1. NPSY	-	
		2. NPSY	-	
	11	1. NPSY	LEV	1000 mg
		2. NPSY	OXC, LTG	fehlende Angaben
	12	1. NPSY	-	
		2. NPSY	-	
	13	1. NPSY	-	
		2. NPSY	-	
	14	1. NPSY	GBP, LTG	fehlende Angaben
		2. NPSY	GBP, LTG	fehlende Angaben
	15	1. NPSY	LTG	200 mg
		2. NPSY	LTG	200 mg
	16	1. NPSY	LTG	575 mg
		2. NPSY	LTG	175 mg
	17	1. NPSY	LEV	1500 mg
		2. NPSY	LEV	1500 mg
	18	1. NPSY	-	
		2. NPSY	-	

Fortsetzung Anhang A: Antiepileptische Medikation einschließlich der eingesetzten Wirkstoffe und ihrer Dosierungen, aufgeschlüsselt nach Zeitpunkt der neuropsychologischen Untersuchung und Behandlungsgruppe. Neue Antiepileptika (Zulassung nach 1990): LEV, LTG, OXC, GBP, TPM. Alte Antiepileptika: VPA, CBZ, PHT.

Beobachtung	Patient Nr.	Untersuchungs-zeitpunkt	Antiepileptikum	Dosis
	19	1. NPSY	-	
		2. NPSY	-	
	20	1. NPSY	LEV	2000 mg
		2. NPSY	LEV	750 mg
	21	1. NPSY	-	
		2. NPSY	-	
	22	1. NPSY	-	
		2. NPSY	-	
	23	1. NPSY	-	
		2. NPSY	-	
	24	1. NPSY	-	
		2. NPSY	-	
	25	1. NPSY	-	
		2. NPSY	-	
	26	1. NPSY	VPA	2400 mg
		2. NPSY	VPA	fehlende Angaben
	27	1. NPSY	-	
		2. NPSY	-	
	28	1. NPSY	LTG	200 mg
		2. NPSY	LTG	200 mg
	29	1. NPSY	-	
		2. NPSY	-	
	30	1. NPSY	-	
		2. NPSY	-	
	31	1. NPSY	LEV	1000 mg
		2. NPSY	fehlende Angaben	fehlende Angaben
	32	1. NPSY	-	
		2. NPSY	-	
	33	1. NPSY	OXC	300mg
		2. NPSY	-	
	34	1. NPSY	-	
		2. NPSY	LTG	2000 mg
	35	1. NPSY	-	
		2. NPSY	-	
	36	1. NPSY	-	
		2. NPSY	-	